安徽省高职高专护理专业规划教材

营养与膳食

（可供高职高专护理、临床医学、助产、医学检验技术、
眼视光技术、医学营养、医疗美容等专业使用）

（第二版）

主　编　李嗣生

副主编　田贞尚

编　者　（以姓氏笔画为序）

田贞尚（安徽皖北卫生职业学院）

李嗣生（安徽合肥职业技术学院）

荣　峰（安徽皖西卫生职业学院）

章艳珍（安徽黄山职业技术学院）

东南大学出版社
SOUTHEAST UNIVERSITY PRESS
·南京·

内 容 提 要

　　本书主要介绍营养的概念、营养素与能量、各类食物的营养价值、合理营养与平衡膳食、健康人群的营养、医院的营养与膳食、常见疾病的营养等内容。本教材着重体现了现代高等职业教育的特色，强调必需、够用，突出针对性和实用性。

　　本书可供护理、助产、医学检验技术、口腔、医学影像技术、医学营养、医学美容等专业使用，也可供各级医院临床医学科室和营养科的医护人员参考。

图书在版编目（CIP）数据

　　营养与膳食 / 李嗣生主编 . —2 版 . —南京：东
南大学出版社，2015.7（2022.1重印）
　　ISBN 978-7-5641-5896-5

　　Ⅰ. ①营… Ⅱ. ①李… Ⅲ. ①营养学 ②膳食 – 食物营
养 Ⅳ. ①R151

　　中国版本图书馆 CIP 数据核字（2015）第 153102 号

营养与膳食（第二版）

出版发行	东南大学出版社
出 版 人	江建中
社　　址	南京市四牌楼 2 号
邮　　编	210096
经　　销	江苏省新华书店
印　　刷	江苏徐州新华印刷厂
开　　本	787mm×1 092mm　1/16
印　　张	14
字　　数	347 千字
版 印 次	2015 年 7 月第 2 版　2022 年 1 月第 2 次印刷
书　　号	ISBN 978-7-5641-5896-5
印　　数	1–4000 册
定　　价	40.00 元

* 本社图书若有印装质量问题，请直接与营销部联系，电话：025-83791830。

序

随着社会经济的发展和医疗卫生服务改革的不断深入,对护理人才的数量、质量和结构提出了新的更高的要求。为加强五年制高职护理教学改革,提高护理教育的质量,培养具有扎实基础知识和较强实践能力的高素质、技能型护理人才,建设一套适用于五年制高职护理专业教学实际的教材,是承担高职五年制护理专业教学任务的各个院校所关心和亟待解决的问题。

在安徽省教育厅和卫生厅的大力支持下,经过该省有关医学院校的共同努力,由安徽省医学会医学教育学分会组织的安徽省五年制护理专业规划教材编写工作,于 2005 年正式启动。全省共有十余所高校、医专、高职和中等卫生学校的多名骨干教师参加了教材的编写工作。本套教材着力反映当前护理专业最新进展的教育教学内容,优化护理专业教育的知识结构和体系,注重护理专业基础知识的学习和技能的训练,以保证为各级医疗卫生机构大量输送适应现代社会发展和健康需求的实用性护理专业人才。在编写过程中,每门课程均着力体现思想性、科学性、先进性、启发性、针对性、实用性,力求做到如下几点:一是以综合素质教育为基础,以能力培养为本位,培养学生对护理专业的爱岗敬业精神;二是适应护理专业的现状和发展趋势,在教学内容上体现先进性和前瞻性,充分反映护理领域的新知识、新技术、新方法;三是理论知识要求以"必需、够用"为原则,因而将更多的篇幅用于强化学生的护理专业技能上,围绕如何提高其实践操作能力来编写。

本套教材包括以下 30 门课程:《卫生法学》《护理礼仪与形体训练》《医用物理》《医用化学》《医用生物学》《人体解剖学》《组织胚胎学》《生理学》《病理学》《生物化学》《病原生物与免疫》《药物

学》《护理心理学》《护理学基础》《营养与膳食》《卫生保健》《健康评估》《内科护理技术》《外科护理技术》《妇产科护理技术》《儿科护理技术》《老年护理技术》《精神科护理技术》《急救护理技术》《社区护理》《康复护理技术》《传染病护理技术》《五官科护理技术》《护理管理学》和《护理科研与医学文献检索》。本套教材主要供五年制高职护理专业使用,其中的部分职业基础课教材也可供其他相关医学专业选择使用。

　　成功地组织并出版这套教材是安徽省医学教育的一项重要成果,也是安徽省长期从事护理专业教学的广大优秀教师的一次能力的展示。作为安徽省高职高专类医学教育规划教材编写的首次尝试,不足之处难免,希望使用这套教材的广大师生和读者能给予批评指正,也希望这套教材的编委会和编者们根据大家提出的宝贵意见,结合护理学科发展和教学的实际需要,及时组织修订,不断提高教材的质量。

卫生部科技教育司副司长　王群

2006 年 2 月 6 日

第2版前言

　　《营养与膳食》是东南大学出版社五年制护理专业系列教材之一,是安徽省"十一五"规划教材。本教材自2006年出版发行以来,多次印刷。本书是在第一版的基础上,及时更新知识,并吸收了部分学校的反馈意见,在认真校对后予以再版的。

　　本教材力求贴近护理人员专业在临床实践工作中对营养方面知识的需要,在介绍必要的理论知识的前提下,注重对实践技能的阐述,力图使之更好地适应护理专业技能型人才培养目标的要求。

　　本教材共分六章,内容包括绪论、第一章营养基础知识、第二章各类食物的营养价值、第三章合理营养与平衡膳食、第四章健康人群的营养、第五章医院的营养与膳食、第六章常见疾病的营养治疗。此外,还安排了三次实习,内容分别是一周食谱的制定与评价、流质饮食的配制、糖尿病患者食谱编制,以供学生在课间实习,提高实践技能。

　　本教材在编写过程中得到各参编老师所在学校的倾力支持,得到东南大学出版社的热心指导、认真校对,在此表示衷心的感谢!

　　由于编者水平有限,错误与不妥之处恳请广大师生批评纠正。

编　者

2015 年 5 月

前　言

　　《营养与膳食》是安徽省五年制护理专业高职规划教材之一。本教材力求满足护理专业人员在临床实践工作中对营养方面知识的需要，在介绍必要的理论知识前提下，注重对实践技能的培养，力求使营养学基本理论和临床实践能更好地结合，以达到护理专业人才培养目标的要求。

　　本教材共分六章，内容包括第一章营养基础知识、第二章各类食物的营养价值、第三章合理营养与平衡膳食、第四章健康人群的营养、第五章医院的营养与膳食、第六章常见疾病的营养治疗。此外，本书还安排了三次实习，供学生在课间实习，以提高实践技能，内容分别是一周食谱的制订与评价、流质饮食的配制、糖尿病患者食谱编制。

　　本教材在编写过程中得到各参编教师所在单位的倾力支持，得到安徽省教育厅、安徽省卫生厅和东南大学出版社的热心指导，在此表示衷心的感谢！

　　本教材的编者都在我省从事本专业教学工作多年，有丰富的教学经验，在紧张的教学之余，积极参与了编写工作。但由于编者水平有限，加之时间仓促，错误与不妥之处难免，恳请广大教师和同仁多提宝贵意见和建议，以便及时纠正。

编　者
2006 年 4 月

目　录

目 录

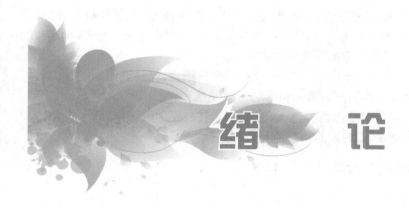

绪 论

一、营养与膳食的基本概念

营养是人体摄取、消化、吸收和利用食物中的营养素来维持生命活动的整个过程。也有人简单地说,营养是人类的摄食过程。合理营养是健康的物质基础。

膳食即饭食,各种食物经过搭配和烹调加工组成不同类型的膳食供人体摄取,以满足生理需要,平衡膳食是达到合理营养的唯一途径。因此,营养与膳食对人的健康是极为重要的。

对病人而言,合理营养极为重要,"医食同源,药食同根"表明合理营养和药物对治疗疾病有异曲同工之处,所以,医院的营养科又有"第二药房"之称。合理营养可提高机体抗病、支持手术和术后康复的能力,减少并发症;对于代谢性疾病,也有调整代谢、治疗疾病的重要作用。

二、我国营养工作的重点

目前我国的营养工作的重点,已从避免营养素缺乏转移到研究营养如何促进健康、增强体质、防止衰老,研究营养与有关疾病之间的关系,以及如何取得平衡膳食以预防这些疾病方面上来。具体工作内容如下:

1. 深入调查研究我国人民迫切需要解决的营养问题,并结合我国当前的实际情况提出切实可行的具体措施。应提倡中国营养学会制定的《推荐的每日膳食中营养素供给量》和国务院 1997 年底颁发的《中国营养改善行动计划》,调整国人的膳食结构,达到提高膳食的营养水平,增进体质和预防及治疗疾病的目的。

2. 研究营养对某些疾病发生和预后的影响,如心脑血管疾病、糖尿病、慢性肾衰竭、多器官功能衰竭等,同时也要研究先进的营养支持途径与现代输液系统的作用。

3. 中西医结合开展营养治疗,继承和发展祖国医学的优秀文化,使临床营养工作更具有中国的特色。

4. 大力开展临床营养学的基础理论研究,如非营养素生物活性成分、不饱和脂肪酸作用以及膳食纤维生理功能的进一步探讨等。充分利用现代生物科学中新进展、新成果和新方法,促进临床营养学不断发展,提高临床营养学的整体水平。

5. 加强营养宣传和教育工作,增强营养意识,指导人们合理膳食,保障健康。同时,加强营养工作的法制性研究,使我国营养工作的贯彻和实施得以健康发展。

我国的临床营养工作者,以及对临床营养感兴趣的医务同仁,要加强协作,联合攻关,为不断提高我国人民的健康水平和病人的营养治疗质量作出贡献。

三、《营养与膳食》的内容、教学方法和要求

本课程的主要内容有:

1. 机体的能量需要　机体的生命活动需要能量,主要讨论能量消耗的方式;能量需要的测定及简易计算方法;能量摄入过量或不足的危害。

2. 营养素　食物中人体必需的有效成分即营养素,它包括蛋白质、脂肪、碳水化合物、矿物质、维生素、水和膳食纤维等七大类。分别介绍它们的生理功能、食物来源、对疾病的影响以及我国推荐的每日膳食中营养素供给量。

3. 食物的营养价值与合理膳食构成　各类食物都有它自己的营养特点,把不同食物进行合理搭配,科学烹调,组成既能满足生理和心理上的进食欲望,又能满足生理和心理上的物质需要的合理膳食。并且介绍对于我国居民具有实践指导意义的《中国居民膳食指南》。

4. 不同生理状况下的营养需求　分别介绍孕妇、乳母、婴幼儿、儿童、青少年、中年和老年人的营养需要与膳食特点。

5. 治疗营养　研究人体处于各种病理状态下的各种营养需求和提供方法,重点介绍心血管疾病、肝胆系统疾病、胃肠道疾病、肾脏疾病、糖尿病及肿瘤病人的营养治疗及膳食调配。

6. 医院营养膳食　了解医院基本膳食的种类和治疗膳食的配制原则以及食物的合理烹调。

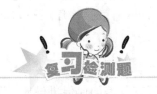

一、名词解释

1. 营养　2. 膳食

二、填空题

《营养与膳食》的主要内容有:_____、_____、_____、_____、_____、_____。

三、简述我国营养工作的重点内容有哪些。

（李嗣生）

第一章　营养基础知识

学 习 重 点

1. 能量消耗的组成部分,评价膳食蛋白质和脂类营养价值的主要指标。
2. 各类营养素的生理功能及其对健康的意义。
3. 各类营养素的膳食来源和参考摄入量。

人类为了维持生命和健康,保证正常的生长发育和从事各种劳动,每日必须摄入一定数量的食物。食物中含有人体所需的营养素,营养素包括七大类:蛋白质、脂肪、碳水化合物、维生素、矿物质、水和膳食纤维。由于蛋白质、脂肪、碳水化合物的摄入量较大,所以,称为宏量营养素。维生素、矿物质需要量较小,称为微量营养素。碳水化合物、脂肪、蛋白质在体内经氧化分解,产生一定的能量,以满足人体对能量的需要,被称为产能营养素。

第一节　能　量

人体的一切活动都与能量代谢分不开。自然界中的能量代谢既不能创造也不能凭空消失,但可以遵循能量守恒定律从一种形式转变成另一种形式。人体所需的能量主要来自食物中的宏量营养素,包括碳水化合物、脂类和蛋白质,它们是植物吸收太阳能并转变为化学能储存的物质。

食物在体内经过消化吸收后,在代谢过程中有各种形式的能量转换,以便对外做功,对内维持各种生理机能及其相互协调。研究人体能量代谢的目的在于研究能量平衡。一旦失衡,即有碍机体的正常生活。食物摄取过多,能量的摄取量大于消耗量,剩余的能量以脂肪的形式储存于体内,人体转为肥胖,带来一系列生理功能改变,甚至发生疾病。反之,食物摄取不足,能量的摄取量小于消耗量,人体逐渐消瘦,也会带来一系列不良后果。能量不仅是维持机体正常生活的基础,也影响其他营养素的正常代谢,因此,能量代谢是营养学中应首先考虑的问题。

在人体能量代谢研究中,传统应用的能量单位为大卡也称千卡(kcal)。把 1 L 水加热,其温度从 15℃上升到 16℃所需要的能(热)量称为 1 kcal。根据国务院 1984 年 3 月 3 日公布的法令,能量以千焦耳(kJ)为单位。1 kcal=4.184 kJ,1 kJ=0.239 kcal。

一、能量的消耗

一般情况下,健康成人摄入的能量与消耗的能量保持着动态平衡。人体每日的能量消耗主要是由基础代谢、机体活动及食物特殊动力作用三方面构成;另外,处于生长期的婴幼儿、青少年需要额外的能量用于机体生长发育,孕妇要摄入更多的营养供胎儿的生长发育,哺乳期妇女要储存能量以供泌乳。

1. 基础代谢 是指人处于空腹、静卧、室温 18～25℃及清醒状态下测定的维持体温、心跳、呼吸等机体最基本生命活动所需要的能量消耗。单位时间内人体每平方米表面所消耗的基础代谢能即基础代谢率(BMR)。同年龄、同性别的人在同一生理条件下基础代谢基本接近,故测定基础代谢率可以了解一个人代谢状态是否正常。

基础代谢率不仅和人的年龄、性别、体表面积、内分泌系统状态等有关,而且还受环境温度与气候、营养状态、药物等因素的影响。一般来说,男性基础代谢比女性高;儿童和青少年比成人高;寒冷气候比温热气候下高。

2. 体力活动 除基础代谢外,体力活动是影响人体能量消耗的主要因素,同时也是个体耗能差别最大影响因素。体力活动所消耗的能量与劳动强度、工作性质、劳动持续时间及工作熟练程度有关。肌肉发达,体重越重者,做相同活动所消耗的能量越多,劳动强度越大,持续时间越长,其所消耗的能量越多。

3. 食物特殊动力作用 又称之为食物的热效应,是指机体因摄取食物引起的额外能量消耗。即是机体在消化、吸收、转运和储存所摄取的食物过程中消耗的能量。食物特殊动力作用在餐后 1 小时达最高,4 小时后消失。食物特殊动力作用因食物而异,其中以蛋白质的食物特殊动力作用最大,相当于本身产生能量的 30%,糖类为 5%～6%,脂肪为 4%～5%,混合性膳食时的食物特殊动力作用所消耗的能量相当于基础代谢的 10%。

4. 生长发育 生长发育期的儿童及青少年每增加 1 g 体重约需 20 kJ(4.78 kcal)能量。孕妇除供给胎儿的生长发育外,自身器官和生殖系统的进一步发育也需要消耗能量。

二、能量的需要量

在 24 小时内,人体从事各种活动所需要的能量,即是能量需要量。能量需要量是营养素需要量中应该首先考虑的项目,除了它是机体维持生命活动的基本条件外,对于其他营养素的需要量也有很大影响。

(一)能量需要量的计算

1. 世界粮农组织按下式粗略计算每日能量需要量

$$每日能量需要量(kJ/d) = 体重(kg) \times 192(男子)$$

$$每日能量需要量(kJ/d) = 体重(kg) \times 167(女子)$$

并按劳动强度不同分别用不同的系数进行调整,轻体力劳动、积极活动和剧烈活动的调整系数分别为 0.9、1.17、1.34。

2. 生活观察法 对被观察者 24 小时内的各种活动进行观察,记录其持续时间,归纳同类活动的总时间,然后根据各种活动的能量消耗率计算每种活动的能量消耗量。最后计算出全天能量消耗量。具体方法是用时表按时间先后顺序记录每个动作的起始时间；下一活动的起始时间减去上一活动的起始时间，即是上一活动的持续时间。并记录某一活动时的环境条件、动作的姿势及对象的反应等。此外进行观察期内的膳食调查，计算能量摄取量。根据观察和调查的结果，比较能量消耗和摄取在量方面的平衡情况和质方面的分配情况，最后作出评价。进行生活观察法时应注意两点：根据研究目的，挑选具有代表性的观察对象；工作日的代表性，工作日的内容，在具体情况下可能变化很大，应事先规定典型工作日的内容，不能因其他事情干扰观察日的劳动内容。计算能量消耗量和摄取量时，要应用各种活动能量消耗率和食物成分表两个资料。在这两方面能够作些实地测定，其准确性就更高。尤其对某些特殊地区、特殊工种更应注意。

3. 体重观察法　在一较长的时期内，如果能量消耗量与摄取量能达到平衡，人体的体重即能保持稳定。选择一定数量（15 人左右）及有代表性的人员作为观察对象，在观察期内，进行个体膳食调查，并规定每天早晨起床后，解去晨尿，称量裸体重。观察期至少应持续两周以上，两周内的生活内容应符合研究目的的要求。在此期内，如果观察对象的体重保持稳定，那么能量摄取量即是他们的需要量。如果体重不能保持稳定，不管是增加还是减少（指成年人），都应对能量消耗量和摄取量以及膳食质量作进一步的研究。这一方法与上述生活观察法可以合并应用。

（二）能量的供给

人体除了总的能量需要以外，对蛋白质、脂肪、糖三大营养素都各有一定的需要量，尤其是对于婴儿、少年、孕妇、乳母、卧床病人及病后恢复者更为重要，否则将会有不同的生理功能紊乱，甚至引起疾病。能量代谢状况的好坏对于正常人将影响健康和劳动能力的保持；对临床病人则不仅影响疾病的痊愈，严重的可能危及生命的维持；对于病后也会影响到康复的进程。

人体能量的供给主要来源于碳水化合物、脂肪和蛋白质。根据我国人民的经济现状及以植物性食物为主、动物性食物为辅的饮食习惯，三大供能营养素占总能量的百分率分别为：碳水化合物 55% ～ 65%；脂肪 20% ～ 30%；蛋白质 10% ～ 15%。

三、能量与健康

正常情况下，人体每天摄入的能量—消耗的能量应基本保持平衡，则体重维持在正常范围内，使机体保持健康。能量长期摄入不足时，可使体重减轻，出现全身无力、嗜睡、怕冷、头晕、目光无神、皮肤苍白、粗糙、缺乏弹性等症状，各种生理功能受到严重影响。此外，当能量不足时，蛋白质用于产热供能，可继发蛋白质缺乏，出现营养不良性水肿，机体抵抗力降低，幼儿生长发育迟缓等一系列蛋白质缺乏症。反之，能量摄入过多，易导致肥胖，增加高血压、高胆固醇血症、冠心病、糖尿病、关节炎、癌症等疾病的发病危险性。

第二节　蛋　白　质

蛋白质是一切生命的物质基础，是细胞组分中含量最丰富、功能最多的高分子物质。蛋白质与人体的生长发育和健康有着密切关系，在人类营养中占有非常重要地位。

一、蛋白质的生理功能

（一）构成人体组织的重要成分

人体的一切细胞组织都是由蛋白质组成，蛋白质占成人体重的 16% ～ 19%，其含量仅次于水。体内的这些蛋白质处于不断分解、重建及修复的动态平衡中。每天约有 3% 的蛋白质参与更新,即使机体完全不摄入蛋白质,体内仍然进行着蛋白质的分解和合成。

(二)构成体内许多重要生理作用的物质

如调节各种代谢过程的激素,在新陈代谢过程中起催化作用的酶,是由蛋白质作为主要原料构成;输送各种小分子、离子、电子的运输蛋白;肌肉收缩的肌动蛋白;具有免疫作用的免疫球蛋白;构成机体支架的胶原蛋白等。

(三)维持体液及酸碱平衡

血红蛋白和血浆蛋白是血液中缓冲系统的重要组成成分,能够调节机体的酸碱平衡。正常人血浆和组织液之间的水不停地进行交换,能经常保持平衡,是由于人体血浆中蛋白质的胶体渗透压的作用,当血浆蛋白浓度降低,血浆渗透压也下降,血浆中的水分就进入组织引起水肿。血浆中的"蛋白质钠盐/蛋白质"为一缓冲对,维持血液 pH 恒定在弱碱性（pH 7.35 ~ 7.45）。

(四)供给能量

在一般情况下供给能量不是蛋白质的主要功用。但是在组织细胞不断更新过程中,蛋白质分解成氨基酸后,有一小部分不再利用而分解产热;也有一部分吸收的氨基酸,由于摄食过多或不符合体蛋白合成的需要,则氧化产热。人体每天所需能量有 10% ~ 15% 来自蛋白质。在特殊情况下,当碳水化合物和脂肪摄入不足时,蛋白质用于产生能量。

机体储存蛋白质的量很少,在营养充足时,也不过只有体蛋白总量的 1% 左右。这种蛋白质称为易动蛋白,主要储于肝脏、肠黏膜和胰腺,丢失后对器官功能没有改变。当膳食蛋白缺乏时,组织蛋白分解快、合成慢,导致如下一系列生化、病理改变和临床表现:肠黏膜和消化腺较早累及,临床表现为消化吸收不良、腹泻;肝脏不能维持正常结构与功能,出现脂肪浸润;血浆蛋白合成发生障碍;酶的活性降低,主要是黄嘌呤氧化酶和谷氨酸脱氢酶降低;由于肌肉蛋白合成不足而逐渐出现肌肉萎缩;因抗体合成减少,对传染病的抵抗力下降;由于肾上腺皮质功能减退,很难克服应激状态;胶原合成也会发生障碍,使伤口不易愈合;儿童时期可见骨骼生长缓慢、智力发育障碍。蛋白质长期摄入不足,可逐渐形成营养性水肿,严重时导致死亡。

二、氮平衡

组织蛋白的分解代谢和合成代谢处于动态平衡,成年人摄入和排出的氮量大致相等,称为氮平衡;儿童在生长发育时期,有一部分蛋白质在体内储留,B 为正数,称为正氮平衡;衰老、短暂的饥饿或某些消耗性疾病,排出氮量大于摄入氮量,B 为负数,称为负平衡。

氮平衡受能量摄入量的影响,能量有节省蛋白质的作用。当能量供给量充裕时,出现正氮平衡;而当能量供给量在维持水平时,出现负氮平衡。氮平衡还受生长激素、睾酮、皮质类固醇和甲状腺素等激素的影响。这些激素有促进蛋白质合成的作用,或促进蛋白质分解、抑制合成的作用。

体内氮代谢的最终产物主要随尿排出,汗液和脱落的皮屑中含有少量含氮化合物,还有微量的氮随毛发、鼻涕、月经、精液等丢失。肠道中未被吸收的含氮化合物从粪排出。

尿中主要的含氮化合物有尿素、氨、尿酸和肌酸酐,其量随蛋白质的摄入而异。

普通膳食时,尿素氮占总氮量 80% 以上;食低蛋白膳时,尿素氮降低;饥饿时,氨氮增高。尿肌酸酐的排出量似乎与膳食蛋白的含量无关。

三、必需氨基酸

氨基酸是组成蛋白质的基本单位。构成人体蛋白质的 20 种氨基酸中,有 9 种是人体不能合成或合成速度不能满足机体需要,必须从食物中直接获得,称为必需氨基酸。它们是异亮氨酸、亮氨酸、赖氨酸、蛋氨酸、苯丙氨酸、苏氨酸、色氨酸、缬氨酸、组氨酸,其中组氨酸为儿童必须氨基酸,成人需要量可能较少。其余的为非必需氨基酸可由其他营养物质合成,不一定必须从食物中获取。胱氨酸和酪氨酸在体内可以分别由蛋氨酸和苯丙酸合成。摄入此两种非必需氨基酸可分别节省蛋氨酸和苯丙氨酸,即胱氨酸可代替 30% 蛋氨酸、酪氨酸可代替 50% 苯丙氨酸。

人体必需氨基酸不仅有数量上的需要,而且还有比例上的要求。所以,为了保证人体合理营养的需要,一方面要充分满足人体对必需氨基酸所需要的数量,另一方面还必须注意各种必需氨基酸之间的比例。因为组成人体各种组织蛋白质的氨基酸有一定比例,每日膳食中蛋白质所提供的各种必需氨基酸比例与此种比例越接近,在体内被利用的程度就越高。某种蛋白质中各种必需氨基酸相互构成比例称为氨基酸模式。

几种食物混食,由于必需氨基酸的种类和数量互相补充,而能更接近人体需要量的比值,使生物价值得到相应的提高,这种现象称为蛋白质的互补作用。如小麦、小米、牛肉、大豆各个单独食用时,其蛋白质生物价值分别为 67、57、69、64,而混食的生物价值可高达 89。

一般讲,鱼、肉、奶、蛋等动物蛋白质的氨基酸模式与人类接近,数量充足,比例适当,营养价值较高,是优质蛋白质,被称为完全蛋白质。植物性蛋白质的氨基酸模式与人类较远,营养价值较低,一种或几种必需氨基酸含量较低或缺乏,限制了食物蛋白质中的其他必需氨基酸的利用,这些含量相对较低的必需氨基酸称为限制氨基酸。用限制氨基酸补充到相应的食物中,如用赖氨酸补充谷类蛋白,用蛋氨酸、赖氨酸和苏氨酸补充花生粉,同样可以起到互补作用。如在面粉中添加赖氨酸 0.2%,面粉蛋白的生物价值可由 47 提高到 71,学龄儿童食用这种赖氨酸强化食品一年后,身高、体重和抵抗力等均较对照组有显著提高。

因为组成蛋白质氨基酸必须同时存在才能合成蛋白质,而且机体内氨基酸的储存量很少,因此膳食中不同蛋白质必须在同一餐摄入才能起到互补作用。

知 识 链 接

蛋白质互补作用需遵循的原则

为充分发挥食物蛋白质互补作用,在调配膳食时,应遵循三个原则:

1. 食物的生物学种属越远越好,如动物性和植物性食物之间的混合比单纯植物性食物之间混合要好。

2. 搭配种类越多越好。

3. 食用时间越近越好,同时食用最好,因为单个氨基酸在血液中的停留时间约 4 小时,然后到达组织器官,再合成组织器官的蛋白质。而合成组织器官蛋白质的氨基酸必须同时到达才能发挥互补作用,合成组织器官的蛋白质。

人体蛋白质和必需氨基酸的需要量（按 kg 体重计），都随年龄的增长而下降，但必需氨基酸下降的幅度更大些。成人每公斤体重必需氨基酸的需要量仅为婴儿需要量的 1/8。将各年龄组必需氨基酸的平均需要量加上 30% 计算成为 97.5% 人群的需要量，再和相应年龄组的蛋白质需要量比较，分别得出必需氨基酸的需要量占蛋白质需要量的比值：婴儿为 43%；儿童为 36%；成人为 19% ~ 20%。婴幼儿的需要量比成人高的理由是：婴幼儿除了满足维持的需要量（补偿内源氧化损失的氨基酸）外，还有生长发育的需要。

膳食能量有节省蛋白质的作用，能量供给不足，蛋白质将氧化产生能量。重体力劳动时，能量需要量增高。蛋白质摄入量随着膳食摄入量的增加而有所增高。在失眠、精神紧张、生活节律改变等应激情况下，蛋白质需要量增加 6% ~ 12% 不等，但个体差异较大。

四、膳食蛋白质营养价值评价

膳食的蛋白质的营养价值在很大程度上，取决于为机体合成含氮化合物所能提供必需氨基酸的量和模式。所有评定蛋白质质量的方法都是以此概念作为基础的。评价的方法有许多种，但任何一种方法都以一种现象作为评定指标，因而具有一定的局限性，所表示的营养价值也是相对的，因此，具体评价一种食物或混合食物蛋白时，应该根据不同的方法综合考虑。以下叙述几种常用的评价方法。

（一）蛋白质含量

蛋白质含量是食物蛋白质营养价值的基础。食物中蛋白质含量测定一般用凯氏定氮法。多数蛋白质的平均含氮量为 16%，用所测得的氮含量乘以系数 6.25（100/16）来表示蛋白质含量。不同的食物的蛋白质换算系数不同，准确计算时，应按各类食物的含氮量分别采用不同的蛋白质换算系数（表 1-1）。

表 1-1　常用食物蛋白质换算系数

食物	蛋白质换算系数	食物	蛋白质换算系数
大米	5.95	花生	5.46
全小麦	5.83	蛋	6.25
玉米	6.25	肉	6.25
大豆	5.71	奶	6.38

（二）蛋白质消化率

食物的蛋白质消化率是指食物蛋白受消化酶水解后吸收的程度。用吸收氮量和总氮量的比值表示：

$$蛋白质消化率(\%) = \frac{氮吸收量}{摄入氮量} \times 100\% = \frac{摄入氮量 - (粪氮 - 粪代谢氮)}{摄入氮} \times 100\%$$

粪氮绝大部分是未消化吸收的食物氮，但其中有一部分来自脱落肠黏膜细胞、消化酶和肠道微生物。这部分氮称为粪代谢氮，可在受试者摄食无蛋白膳时，测得粪氮而知。如果粪代谢氮忽略不计，即为表观消化率。

表观消化率比真实消化率低，对蛋白质营养价值的估计偏低，因此有较大的安全系数。此外，由于表观消化率的测定方法较为简便，故一般多采用。

用一般烹调方法加工的食物蛋白的消化率为：奶类 97% ～ 98%、肉类 92% ～ 94%、蛋类 98%、大米 82%、土豆 74%。植物性食物蛋白由于有纤维包围，比动物性食物蛋白的消化率要低，但纤维素经加工软化破坏或除去后，植物蛋白的消化率可以提高。如大豆蛋白消化率为 60%，加工成豆腐后，可提高到 90%，豆浆为 85%。

蛋白质的消化率除受蛋白质本身的性质及加工烹调的影响外，还受全身状态、消化功能、精神情绪、饮食习惯和心理因素等影响。

（三）蛋白质的生物学价值

蛋白质的生物学价值是评价蛋白质在体内利用程度的一种常用方法。生物学价值越高该蛋白质利用率越高。它是以食物蛋白质在体内吸收后被储留利用的氮量与被吸收氮量的比值表示，用以反映蛋白质在体内的利用程度，简称生物价。生物价值越高，表明其吸收后被机体利用的程度越高，最大值为 100。计算公式如下：

$$生物价=\frac{氮储留量}{氮吸收量}\times100=\frac{氮吸收量-(尿量-尿内源性氮)}{摄入氮量-(粪氮-粪代谢氮)}\times100$$

各种食物的蛋白质生物学价值均不一样，一般动物性食物比植物性食物要高受很多因素的影响。常用食物蛋白质的生物学价值见表 1-2。

表 1-2　常用食物蛋白质生物学价值

食物名称	生物学价值	食物名称	生物学价值
鸡蛋黄	96	芝麻	71
全鸡蛋	94	小麦	67
牛奶	90	土豆	67
鸡蛋白	83	豆腐	65
鱼	83	熟黄豆	64
虾	77	玉米	60
大米	77	花生	59
牛肉	76	绿豆	58
白菜	76	小米	57
猪肉	74	生黄豆	57
红薯	72	高粱	56

但是蛋白质生物价值没有考虑在消化过程中未吸收而丢失的氮。

（四）蛋白质净利用率

蛋白质净利用率（net protein utilization，NPU）指膳食蛋白质摄入后被机体利用的程度，它包括被消化和利用两个方面的情况，因此更为全面。计算公式如下：

$$蛋白质净利用率=生物价\times消化率=\frac{储留氮}{食物氮}\times100$$

（五）蛋白质功效比值

蛋白质功效比值（protein efficiency ratio，PER）是用测定在生长发育期中的幼年动物在实验期间内，其体重增加和摄入蛋白质的量的比值来反映蛋白质的营养价值，是摄入单位重

量蛋白质的体重增加数,计算公式如下:

$$蛋白质功效比值 = \frac{动物增加体重(g)}{摄入蛋白质(g)}$$

一般用雄性初断奶的大白鼠为实验对象,用含 10% 蛋白质的标准饲料,喂养 28 天,然后计算相当于 1 g 蛋白质所增加体重的克数来作为该种蛋白质功效比值。

(六)氨基酸评分

氨基酸评分(amino acid score,AAS)又称化学评分(chemical score)是食物蛋白质中某种必需氨基酸含量与等量参考蛋白质中该氨基酸含量的比值,计算公式如下:

$$氨基酸评分 = \frac{被测蛋白质每克氮(或蛋白质)中某种必需氨基酸量(mg)}{参考模式蛋白质每克氮(或蛋白质)中该氨基酸量(mg)} \times 100$$

膳食蛋白质中所含必需氨基酸的种类越多、含量越高,越接近人体所需的氨基酸模式,营养价值越高,如鸡蛋和母乳中的蛋白质。合成组织的蛋白质时所必需的氨基酸必须同时存在,缺乏其中任何一种就会影响合成。查表计算或测定某种受试食物蛋白或混合食物蛋白中每一种必需氨基酸的含量,与参考蛋白进行比较,以每种氨基酸与参考蛋白氨基酸的比值表示。比值最低的那种氨基酸,即为第一限制氨基酸,此最低比值即受试食物蛋白的氨基酸评分或化学评分,以此类推,可分别计算出第二、第三限制氨基酸。计算膳食蛋白质的氨基酸评分能初步估计蛋白质的营养价值。

五、蛋白质的膳食来源及参考摄入量

(一)蛋白质的膳食来源

食物成分表上食物的蛋白质含量是以每 100 g 食物中的量表示的。这个量没有表达该食物的蛋白质和能量的关系。因为人体的能量需要决定了食物的摄取量。因此,食物作为蛋白质来源的价值也决定于其本身的热值。如我国成年男子从事轻体力劳动时,每日膳食能量供给量为 10 920 kJ,蛋白质供给量为 80 g。由食物蛋白提供的能量约占总能量的 11%。适宜的食物,其中蛋白质提供的能量占总能量的 10% ～ 15%。因此,将食物中蛋白质用蛋白质的能量占食物总能量的百分数表示,可以大体判断该食物作为蛋白质来源的价值。

蛋白质广泛存在于动植物食物中。动物性食物,如肉、鱼、蛋、奶,蛋白质含量一般在 10% ～ 20%,均属于优质蛋白质。植物性蛋白质,如谷类、薯类、豆类等,其中豆类的蛋白质含量较高,干豆类为 20% ～ 40%,且含有各种必需氨基酸,是唯一能代替动物性蛋白质的植物蛋白,也属于优质蛋白质,但含硫氨基酸含量略低。谷类蛋白质 6% ～ 10%,赖氨酸和色氨酸含量低,而含硫氨基酸含量较高,可与豆类互补。薯类 2% ～ 3%。蔬菜水果类极低。坚果类,如花生、核桃、葵花子等含蛋白质 15% ～ 25%,可作为蛋白质来源的一个很好补充。由此可见花生、黄豆、鱼、瘦猪肉都是很好的食物蛋白的来源;而选择大米作为膳食唯一的食物来源,其蛋白质显然不能满足人体蛋白质的需要量。我国的膳食以谷类为主食,植物性蛋白质是人们膳食蛋白质的主要来源。因此,合理利用植物性蛋白质日益受到关注。

(二)蛋白质的参考摄入量

我国营养学会推荐营养素摄入量(RNI)为:婴儿每日 1.5 ～ 3 g/kg,儿童每日 35 ～ 75 g,青少年每日 80 ～ 85 g,成年男女按不同体力活动强度,分别为每日 75 ～ 90 g 和每日

65 ～ 80 g, 孕妇和乳母每日另增 5 ～ 20 g, 老年期男女分别为每日 75 g 和每日 65 g。详见附录Ⅲ中国居民 DRIS（膳食营养素参考摄入量）。

第三节　脂　类

脂类是人体重要的营养物质，包括脂肪和类脂两大类。脂肪又名甘油三酯或中性脂肪，是由一个分子的甘油和三个分子的脂肪酸组成的化合物。类脂包括磷脂、糖脂、固醇类、脂蛋白等。

但是，脂肪摄取过多，会在体内积累，体重增加，引起肥胖。肥胖者易患动脉硬化、高血压、糖尿病以及胆石症，甚至形成脂肪肝。多不饱和脂肪酸氧化脂质，破坏生物膜的结构，影响细胞功能，促使衰老。流行病学调查资料证实，高脂肪膳与肠癌、肝癌、子宫癌、乳腺癌发病率有一定关系，因此，重视合理的脂类营养，对于防止疾病和衰老都有重要意义。

一、脂类的生理功能

1. 构成人体组织的重要成分　脂类广泛存在于人体内。脂肪主要分布在皮下结缔组织、腹腔大网膜及肠系膜等处，常以大块脂肪组织的形式存在，一般可达体重的 10% ～ 20%。类脂是细胞的构成原料，与蛋白质结合成为细胞膜及各种细胞器膜的脂蛋白。它们广泛分布于血液、淋巴、脑髓、脏器、肾上腺皮质、胆囊、皮脂腺等。

2. 提供能量、储存能量　脂肪的主要功用是氧化释放能量，供给机体利用。1 g 脂肪在体内完全氧化所产生的能量约为 37.7 kJ，比糖和蛋白质产生的能量多 1 倍以上。体内储存脂肪作为能源比储存糖要经济。人在饥饿时首先动用体脂供能，避免体内蛋白质的消耗。当机体摄入的能量过多或不能被及时利用时，则以脂肪形式贮存在体内。

3. 提供脂溶性维生素，并促进其吸收　脂肪不仅是脂溶性维生素的重要来源，还能作为脂溶性维生素的溶剂，促进其吸收。

4. 提供必需脂肪酸。

5. 改善食品的感观性状，增加饱腹感　脂肪在胃中停留时间较长，因此，富含脂肪的食物具有较高的饱感。脂肪还增加膳食的色、香、味，促进食欲。

6. 其他　脂肪组织较为柔软，存在于器官组织间，使器官与器官间减少摩擦，保护机体免受损伤。臀部皮下脂肪亦很多，可以久坐而不觉局部劳累。足底也有较多的皮下脂肪，使步行、站立而不致伤及筋骨。脂肪不易传热，故能防止散热，可维持体温恒定，还有抵御寒冷的作用。

二、必需脂肪酸

脂肪酸是构成脂肪、磷脂及糖脂的基本物质，多数脂肪酸在人体内均能合成。必需脂肪酸是指机体内不能合成，但又是生命活动所必需，一定要由膳食供给的一些多不饱和脂肪酸，如 n-6 系列中的亚油酸、n-3 系列中的 α- 亚麻酸、花生四烯酸等。必需脂肪酸的生理功能有：

1. 是组织细胞的组成成分　对线粒体和细胞膜的结构特别重要。在体内参与磷脂合成，并以磷脂形式出现在线粒体和细胞膜中。缺乏时可致线粒体肿胀，细胞膜结构和功能改变，膜通透性和脆性增加，易于破裂造成溶血。

2. 参与脂质代谢　胆固醇与必需脂肪酸结合后,才能在体内运转与进行正常代谢。如果缺乏必需脂肪酸,胆固醇就和一些饱和脂肪酸结合,不能在体内进行正常转运与代谢,并可能在血管壁沉积,发展成动脉粥样硬化。

3. 对于 X 射线引起的一些皮肤损伤有保护作用　有充足的必需脂肪酸存在时,受损组织才能迅速修复。

4. 是合成前列腺素的前体　前列腺素是一组比较复杂的化合物,广泛存在于各组织中,具有广泛的生理作用。如能刺激子宫平滑肌收缩,帮助催娩和促使流产。它能抑制输卵管的蠕动,溶解黄体,使血黄体酮水平下降,具有抗生育作用。但它又能促使射精,延长精子的生命力和转移,促进精子和卵子的会合,帮助受孕。有的前列腺素使支气管平滑肌松弛,降低空气通路阻力,并能对抗支气管痉挛剂如组织胺和乙酰胆碱的刺激作用。

5. 其他　α-亚麻酸与动物的视力、脑发育和行为有关,缺乏这些必需脂肪酸就会影响机体代谢,表现为上皮细胞功能异常、湿疹样皮炎、皮肤角化不全、创伤愈合不良、对疾病抵抗力减弱、心肌收缩力降低、血小板聚集能力增强、生长停滞等。

三、脂类的营养价值评价

脂类营养价值的评价主要从下列四方面进行:

1. 消化率　脂肪的消化率与其熔点密切相关,熔点高于 50℃的脂肪不易消化,熔点越低,越容易消化,如在室温下液态的脂肪消化率可高达 97% ～ 98%。在正常情况下,一般脂类都是容易消化和吸收的。婴儿膳食中的乳脂吸收最为迅速。食草动物的体脂,含硬脂酸多,较难消化。植物油的消化率相当高。

2. 必需脂肪酸的含量　必需脂肪酸中亚油酸在人体内能转变为亚麻酸和花生四烯酸。故多不饱和脂肪酸中最为重要的是亚油酸及其含量。亚油酸能明显降低血胆固醇,而饱和脂肪酸却显著增高血胆固醇。一般植物油中亚油酸含量高于动物脂肪,其营养价值优于动物脂肪,但椰子油、棕榈油,其亚油酸含量很低,饱和脂肪酸含量高。

3. 脂溶性维生素的含量　脂溶性维生素为维生素 A、维生素 D、维生素 E、维生素 K。脂溶性维生素含量高的脂肪其营养价值也高。维生素 A 和维生素 D 存在于多数食物的脂肪中,以鲨鱼肝油的含量为最多;奶油次之;猪油内不含维生素 A 和维生素 D。所以猪油营养价值较低。维生素 E 广泛分布于动植物组织内,其中以植物油类含量最高。麦胚油中维生素 E 含量高达 1 194 μg/g,而鸡蛋内维生素 E 含量仅为 11 μg/g。

4. 脂类的稳定性　稳定性的大小与不饱和脂肪酸的多少和维生素 E 含量有关。不饱和脂肪酸是不稳定的,容易氧化酸败。维生素 E 有抗氧化作用,可防止脂类酸败。

四、脂类的膳食来源及参考摄入量

(一)脂类的膳食来源

无论是动物性的或是植物性食物,都含有脂肪,但含量多少不尽相同。谷类食物脂肪含量比较少,含 0.3% ～ 3.2%。但玉米和小米可达 4%,而且大部分的脂肪是集中在谷胚中。例如,小麦粒的脂肪含量约为 1.5%,而小麦的谷胚中则含 14%。一些油料植物种子、硬果及黄豆中的脂肪含量很丰富(表 1-3)。通常所用的食用植物油有豆油、花生油、菜籽油、芝麻油、棉籽油、茶籽油、葵花籽油、米糠油及玉米油等。除椰子油外,其他植物油中饱和脂肪酸含量少,多不饱和脂肪酸含量高。

表 1-3　植物种籽和硬果中的脂肪含量

食物名称	脂肪含量（%）	食物名称	脂肪含量（%）
黄豆	18	花生仁	30 ～ 39
芥末	28 ～ 37	香榧子	44
大麻	31 ～ 38	落花生	48
亚麻	29 ～ 45	榛子	49
芝麻	47	杏仁	47 ～ 52
葵花子	44 ～ 54	松子	63
可可	55	核桃仁	63 ～ 69

知 识 链 接

EPA 与 DHA

二十碳五烯酸（EPA）和二十二碳六烯酸（DHA）均属于 Ω-3 系列多不饱和脂肪酸，是人体非常重要的不饱和脂肪酸。EPA 有助于降低体内胆固醇和甘油三酯的含量，促进饱和脂肪酸代谢，从而起到降低血液黏稠度，增进血液循环，提高组织供氧而消除疲劳，防止脂肪在血管壁的沉积，预防动脉粥样硬化的形成和发展，预防脑血栓、脑溢血、高血压等心血管疾病。DHA 俗称脑黄金，是神经系统细胞生长及维持的一种主要成分，是大脑和视网膜的重要构成成分，对婴儿视觉发育和儿童智力发育非常重要，有抗过敏、增强免疫等作用。

动物性食物中含脂肪最多的是肥肉和骨髓，高达 90%，其次是肾脏和心脏周围的脂肪组织、肠系膜等。这些动物性脂肪，如猪油、牛油、羊油、禽油等亦常被用作烹调或食物用。

一些海产鱼油中含有高量的二十碳五烯酸（EPA）和二十二碳六烯酸（DHA）。这两种脂肪酸具有扩张血管、降低血脂、抑制血小板聚集、降血压等作用，可以防止脑血栓、心肌梗死、高血压等老年病。

所有的动物均含有卵磷脂，但富含于脑、心、肾、骨髓、肝、卵黄、大豆中。脑磷脂和卵磷脂并存于各组织中，而神经组织内含量比较高。脑和神经组织含神经磷脂特别多。

（二）参考摄入量

脂肪的摄入量用占膳食总能量比例计算，中国营养学会推荐摄入量（RNI）成年人脂肪的摄入量占总能量比为 20% ～ 30%。其中饱和脂肪酸、单不饱和脂肪酸、多不饱和脂肪酸之比以 1 : 1 : 1 为宜。胆固醇的摄入量每日不超过 300 mg。

第四节　碳水化合物

碳水化合物（carbohydrates）是一类由碳、氢、氧三种元素构成的有机物。其分子中含碳原子，且氢、氧比例为 2 : 1，与水相同，故称为碳水化合物。因其大多有甜味，又称为糖类

（sacharrides）。但这一名称并不准确,因为有些碳水化合物（如核糖 $C_5H_{10}O_4$）并不符合这种比例,有些具有这种结构的物质并不是碳水化合物。其名称仅仅是因为习惯而沿用至今。

一、碳水化合物的分类、结构和性质

在营养学中,碳水化合物一般被分为四类,即单糖（monosaccharide）、双糖（disaccharide）、寡糖（oligosaccharide）和多糖（polysaccharide）。

（一）单糖

单糖是所有碳水化合物的基本结构单位,其碳原子数为 3 ~ 6 个,依次称为丙糖、丁糖、戊糖、己糖,其中己糖最常见。食物中的单糖主要是葡萄糖、果糖、半乳糖,均为己糖。单糖有甜味,易溶于水,具结晶性和旋光性。

1. 葡萄糖（glucose） 葡萄糖是构成食物中各种糖类的最基本的单位,一般以游离状态存在于葡萄、柿子、香蕉等水果中,是机体吸收利用最好的糖。有些糖完全由葡萄糖构成,如淀粉。葡萄糖有 D 型和 L 型,人体只能利用 D 型而不能利用 L 型,故可将 L 型葡萄糖做成甜味剂,既可增加甜味又不增加能量摄取。葡萄糖可直接食用,也可通过静脉注射进入体内,达到迅速产能的需要。

2. 果糖（fructose） 果糖主要存在于蜂蜜中（37% ~ 40%）,人工制作的玉米糖浆中含量可高达 40% ~ 90%,葡萄（6% ~ 7%）、苹果（5% ~ 6%）等水果中含量也较丰富,它在天然单糖中最甜,冷时更甜。由于它口味好,有特殊香味,吸湿性强,是饮料、蜜饯类食品、冷冻食品和一些需保湿的糕点糖果等加工的重要原料。

果糖在体内的代谢过程不受胰岛素控制,故适用于糖尿病病人使用。

果糖一次食用不宜过多,否则容易导致肠内渗透压升高而引起腹泻。因而有人认为果糖有防治便秘的作用。轻度便秘者可采用口服蜂蜜法进行食疗。

3. 半乳糖（galactose） 半乳糖是乳糖的重要组成成分,在食品中很少以单糖形式存在,在人体中也是先转化成葡萄糖后才能利用,母乳中的半乳糖是在人体内重新合成的,并非由食物中直接获得。

4. 其他单糖 除上述三种重要的单糖外,食物中还存在少量的戊糖,如核糖和脱氧核糖、木糖和阿拉伯糖,前者人体可以合成,后者主要存在于根茎类蔬菜和水果中,另外在水果和蔬菜中,还存在一些糖醇类物质,这些糖醇类物质常用于食品工业中,临床上也有应用,主要有山梨醇、甘露醇、木糖醇和麦芽醇等。

（二）双糖

双糖是由两分子单糖聚合而成。天然食物中的双糖主要有蔗糖、麦芽糖和乳糖等。另外在真菌和细菌中,存在一种双糖称为海藻糖,在食用蕈含量也较多。

1. 蔗糖（sucrose） 蔗糖俗称食糖,是一分子的葡萄糖和一分子的果糖以 α-1, 2 糖苷键连接而成,有白糖、红糖和冰糖三种形式,广泛分布于植物界,在蜂蜜甜菜甘蔗中含量丰富。蔗糖是食品工业中重要的甜味剂,但多食会转化成脂肪造成肥胖,夜间多食尤其不注意口腔卫生会引发龋齿。

2. 麦芽糖（maltose） 麦芽糖是由两分子葡萄糖以 α-1, 4 糖苷键连接而成,仅存在于植物中。粮谷类发芽的种子中含量多,尤以大麦芽含量高。

3. 乳糖（lactose） 乳糖是由一分子的葡萄糖和一分子的半乳糖以 β-1, 4 糖苷键连接而成,主要存在于乳汁及乳制品中。乳糖占鲜奶的 5% ~ 8%。乳糖不被酵母分解,但可被乳酸菌发酵成乳酸。乳糖是婴儿食用的主要糖类,但随年龄增长,肠道内分解乳糖的酶活性急

剧降低,甚至缺乏,因此成年人食用牛奶容易引起乳糖不耐受症,出现恶心、腹胀、腹泻及其他消化不良症状。我国成人中乳糖酶缺失比例高达60%以上,故国人应多食酸奶。

知 识 链 接

乳糖不耐受症

乳糖不耐受症是一种常见的营养吸收障碍。乳糖在牛乳中约含4%,人奶中含5%～7%。乳糖在人体不能被直接吸收,需要在乳糖酶的作用下分解后才能被吸收。一些人摄入大量乳糖后,由于缺少乳糖分解酶,无法把乳糖分解成葡萄糖及半乳糖,以致在肠内产生大量小分子的有机物如醋酸、丙酸、丁酸等及甲烷、H_2、CO_2等气体。未被消化的乳糖直接进入大肠,刺激大肠蠕动加快,因而出现腹鸣、腹胀、腹泻或腹绞痛等症状。食用酸奶、低乳糖奶可以减缓乳糖不耐受症。

（三）寡糖

寡糖是指由3～10个单糖构成的一类小分子多糖常见的寡糖是存在于豆类食品中的水苏糖（stachyose）和棉籽糖（raffinose）。这两种糖均不能被消化酶分解,但可在大肠中被细菌分解,造成胀气,故在食用豆制品时应进行适当加工以减小其不良影响。

（四）多糖

多糖是由10个以上单糖分子脱水缩合而成的大分子化合物,广泛存在于植物中。多糖在理化性质上与前三类不同,一般不溶于水,无甜味,无还原性,有旋光性,可在酶或酸的作用下水解成单糖。营养学上具有重要意义的有三种,即糖原、淀粉和纤维。糖原、淀粉可被消化,而纤维则不被人体消化吸收,故又被分别称为可消化多糖和不可被消化多糖。

1. 糖原（glycogen）　糖原又称为动物淀粉,是动物体内葡萄糖的储存形式,由肝脏和肌肉合成并储存。肝脏中的糖原称为肝糖原,主要发挥平衡血糖和解毒的作用;肌肉中的糖原称为肌糖原,主要提供人体运动时所需能量,特别是高强度和持久运动时的能量需要。食物中糖原含量很少。

2. 淀粉（starch）　淀粉是由大量葡萄糖聚合而成,广泛存在于植物中,粮谷类（如稻米、麦子、玉米、小米、高粱等）种子、植物的块状根茎（如马铃薯、红薯等）以及豆类（如红小豆、豌豆等）和坚果（如板栗等）类的果实中含量丰富。据其结构可分为直链淀粉和支链淀粉,前者易溶于水,后者不溶于水。不同食物中两种淀粉的含量不同,一般食物中支链淀粉含量高,但糯米除外。食物中直链淀粉含量越高,其黏性越大,口感越好。

3. 纤维（fiber）　纤维是指存在于食物中不能被人体消化吸收的多糖。由于其生理意义与其他糖类物质有较大的区别,随着人们对其认识的不断深入,近年来,膳食纤维越来越受到人们的关注。本章第七节专门介绍,此处不再赘述。

二、碳水化合物的生理功能

碳水化合物是人体必需的营养素之一,也是三大产能有机化合物之一,主要通过绿色植物的光合作用而形成,占植物干重的50%～80%,在植物组织中以能源物质（如淀粉）和支持结构（如纤维素）的形式存在；在动物体内也有碳水化合物存在，约占动物干重的 2%，在动物组织中主要以糖原、乳糖、核糖的形式存在。

（一）食物中碳水化合物的功能

1. 碳水化合物是人类主要的供能营养素　食物中的碳水化合物是世界上大部分人群取得能量的最经济和最主要的来源，含碳水化合物的食物一般价格便宜，容易获得，而且这种物质在人体内氧化较快，能及时供应能量满足机体需要。每克碳水化合物可提供 16.7 kJ（4 kcal）的能量。在我国，人们能量的 60% 来自碳水化合物。

2. 碳水化合物可以改变食物的感观性状　人们利用碳水化合物的各种性质，加工出形式各异，色香味不同的多种食物，而食糖的甜味更是食物烹调加工中不可缺少的重要原料。

3. 碳水化合物可以提供膳食纤维（dietary fibre）　膳食纤维在天然食物中含量较丰富，如粮谷类、豆类、蔬菜水果等，它具有促进肠蠕动、防止便秘、排除有害物质、降低血糖和血胆固醇、减肥和抗肠癌等作用。

（二）人体内碳水化合物的功能

人体内碳水化合物的功能与其在体内的存在形式有关。碳水化合物在体内有三种形式：葡萄糖糖原和含糖复合物。

1. 储存和提供能量　体内碳水化合物主要用于供应能量，葡萄糖是体内的直接供能物。体内碳水化合物是以糖原的形式储存的，主要在肌肉和肝脏内，但这种储存只能维持几个小时，必须从食物中不断补充。肌肉中的糖原只供本身的能量需要；肝脏中的肝糖原，在机体需要时，会迅速分解成葡萄糖进入血液，为神经组织、中枢等供能。

2. 机体的重要组成物质　如同蛋白质和脂类一样，体内碳水化合物也是机体的重要组成物质。它往往与蛋白质或脂类形成复合结构，参与机体构成。如构成细胞膜的糖蛋白、构成结缔组织的黏蛋白、构成神经组织的糖脂以及构成 DNA 的脱氧核糖和 RNA 的核糖。

3. 参与机体某些营养素的正常代谢　膳食中的蛋白质被摄取后以氨基酸的形式吸收，这一过程需要能量，如果碳水化合物供应不足，能量不能满足机体需要，会有部分氨基酸分解来供能，这对机体来说不合理也是有害的，如果碳水化合物供应充足，则可以节约这部分蛋白质的消耗，这种作用被称为碳水化合物对蛋白质的节约作用（protein sparing action）。因此通过节食来减肥的危害与此有关。

脂肪在体内代谢也需要碳水化合物的参与。脂肪在体内代谢产生的乙酰辅酶 A 必须与草酰乙酸结合进入三羧酸循环中才能被彻底氧化产生能量，而草酰乙酸是由葡萄糖代谢产生，如果碳水化合物摄取不足，脂肪氧化不全而产生过量酮体，引起酮血症。因而足量碳水化合物具有抗生酮作用（antiketogenesis）。

4. 解毒及保护肝脏作用　进入肝脏的有毒物质如细菌毒素可与肝内的葡萄糖醛酸结合，降毒后排出，故碳水化合物具有解毒和保护肝脏的作用。

三、碳水化合物的膳食来源及参考摄入量

膳食中的蛋白质、脂肪和碳水化合物三者都是提供能量的营养素，但以蛋白质作为供能物质对机体而言极不经济，而且还会增加肝脏和肾脏的负担。故机体能量来源主要依靠脂肪和碳水化合物，但由于脂肪摄取过量会因氧化不全而产生过量酮体，不利于机体，因而膳食中碳水化合物供能比例远大于其他两种供能营养素。

1. 膳食来源　碳水化合物的膳食来源较为丰富，主要来源于植物性食物，如粮谷类

（70%～75%）、根茎类蔬菜、薯类（20%～25%）、豆类（50%～60%）；食糖也是碳水化合物的一个来源，主要是蔗糖；水果和蔬菜中也含有一定量的单糖，另外还含有果胶和膳食纤维。

2. 参考摄入量　碳水化合物是人类最容易获得的能源物质。但摄入量并无具体数值，其摄入量应根据人体的能量需要，结合经济水平和饮食习惯来确定。中国营养学会推荐，我国成人每日碳水化合物摄入量应满足其产能量占人体每日能量总需求的 60%～65%。

碳水化合物摄入量过多或过少均不利于健康。过多则容易引起肥胖，过少则会造成能量不足，甚至造成疾病发生。

第五节　维 生 素

维生素（vitamins）是人体必需的六种营养素之一。这一名称是 1912 年由波兰科学家首先提出并使用至今的。维生素是一大类化学结构与生理功能各不相同的物质。他们都是天然存在于食物中，人体需要量很少且不能合成，各有特殊生理意义，不参与机体组成也不提供能量的有机物。

维生素的命名有三种方式，一是按发现顺序并以英文字母顺序排列命名，如维生素 A、维生素 B、维生素 C、维生素 D、维生素 E 等；二是按化学结构命名，如视黄醇、核黄素、硫胺素等；三是按生理意义及治疗作用命名，如抗坏血酸、抗癞皮病因子等。目前这三种命名方式并无严格统一规范，往往混用。

维生素种类很多，化学结构差别很大，各种维生素也各具特殊作用，但其作用往往与其溶解性有关，故营养学中常按溶解性将其分为两大类，即水溶性维生素和脂溶性维生素。脂溶性维生素有维生素 A、维生素 D、维生素 E、维生素 K 四种；脂溶性维生素大部分贮存在脂肪组织中，一般以前体形式存在，通过胆汁排出体外，排泄率低，大剂量摄入会引起蓄积中毒。水溶性维生素种类较多，主要为维生素 B 族和维生素 C。维生素 B 族包括维生素 B_1、维生素 B_2、维生素 B_6、维生素 B_{12}、烟酸、叶酸、泛酸、胆碱等。水溶性维生素均溶于水，一般以本体形式存在于天然食物中，排泄率高，未被机体利用的水溶性维生素除极少量贮存外，绝大多数随尿液排出，一般大剂量摄入不会发生蓄积。

部分维生素在其天然存在中，有一种以上的结构相近、生物活性相同的化合物，如维生素 A_1 和维生素 A_2、吡哆醇、吡哆醛及吡哆胺等。也有部分维生素，由于抗维生素化合物的存在，其生物活性无法发挥，且易在食物加工、烹调过程中失去活性。有些天然化合物，其生物活性类似维生素，如肉毒碱、辅酶 Q、乳清酸、牛磺酸等，通常称为"类维生素"。其中牛磺酸近年来备受重视。

知 识 链 接

维生素的发现

早期，坏血病曾夺去了几十万英国水手的生命。1747 年英国海军军医林德发现柠檬可防治坏血病。1897 年，艾克曼（Christian Eijkman）在爪哇发现只吃精磨的白米即可患脚气病，未经碾磨的糙米能治疗这种病，并发现可治脚气病的物质能用水或酒精提取，当时称这种物质为"水溶性 B"。1906 年他证明食物中含有除蛋白质、脂类、碳水化合物、矿物质和水以外的"辅助因素"。其量很小，但为动物生长所必需。1912 年，波兰科学家丰克（Casimir Funk）从米糠中提取出一种能够治疗脚气病的白色物质，是一种"胺"。他由此推测，有一系列维持生命和健康所必需的胺。拉丁文中"生命"一词是"维他"（Vita），丰克将它与英语的"胺"（amine）这个字拼合起来，把这些物质命名为"维他命"（Vitamines），意为"维持生命的胺"。后来，人们发现这些物质并不都是胺，于是做了适当的改动，去掉了词尾字母 e，使它和胺的字形不完全相符，变成了 Vitamin。丰克称之为"维持生命的营养素"，一直延用至今，我们称它为维他命或维生素。随着时间的推移，越来越多的维生素种类被人们认识和发现。维生素成了一个大家族。为便于记忆，维生素按 A、B、C 的字母顺序排列，有几十种。

维生素是人体正常生化过程中必需的化合物，但许多维生素的作用尚未完全搞清。大多数维生素在体内是以辅酶形式存在的，除此以外，维生素在临床上还有许多用途。如抗癌作用、防治心血管疾病和神经科疾病的作用等，因此，维生素制剂业已成为人们日常保健品。

许多因素可致人体维生素不足或缺乏，常见原因有：①膳食中供给量不足，如食物本身含量不高、烹调加工不当的破坏等。②人体吸收利用降低，如消化系统疾病引起，或者膳食中脂肪含量低时，可影响脂溶性维生素吸收。③维生素需要量相对增高，如妊娠与哺乳期妇女、生长发育期儿童、特殊生活环境条件中、某些疾病（长期发热、慢性消耗性疾病）等，均引起需要增加。服用某些药物如异烟肼、避孕药等，可引起维生素 B_6 的需要增加等。

维生素缺乏在体内是一个渐进过程。因此，轻度缺乏常不出现临床症状，但会引起人体抵抗力下降和劳动效率下降的表现，当长期缺乏达到严重程度时，则会出现相应的特殊表现。需要指出的是，维生素制剂或维生素强化食品的补充切不可盲目进行，要有针对性，并需在医生指导下进行，尤其是服用剂量不宜过大，否则，会发生中毒，即要遵循合理原则。

在各种维生素中，营养学上特别注意维生素 A、维生素 D、维生素 E、维生素 C、维生素 B_1 和维生素 B_2，因为他们不仅对机体代谢有重要意义，而且易发生缺乏。

一、维生素 A

维生素 A（vitamin A）又称视黄醇（retinol）或抗干眼病因子，它是一类具有视黄醇生物活性的物质，包括动物性食物来源的维生素 A_1 和维生素 A_2，植物性食物来源的 β - 胡萝卜素及其他类胡萝卜素。维生素 A_1 存在于哺乳动物的肝脏及咸水鱼肝脏中，维生素 A_2 存在于淡水鱼肝脏中，且活性较低。通常所说的维生素 A 是指维生素 A_1 而言。β - 胡萝卜素在人体内可转化为维生素 A。

（一）理化性质

天然存在于动物性食物中的维生素 A 是相对稳定的，一般烹调和罐头食品加工不易破坏，耐较高温度和酸碱，但高温条件下易被氧化。食物中维生素 A 避光于 $-20℃$ 以下很稳定。同样条件下，植物食物中的胡萝卜素较易破坏。当食物中含有磷脂、维生素 E、维生素 C 或其他抗氧化物质存在时，均有助于保护维生素 A 与胡萝卜素的稳定性，但油脂酸败时，其中的维生素 A 破坏严重。

（二）吸收与代谢

人体摄入的维生素 A 和胡萝卜素在小肠中与胆盐和脂肪消化物一起被乳化后，由肠黏膜吸收。小肠中的胆汁是乳化的关键因素，足量脂肪、抗氧化剂（如维生素 E）和卵磷脂均有利于维生素 A 的吸收。摄入矿物油或肠道存在寄生虫均不利于维生素 A 的吸收。维生素 A 的吸收率明显高于胡萝卜素,且胡萝卜素的吸收量与摄入量呈反向关系。

吸收后的维生素 A 绝大多数贮存于肝脏,少数存贮于肺、肾、皮下脂肪等。血液中也有极少量存在。

影响其贮存的因素主要是膳食成分的摄入量、机体贮存与释放效率、机体的生理状态等。高蛋白膳食会增加维生素 A 的利用。妊娠母体贮存量有所增加。维生素 A 的贮存量随年龄而增加,但老年期相反。

（三）生理功能

维生素 A 在体内主要功能是参与膜结构和功能,因此,它与正常生长发育、视觉、生殖功能、抗感染等有关。

1. 视觉　维生素 A 参与视网膜内视紫红质的形成,维持正常视觉,与夜视有关。

2. 上皮生长与分化　人体上皮组织有皮肤和黏膜及腺体组织,且大部分有分泌黏溶功能,而维生素 A 参与黏膜上黏膜中糖蛋白合成过程。

3. 促进生长发育　维生素 A 有促使蛋白质生物合成作用,同时具有促进骨细胞分化的作用。因此,维生素 A 对婴儿及儿童特别重要。

4. 生殖功能　维生素 A 参与性激素的合成,促进性腺发育,从而影响生殖功能。维生素 A 严重缺乏,可致不孕症发生。

5. 抗氧化作用　β-胡萝卜素作为维生素 A 的前体具有很强的抗氧化作用,且强于维生素 A。它能通过提供电子达到抑制活性氧生成的功能,从而清除体自由内基,因而具有抗衰老、防治心脑血管疾病的作用。

6. 抗肿瘤作用　维生素 A 具有促进上皮细胞正常分化的作用,因此它具有防止 多种上皮肿瘤的发生和发展的作用。另外,维生素 A 有防止化学致癌物的作用,能抑制肿瘤细胞生长和 DNA 合成,起到抗癌作用。

（四）缺乏对机体的损害

1. 暗适应能力下降,夜盲及干眼症　维生素 A 缺乏的早期表现是暗适应能力下降,严重时可致夜盲症。由于角膜、结膜上皮、泪腺等的退行性变,可引起角膜干燥、发炎、软化、溃疡、角质化等变化。严重的角膜损伤可致失明。

2. 黏膜、上皮改变　维生素 A 缺乏引起上皮组织分化不良,易引起皮肤粗糙、干燥、鳞状角化。各器官的黏膜黏液分泌减少,引起黏膜失去滋润和柔软性,易于细菌侵入,尤其在儿童易致呼吸系统疾病发生。

3. 影响儿童生长发育　首先影响骨骼发育,齿龈增长与角化,影响牙釉质发育,使牙齿停止生长。

（五）过多对机体的影响

维生素 A 大量摄入,由于在体内贮存,排出比率不高,常可致蓄积中毒。主要表现:

1. 皮肤干燥、发痒、鳞皮、皮炎、脱皮、脱发、指（趾）甲易脆。

2. 厌食、易兴奋、激动、疲乏、头痛、恶心、肌肉无力、食欲下降、腹痛腹泻、肝脾肿大等。

3. 破骨细胞活性增强,导致骨骼缺钙、脆性增加,生长受阻,长骨增粗及骨关节疼痛。

4. 血红蛋白减少,凝血时间延长,易出血　一般由食物中摄入维生素 A 的量不会引起中毒反应,其中毒症通常会因长期服用维生素 A 制剂或一些动物肝脏引起。

饮食中大量的类胡萝卜素,可造成皮肤发黄,但远不是中毒现象,停用后可逐渐恢复。

（六）营养状况评价

维生素 A 营养状况可从多方面进行评价,应根据生化指标、临床表现,结合生理情况、膳食摄入情况综合判断。常用检查方法有:血清维生素 A 水平测定、改进的相对剂量反应试验(modified relative dose response test, MRDR)、视觉暗适应功能测定、眼部症状检查等。

1. 暗适应功能测定　选择四名健康成人,每日摄入 1000IU(国际单位)维生素 A,连用 7 天,然后测定其暗适应时间,以平均值的 95% 可信限上限作为正常值。但眼病患者、血糖过低及睡眠不足也可引起暗适应降低,故此法并不能完全反映维生素 A 的营养水平。

2. 改进的相对剂量反应试验(modified relative dose response test, MRDR)　给予受试者 0.35 μmol(或 100 μg)/kg 剂量 3、4—二脱氢醋酸视黄酯油剂,5 小时后采血,检查脱氢视黄醇和血清视黄醇的摩尔比例,小于 0.03 为正常,大于 0.06 提示缺乏。

3. 眼部症状检查　世界卫生组织(WHO)将维生素 A 缺乏的眼部症状予以分类,将角膜干燥、溃疡、角化定为诊断维生素 A 缺乏的有效体征,将毕脱斑(Bitot 班)体征用于儿童。毕脱斑是指球结膜出现的泡状银色斑点。

（七）供给量及食物来源

一般情况下,正常成年人只要采用合理营养,不易发生维生素 A 缺乏。有些情况下,如劳动强度大、精神紧张程度高及某些特殊生理状态,对维生素 A 需要量增大,可出现缺乏表现。维生素 A 的推荐摄入量建议为成年男性 800 μgRE,女子 700 μgRE,最高摄入量为 2 000 μgRE;孕妇在孕早期为 800 μgRE,中晚期为 900 μgRE,最高摄入量为 2 400 μgRE。乳母为 1 200 μgRE;不论男女性,1 岁以前婴幼儿为 400 μgRE,4 岁后增加到 500 μgRE,7 岁后增加到 600 μgRE;11 岁后增加到 700 μgRE,14 岁后男女性分别与成人相同。

人体从食物中获得维生素 A 主要有两类:一是来自动物性食物的维生素 A,多数以酯的形式存在于动物肝脏、奶及其未脱脂的制品、禽蛋类、肾脏、鱼卵等食物;另一类来自于植物性食物的维生素 A 原即各类胡萝卜素,主要是 β - 胡萝卜素和其他维生素 A 原类胡萝卜素。含量丰富的有菠菜、冬寒菜、芹菜叶、苜蓿、豌豆苗等绿色蔬菜,另外红心甜薯、胡萝卜、青椒、南瓜、马铃薯、芒果、杏、西红柿、柿子等黄色、红色蔬菜水果中含量也较高。除膳食来源外,维生素 A 补充剂也常使用,如市售强化维生素 A 食品等,但使用剂量应低于推荐摄入量的 1.5 倍。一些常见食物中维生素 A 或胡萝卜素含量见表 1-4。

表 1-4　一些食物中维生素 A(IU/100 g)或胡萝卜素含量(μg/100 g)

动物性食物	维生素 A	植物性食物	胡萝卜素
猪肝	8 700	胡萝卜(黄)	3.62
羊肝	29 900	胡萝卜(红)	1.35
鸡肝	50 900	菠菜	3.87
羊肝	18 300	油菜	3.15
鸭肝	8 900	小白菜	2.95
全脂奶粉	1 400	红辣椒	1.43
蛋类	3 500	芹菜叶	3.12
河螃蟹	8 900	韭菜	3.21
青虾	260	苹果	3.81
猪肉(肥瘦)	162	柑橘	0.55

胡萝卜素在体内转化为维生素 A 的值,按 FAO/WHO 联合专家委员会提出的数值计算:

1 IU 维生素 A=0.3μgRE(视黄醇当量)

1μg 视黄醇 =1.0μgRE

1μgREβ - 胡萝卜素 =0.167μgRE

1μg 其他维生素 A 原类胡萝卜素 =0.084μgRE

膳食中总视黄醇当量 =0.3× 维生素 A(IU)+ 0.167× β - 胡萝卜素(μg)+ 0.084× 其他维生素 A 原类胡萝卜素(μg)

二、维生素 D

维生素 D(vitamin D calciferol)也称胆钙化醇或抗佝偻病因子。它是指含环戊氢烯菲环结构的类固醇衍生物。维生素 D 有两种形式,即维生素 D_2(ergocalciferol,麦角钙化醇)和维生素 D_3(cholecalciferol,胆钙化醇)。由于自然界中维生素 D_3 分布远广于维生素 D_2,故通常维生素 D 是指维生素 D_3。自然界中不存在维生素 D 本体,只有维生素 D 原两种,一是一些食用菌类及酵母中的麦角固醇,另一个是人与动物皮肤中的 7- 脱氢胆固醇,二者在紫外线照射下分别转化为维生素 D_2 和维生素 D_3。

（一）理化性质

维生素 D 对热、碱具有较高的稳定性,在 130℃加热 90 分钟,仍有活性,因此普通烹调加工对其影响小。光及酸可促进其异化。维生素 D 油溶液中加抗氧化剂后稳定。过量辐射线,可形成少量有毒化合物,失去抗佝偻病的作用。

（二）吸收与代谢

人类通过两种方式获得维生素 D,一是经口从食物中摄取,二是在皮肤内由维生素 D 原形成。经口摄取的维生素 D 在肠道内与脂肪一起吸收。吸收的维生素 D 一方面与乳糜微粒结合,另一方面被 DBP(血浆中的维生素 D_3 结合蛋白)转送至肝脏。人体表皮与真皮内含有大量 7- 脱氢胆固醇,受阳光照射时,发生光化反应形成维生素 D_3。血浆中的 DBP 将其输送到肝脏后为机体利用。此过程较缓慢,所形成的维生素 D_3 的量很难达到蓄积中毒剂量。

进入肝脏的维生素 D_3 绝大多数在肝脏细胞内质网上,在维生素 D_3-25- 羟化酶、Mg^{2+} 及 O_2 参与下形成 25-OH-D_3,再由 a- 球蛋白转送到肾,羟化后形成 1α、25-(OH)$_2$-D_3,成为其活性形式。

维生素 D 主要贮存在脂肪组织与骨骼肌中,肝、大脑、肺、脾、骨及皮肤也有少量存在。

维生素 D 分解主要在肝脏中进行,其代谢物进入胆汁,经肠道由粪便排出,少量从尿道排出。

（三）生理功能

维生素 D 在体内肝、肾处活化后,被输送至肾脏,与甲状旁腺素等共同作用,维持血钙水平。调节体内钙磷代谢,促使骨与软骨及牙齿的矿化,并不断更新且维持其正常生长。此外它还有防止氨基酸通过肾脏时丢失的作用。

由于维生素 D 是在体内合成的,不符合维生素定义,并且它的主要生理意义在于调节机体代谢和促进生长发育。有激素的作用,故有人认为应当从维生素中除去维生素 D 而将其归于激素类。

（四）缺乏时对机体的危害

对正常成年人来说,平衡营养加上充足户外活动,一般不会发生维生素 D 缺乏。对于一些高需要量的人群如婴幼儿（主要是人工喂养）、孕妇、哺乳期妇女及老年人来说易发生维生素 D 缺乏。另外，膳食中缺乏维生素 D，人体光照不足，膳食中某些成分如维生素 A、维生素 C、矿物质（磷、镁）等，某些造成肠道吸收障碍的疾病也与维生素 D 缺乏有关。

维生素 D 缺乏可造成钙磷吸收减少，血钙水平下降，骨质软化、变形，在婴幼儿期发生佝偻病，成年人发生骨软化症，老年人发生骨质疏松症。

（五）过多时对机体的影响

维生素 D 的中毒剂量尚未确定，但由于它也可在体内贮存，因此，过多摄入亦会造成中毒，特别是在临床上应用维生素 D 制剂进行佝偻病治疗时，钙、磷供应不足，单独补充维生素 D 而引起。维生素 D 中毒表现为血清钙磷增高、过度口渴、食欲减退、体重减轻、恶心、呕吐、烦躁、头痛、发热等，严重者可有智力发育不良及骨硬化、肾结石等，甚至可引起死亡。妊娠期和婴儿初期维生素摄取过多，可引起发生低体重儿。

（六）营养状况评价

1. 血浆中 25-OH-D_3 测定　用高效液相色谱测定。其正常值为 20 ～ 150 nmol/L（8 ～ 60 ng/ml）。如低于 20 nmol/l 则提示为明显缺乏。

2. 血清 1α，25-$(OH)_2$-D_3 测定　用竞争受体结合试验进行测定。其正常值为 38 ～ 144 pmol/l（8 ～ 60 pg/ml）。

（七）供给量与食物来源

因皮肤形成维生素 D_3 的变化很大，维生素 D_3 最低需要量尚难确定。同时其供给量必须与钙磷供给量一起考虑。一般来说，在钙磷供给充足时，11 ～ 50 岁人群的推荐摄入量为 5 μg，其他人群为每天 10 μg。各类人群最高的摄入量均为 20 μg。

天然食物中维生素 D 含量均较低，含脂肪高的海水鱼、动物肝、奶油、蛋黄等动物性食物中含量较多。虽然许多国家都使用维生素 D 强化食品，但应当慎重。鱼肝油制剂中维生素 D 含量极高，可用于佝偻病防治。对于婴幼儿及长期地面下工作的人员来说，适当进行日光浴促进维生素 D 转化十分必要。

三、维生素 E

维生素 E（vitamin E）又称生育酚（tocopherol），是一类含有苯骈二氢吡喃结构，具有 α-生育酚生物活性的物质。自然界中共有 8 种，即四种生育酚和四种生育三烯酚，分别用 α、β、γ、δ 排序命名。其中 α-生育酚（α-T）的生物活性最大。

（一）理化性质

α-生育酚为黄色油状物，不溶于水，溶于乙醇与脱脂溶剂，对碱不稳定，对氧敏感，对热稳定，一般烹调对其影响不大，但高温（如油炸食品）烹调，常使其活性降低，油脂酸败可加速其破坏。

（二）吸收与代谢

由于维生素 E 的吸收与肠道脂肪有关，故影响脂肪吸收的因素也影响维生素 E 的吸收。维生素 E 的吸收有较大的个体差异。在肠道吸收的维生素 E，通过淋巴循环，由脂蛋白（大部分为低密度脂蛋白）运输，并贮存于脂肪组织、肝及肌肉内。此外，肾上腺、脑垂体、睾丸及血小板中含量也较高，血浆及肝中次之，但血小板中的维生素 E 含量随摄入量的变化而变化，与脂肪水平无关。骨骼肌、心肌内的维生素 E 易被动用，脂肪组织中维生素 E 消耗较慢，细胞膜上的维生素 E 则基本不变。

（三）生理功能

1. 抗氧化作用 维生素 E 是一种很强的抗氧化剂,在体内保护细胞免受自由基损害。

2. 促进蛋白质更新合成 维生素 E 可促进某些酶蛋白合成,降低分解代谢酶(如 DNA 酶、RNA 酶等)的活性。

3. 保持红细胞完整性 人类膳食中维生素 E 含量低,可引起红细胞数量减少和生存时间缩短。

4. 预防衰老 维生素 E 可减少随年龄增长而造成的细胞代谢产物脂褐素的形成,改善皮肤弹性,减缓性腺萎缩速度,提高机体免疫能力。

5. 与动物生殖功能和精子生成有关。

（四）缺乏对机体的危害

由于维生素 E 广泛存在于食物中,人体每个器官组织中均有贮存,且在人体内贮存时间长,不易排泄,因而很少出现人类维生素 E 缺乏症。新生儿,特别是早产儿,由于胎盘转运维生素 E 效率低,易造成维生素 E 缺乏而致溶血性贫血。另外,多不饱和脂肪酸摄入过多,脂肪吸收不良的病人,也可发生维生素 E 缺乏。

近来,正常偏低的维生素 E 营养状况对动脉硬化、癌症、白内障及老年退行性病变危害性的影响越来越受到学者们的关注。流行病学研究证实,低维生素 E(包括其他抗氧化剂)营养状况可增加上述疾病的危险性。

（五）过多对机体的影响

在脂溶性维生素中,维生素 E 的毒性较小。有证据显示,每天摄入量超过 600 μg 以上的人有可能出现中毒表现,如视物模糊、头痛和疲乏无力等。婴幼儿大量摄入可使坏死性小肠结肠炎发生率明显增加。

（六）营养状况评价

1. 血清维生素 E 水平 该指标能直接反映人体内维生素 E 的存贮水平,正常成年人此值若低于 11.6 μmol/L,为营养状况不良(表 1-5)。由于血清维生素 E 含量与总脂类相关,血脂低时,血清维生素 E 也低,但维生素 E 未必缺乏,故有人建议用每克血脂类中维生素 E 含量来计算。

2. 红细胞溶血试验 用 2% ～ 2.4% 的过氧化氢溶液与红细胞作用,观察其溶血程度,正常情况下红细胞溶血率 <10%(表 1-5)。

表 1-5 维生素 E 营养状况评价

评价结果	血清维生素 E(μmol/L)	红细胞 H_2O_2 溶血试验(%)
缺乏	<12	>20
偏低	12 ～ 17	10 ～ 20
正常	>17	<10

（七）供给量及食物来源

不同年龄人群对维生素 E 需要量不同。我国居民每日维生素 E 的摄入量为:0 ～ 0.5 岁 3 mg、1 ～ 3 岁 4 mg、4 ～ 6 岁 5 mg、7 ～ 10 岁 7 mg、11 ～ 13 岁 10 mg、14 岁以上老年人、孕妇、乳母等为 14 mg。另外,维生素 E 摄入量应考虑多不饱和脂肪酸的摄入量。一般每多摄入 1 g 多不饱和脂肪酸,应多摄入 0.4 mg 维生素 E。

维生素 E 在自然界中存在广泛,主要来源于各种油料种子及植物油中。谷类、坚果、肉、奶、蛋及鱼肝油中也含有。几乎所有绿色植物中均含有，但维生素 E 最好来源为谷物胚芽油。一些食物中维生素 E 含量见表 1-6。

表 1-6　一些食物中维生素 E 含量（μg/100 g）

油脂类	维生素 E 含量	植物性食物	维生素 E 含量
小麦胚芽油	$100 \sim 300$	菠菜	3.94
花生油	$26 \sim 36$	芹菜	2.67
大豆油	$10 \sim 40$	莴笋叶	2.16
奶油	$2.1 \sim 3.5$	毛豆	8.03

四、维生素 B_1

维生素 B_1（vitaminB$_1$）又称硫胺素（thiamine），抗神经炎因子，抗脚气病因子。它是由一个吡啶、一个噻唑经甲烯基连结而成。

（一）理化性质

维生素 B_1 略带酵母气味，溶于水，对碱性溶液敏感，对酸性溶液稳定，一般烹调损失不多。氧化剂和还原剂可使其失去作用。冷冻不影响维生素 B_1。紫外线可加速其降解，亚硫酸盐、二氧化硫可加速其分解。

（二）吸收与代谢

维生素 B_1 在钠离子和 ATP 的参与下，以扩散或主动转运方式在小肠中被吸收，然后在小肠黏膜和肝脏中进行磷酸化，在体内以下列四种方式存在：TPP（二磷酸硫胺素）、TTP（三磷酸硫胺素）、TMP（单磷酸硫胺素）、游离态硫胺素，其中 TPP 形式占 80%。维生素 B_1 在肝脏代谢，分解成嘧啶和噻唑两部分。尿中排出的多为游离型硫胺素。高温环境中，汗液可排出较大量的维生素 B_1，应注意补充。

（三）生理功能

1. 参与体内物质能量代谢　维生素 B_1 在体内形成 TPP（硫胺素焦磷酸）成为参与糖代谢的主要辅酶。另外，维生素 B_1 参与氨基酸脱氧形成酮酸后的脱羧作用，故它也是支链氨基酸代谢所必需。

2. 对神经生理活动的调节作用　维生素 B_1 有调节神经生理活动的作用，与心脏活动、胃肠蠕动及消化液分泌有关，有促进食欲的作用。

（四）缺乏对机体的危害

人类长期食用碾磨过分精白的米面，又缺乏必要补充时，易造成维生素 B_1 的缺乏，需要量增加、吸收利用障碍，肝损害，酗酒也可引起，长期透析的肾病人、完全肠营养病人及长期慢性发热者也可引起。一般维生素 B_1 缺乏者，农村人群少于城市人群，成人少于婴儿。

维生素 B_1 缺乏所造成的疾病称为脚气病。成人脚气病临床上多表现为水肿、肌肉疼痛、多发性神经炎。初期出现疲倦、体弱，继而出现头痛、失眠、眩晕、忧郁、健忘、易怒、恶心、食欲不振、心跳加速等，症状性质与缺乏程度、急慢性有关。一般分为三类：

1. 干性脚气病　以多发性神经炎为主，出现上行性周围神经炎，表现为指（趾）麻木、肌肉酸痛、压痛，尤以腓肠肌为主，如果涉及胃肠神经，可引起肠胃蠕动减弱，出现食欲不振或消化不良等表现。

2. 湿性脚气病　以下肢水肿和心脏症状为主,处理不当,易发生心力衰竭。

3. 混合性脚气病　上述两类症状共同出现。

婴儿脚气病多发生于 2～5 月龄婴儿,多为乳母维生素 B₁ 缺乏者喂养的婴儿。临床上表现为突发性,病情急。初期食欲不振、呕吐、兴奋、心跳加快、呼吸急促、呼吸困难。晚期出现发绀、水肿、心力衰竭、强直性痉挛,病情急,常在症状出现 1～2 天突然死亡。

母孕期缺乏维生素 B₁ 常致婴儿先天性脚气病。其症状主要表现为致命性青紫、吸吮无力、嗜睡等,须及时明确诊断处理。

（五）营养状况评价

1. 4 小时尿负荷试验　成人一次口服 5 mg 维生素 B₁ 后,收集测定 4 小时尿中排出的总量。小于 100 μg 为缺乏,100～200 μg 为不足,大于 200 μg 为正常。

2. 任意一次尿维生素 B₁ 与肌酐排出量比值　用相当于含 1 g 肌酐的尿中维生素 B₁ 排出量多少反映机体维生素 B₁ 营养状况,以尿维生素 B₁ 与尿肌酐（μg/g）的比值表示。对成人来说,大于 65 正常,小于 27 为缺乏,27～65 之间为不足。

3. 红细胞转酮醇酶活力系数（ETK～AC）或 TPP 效应　血中维生素 B₁ 部分作为转酮醇酶辅酶,该酶活力与血中维生素 B₁ 浓度有关,测定加与不加 TPP 转酮醇酶活性的变化情况,即用活力之差占基础活性百分率来判断维生素 B₁ 的营养状况。一般认为 TPP 大于 16% 为不足,大于 25% 为缺乏。

（六）供给量及食物来源

维生素 B₁ 与能量代谢密切相关,所以维生素 B₁ 供给量常按人体每日所需能量多少来确定。我国居民每日膳食中维生素 B₁ 的推荐摄入量分别为：0 岁后 0.2 mg,0.5 岁后 0.3 mg,1 岁后 0.6 mg,4 岁后 0.7 mg,7 岁后 0.9 mg,11 岁后 1.2 mg,14 岁后男女分别为 1.5 mg 和 1.2 mg,18 岁后男女分别为 1.4 mg 和 1.3 mg,50 岁后男女均为 1.4 mg；孕妇为 1.5 mg,乳母为 1.8 mg,各类人群最高耐受量均为 50 mg。

维生素 B₁ 广泛存在于天然食物中,动物内脏、肉类、豆类、花生及未加工的粮谷类含量丰富,水果、蔬菜、蛋、奶也含有维生素 B₁,但含量较低。表 1-7 是一些常见食物中维生素 B₁ 含量。

表 1-7　一些常见食物中维生素 B₁ 含量

植物性食物	维生素 B₁ 含量	动物性食物	维生素 B₁ 含量
酵母	6.56	动物肝脏	0.35～0.45
青豆	0.66	动物心、肾	0.30～0.50
大米	0.34	蛋类	0.30～0.40
玉米	0.35	瘦猪肉	0.53
面粉（标准粉）	0.46	鱼	≤0.03

（七）过多对机体的影响

维生素 B₁ 大量摄入未见有毒性反应,但有报道显示,接受大剂量后可致过敏性休克,应予以注意。

五、维生素 B₂

维生素 B₂（vitaminB₂）又称核黄素（riboflavin）,是由一个咯嗪环与一个核糖衍生的醇连接而成。它是体内多种氧化酶系统不可缺少的辅基部分。

（一）理化性质

维生素 B_2 为黄色针状结晶，微溶于水，对热及酸性溶液稳定，碱性条件下不稳定。游离维生素 B_2 对光敏感，尤其是紫外线照射下可发生不可逆的分解。

（二）吸收与代谢

维生素 B_2 在食物中多与蛋白质形成黄素蛋白复合物，在小肠上部被吸收，在肠壁（部分在肝脏、血液中）磷酸化，以辅酶形式贮存于血液、组织及体液中。维生素 B_2 可由尿液、乳汁和汗液排出。

（三）生理功能

维生素 B_2 在体内主要以 FMN（黄素单核苷酸）和 FAD（黄素腺嘌呤二核苷酸）形式构成黄素酶的辅酶，参与生物氧化过程。维生素 B_2 还参与色氨酸转化为烟酸过程；与体内铁代谢过程；有关催化多种亚胺、肼、次级胺、季胺等的 N- 氧化。

（四）缺乏对机体的危害

由于我国居民以植物性食物为主，饮食单一，加之烹调加工及日光照射的损失，维生素 B_2 缺乏十分普遍。除摄入不足外，造成维生素 B_2 缺乏的原因还有疾病与药物。内分泌失调可干扰机体对维生素 B_2 的摄取作用；乙醇也可影响其利用。但其缺乏症很少单独出现，常与其他维生素缺乏伴随。维生素 B_2 缺乏在人类主要表现在眼、口腔、皮肤的炎症性反应。

1. 眼球结膜充血，角膜周围血管增生，角膜与结膜相连处可出现水泡。严重者角膜下部有溃疡，可有睑缘炎、羞光、视物模糊、流泪等。

2. 口腔部位首先出现咽喉炎和口角炎，然后为舌炎、唇炎。

3. 皮肤出现脂溢性皮炎，躯干和四肢皮炎，以及生殖器炎症，故维生素 B_2 缺乏也有"口腔 - 生殖器综合征"（mouth genital syndrome）之称。

4. 维生素 B_2 缺乏可干扰机体内铁代谢，严重可致缺铁性贫血。

维生素 B_2 缺乏还影响生长发育，妊娠期缺乏维生素 B_2 可出现先天畸形，如唇裂、白内障、胎儿骨骼畸形等。

（五）过多对机体的影响

由于维生素 B_2 水溶性较小，肠道吸收也有限，在正常肾功能状况下几乎无毒性，大量服用可使尿液呈黄色。

（六）营养状况评价

1. 负荷试验　口服维生素 B_2 5 mg 后测定 4 小时尿中排出量，大于 1 300 μg 为营养状况良好，800 ～ 1 300 μg 为正常，400 ～ 799 μg 为不足，小于 400 μg 为缺乏。

2. 任意一次尿维生素 B_2 与肌酐比值（μg/g）　此法与测定维生素 B_1 一样。维生素 B_2 不足、低、适宜、高时，尿中维生素 B_2 与肌酐（μg/g）比值分别为 <27、27 ～ 79、80 ～ 269、270。

3. 全血谷胱甘肽还原酶活力系数（GR ～ AC）　在 COA 饱和的血清试样中加入一定量的底物谷胱甘肽，测定加与不加 FAD 时还原型谷胱甘肽的生成量，以两者的比值来作为评价指标。<1.2 为充裕，1.2 ～ 1.5 为正常，1.51 ～ 1.80 为不足，大于 1.80 为缺乏。

（七）供给量与食物来源

我国膳食维生素 B_2 推荐摄入量，成年男女每日分别为：1.4 mg 和 1.2 mg，孕妇、乳母为 1.7 mg，7 岁以下儿童为 1.0 mg，11 岁儿童为 1.2 mg，14 岁男女分别为 1.5 mg 和 1.2 mg。

维生素 B_2 的良好来源是动物性食物,尤以肝、肾、心、蛋黄、乳类中含量丰富,植物性食物中绿叶蔬菜及豆类含量较多,粮谷类含量少。一些食物中维生素 B_2 含量见表 1-8。

表 1-8　一些食物中维生素 B_2 含量（mg/100 g）

动物性食物	维生素 B_2 含量	植物性食物	维生素 B_2 含量
肝脏（猪）	2.11	青豆	0.32
肾脏（猪）	1.12	毛豆	0.16
猪肉	0.12	干豆粉	0.10～0.30
河蟹	0.71	面粉（标准）	0.05～0.08
鱼类	0.10～0.30	小米	0.12
奶粉（全脂）	0.69	玉米	0.10
鸡蛋	0.31	荞麦粉	0.22

六、烟酸

烟酸（nicotinic acid）又称维生素 PP（vitaminPP）,或称尼克酸（niacin）、抗癞皮病因子,是吡啶 -3- 羧酸及其衍生物的总称,在体内主要以具有生物活性的烟酰胺形式存在。

（一）理化性质

烟酸是一种白色结晶状物质,性质极稳定,在酸碱、光、热条件下均不易破坏,是维生素中最稳定的。维生素 PP 溶于水及乙醇,一般食物加工方式损失极小,但会随水流失。

（二）吸收与代谢

维生素 PP 在小肠吸收,在肝内转化为辅酶Ⅰ（NAD）和辅酶Ⅱ（NADP）后广泛存在于人体各种组织中,但体内贮存量很少,过量烟酸大部分经甲基化后从尿中排出,少量可由乳汁和汗腺中排出。

（三）生理功能

1. 构成 NAD 和 NADP 参与三大产能营养素的产能过程,维护神经系统、消化系统和皮肤的正常功能。

2. 构成葡萄糖耐量因子。非辅酶形式的烟酸还是葡萄糖耐量因子的组成成分,具有增强胰岛素效应的作用,可提高机体对高浓度葡萄糖耐受能力。

3. 具有降低血胆固醇的作用。

（四）缺乏对机体的危害

引起其缺乏的原因主要有摄入不足、酗酒及其他营养素缺乏（如维生素 B_1、维生素 B_2 等）。烟酸缺乏时所患疾病称为癞皮病,本病初期可出现疲劳、乏力、工作效率减低、记忆力下降及失眠等表现,典型病例可出现"三 D"症状,即皮肤炎（dermatitis）、腹泻（diarrhoea）和痴呆（depression）。

（五）过量对机体的影响

过量摄入烟酸的不良反应有皮肤发红、眼部感觉异常、高尿酸血症,偶见高血糖等。

（六）营养状况评价

1. 负荷试验　口服 50 mg 烟酰胺后测定 4 小时尿中的烟酰胺单核苷酸（N1～MN）排出量。<2.0 mg 为缺乏, 2.0～2.9 mg 为不足。

2. 测定 2～吡啶酮 /N1～MN 一般认为，2～吡啶酮 /N1～MN 在 1.3～1.4 之间为正常，< 1.3 表明潜在缺乏，但此指标受蛋白质营养状况影响大，评价时要慎重。

3. 测定尿中 N1～MN 含量 使用任意一次尿中 N1～MN/ 肌酐（mg/g）来评价，< 0.5 为缺乏，0.5～1.5 为不足，1.6～4.2 为正常，> 4.3 为充裕。

（七）供给量及食物来源

机体的烟酸除可以从食物中摄取外，还可在体内由色氨酸转化而来，其转化率约为 1/60。因此，烟酸的膳食参考供给量应以烟酸当量（NE）表示：

$$烟酸当量（mg NE）= 烟酸（mg）+ 1/60 \times 色氨酸（mg）$$

我国居民每日膳食中烟酸的推荐摄入量为：0～1 岁 2～3 mgNE，1 岁以上 6 mgNE，4 岁以上 7 mgNE，7 岁以上 9 mgNE，11 岁以上 12 mgNE，14 岁以上男女分别为 15 mgNE 和 12 mgNE，成年男女分别为 14 mgNE 和 13 mgNE，孕妇为 15 mgNE，乳母为 18 mgNE，成人可耐受最大摄入量为 35 mgNE。

烟酸广泛存在于动植物食物中，肝、肾、瘦肉、花生、茶叶等含量高，含量最多的为酵母（45.2 mg/100 g）。奶、蛋中含量较少，但含有大量色氨酸。全谷类、绿色蔬菜中也有一定量的维生素 PP。一些食物中烟酸含量举例见表 1-9。

表 1-9 一些食物中烟酸含量（mg/100 g）

动物性食物	烟酸含量	植物性食物	烟酸含量
肝脏（猪）	15.0	花生仁（生）	17.9
肾脏（猪）	8.0	铁观音茶	18.5
猪肉（肥瘦）	3.5	大米	1.9
带鱼	2.8	大豆	2.1
乳类及蛋类	0.1～0.4	绿叶蔬菜	0.2～1.0

七、叶酸

叶酸（folacin FA）又称蝶酸谷氨酸或维生素 B_{11}，由喋啶、对氨基苯甲酸和谷氨酸三种成分组成。叶酸的生物活性形式为四氢叶酸（THFA）。叶酸是一种重要的 B 族维生素，广泛存在于自然界，尤以绿叶蔬菜中广泛存在而得名。

（一）理化性质

叶酸为黄色或橙黄色结晶性粉末，无臭，无味，微溶于水，不溶于有机溶液。其钠盐易溶于水中，但在水溶液中易被光解破坏，在酸性溶液中不稳定；对热也不稳定，但在碱性溶液中却很稳定。食物中的叶酸在烹调加工后损失率可达一半以上。

（二）吸收与代谢

食物中的叶酸被还原成四氢叶酸后，被小肠吸收。叶酸的生物利用率一般在 50% 左右，不同食物吸收率有较大差别。维生素 C、葡萄糖、锌等可促进叶酸吸收，乙醇、抗惊厥药、口服避孕药等可降低叶酸吸收。

人体内叶酸含量为 5～10 mg，其中大约一半的量贮存在肝脏，且 80% 以四氢叶酸形式存在。叶酸主要通过尿及胆汁排出。

（三）生理功能

食物中的叶酸进入人体后，形成具有活性形式的四氢叶酸，这种活性形式作为一碳单位的载体在许多重要的生物合成中发挥重要作用。

叶酸分子能够携带各种来源的亚甲基、甲酰基及甲基等不同氧化水平的一碳单位，参与嘌呤和胸腺嘧啶的合成，进一步合成 DNA 和 RNA；参与丝氨酸与甘氨酸、组氨酸和谷氨酸等的相互转化；参与血红蛋白及胆碱、肌酸等重要物质的合成。

（四）缺乏对机体的损害

叶酸广泛存在于动植物食物中，人体肠道细菌也可合成叶酸，故一般情况下，人体不易缺乏。叶酸缺乏的原因很多，如摄入不足，吸收不良，需要量增加和丢失过多等。孕妇、老年人、酗酒者，服用某些药物如避孕药、抗惊厥药、抗肿瘤药等的人群都是叶酸缺乏的高危人群。

1. 贫血　叶酸缺乏，影响核酸代谢，以致红细胞成熟受阻，造成巨幼红细胞性贫血。

2. 心血管疾病危害性增加　叶酸缺乏，蛋氨酸合成受阻，血中同型半胱氨酸含量升高，激活血小板黏附与聚集，对血管内皮产生损害，使心血管疾病危害性增加。

3. 先天性疾病　妊娠早期缺乏叶酸可引起胎儿发生神经管发育畸形，出现脊柱裂和无脑儿。临床上，有人建议孕早期大量服用叶酸以预防神经管畸形的发生。叶酸缺乏可出现精神不振、健忘、失眠、阵发性欣快感、舌炎与胃肠功能紊乱，儿童生长发育不良等。

（五）过多对机体的影响

叶酸过量在一般膳食条件下很难出现，肾功能正常者，长期大剂量服用叶酸也很少发生中毒反应，偶尔出现过敏反应。个别人因长期大剂量服用可出现胃肠道症状，如厌食、恶心、腹胀等。大剂量服用叶酸时，可使尿色发黄。

（六）营养状况评价

1. 血清叶酸及红细胞叶酸水平测定　血清叶酸水平是评价叶酸营养状况普遍选取的方法，其影响因素较多。红细胞叶酸水平是血清中的 10 倍，多对叶酸的贮备水平有一定程度的反映。维生素 B_{12} 对上述两个指标均有影响。因此，同时测定血清叶酸、红细胞叶酸及血清维生素 B_{12} 水平，可较可靠地反映叶酸营养状况。当血清叶酸含量小于 7.5 nmol/L，红细胞叶酸含量小于 318 nmol/L，血清维生素 B_{12} 水平小于 74 nmol/L，可作为叶酸缺乏的综合判定指标。

2. 血液检查　叶酸缺乏时，血清内可出现卵圆形红细胞及巨多核中性粒细胞。

3. 其他　叶酸吸收试验，尿中亚氨甲基谷氨酸测定也有助于评价。

（七）供给量及食物来源

食物中叶酸的生物利用度仅为 50%，而叶酸补充剂与膳食混合时生物利用度为 85%，故在供给量问题上应当以叶酸当量（DPE μg）来考虑。其公式为：

$$DFE（μg）＝膳食叶酸（μg）＋1.7×叶酸补充剂（μg）$$

我国居民膳食叶酸每日推荐摄入量为：1～3 岁 150 μg，4～10 岁 200 μg，11～13 岁 300 μg，14 岁以上 400 μg，孕妇 600 μg，乳母 500 μg。最高限量为 000 μg。叶酸广泛存在于动植物食物中，如动物肝肾、蛋、大豆、甜菜、菠菜、芥菜等，以绿叶蔬菜和酵母含量丰富。另外，牛肉、土豆以及水果中的梨、香蕉和其他坚果类均含有较丰富的叶酸。

八、维生素 C

维生素 C（vitamin C）又称抗坏血酸（ascorbic acid），自然界存在 L～型和 D 型两种，D

型无生物活性。维生素 C 是一种水溶性维生素,有高度的还原性,人体不能合成,必须从食物中获取。

（一）理化性质

维生素 C 纯品为白色结晶,有酸味,易溶于水,不溶于脂肪,微溶于乙醇,耐酸不耐碱,对氧敏感,特别在铜、铁存在时破坏更快。

（二）吸收与代谢

从食物中进入人体的维生素 C 在小肠中被吸收,吸收量与摄入量呈反向关系。摄入 60 mg 以下时,100% 吸收,后随摄入量增加而减少,当摄入量到 12 000 mg 时,吸收量仅为摄入量的 16%。

吸收入人体的维生素 C,很快分布于各个组织器官,浓度最高的组织是垂体,其次为肾上腺、肾脏、胰、脾、肝、唾液腺及睾丸等。

维生素主要通过尿液排出,少量经肠道排出。尿中的排出量常受摄入量、体内存量及肾功能影响。

（三）生理功能

1. 抗氧化作用　维生素 C 为体内重要的抗氧化剂,可清除自由基,防止脂质过氧化,保护 DNA、蛋白质、膜结构免遭损失。

2. 羟化过程底物和辅酶作用　维生素 C 作为辅酶或羟化过程底物参与多种重要生物合成过程。如胶原蛋白、肉碱、神经介质、肽激素等合成及酪氨酸代谢等。

3. 参与胶原蛋白合成　维生素 C 参与脯氨酸与赖氨酸的羧化过程,羟化后的脯氨酸与赖氨酸是胶原蛋白的重要成分,如果维生素 C 不足时,会引起胶原合成障碍,造成骨、牙、毛细血管间质形成不良,发生出血现象及创伤愈合延缓。

4. 促进铁的代谢　维生素 C 可维持铁的亚铁态,促进铁吸收、转运、储存,有利于红细胞生成。

5. 维生素 C 可降低血胆固醇含量,促进钙吸收,参与叶酸活性及肾上腺皮质激素的合成与释放。

（四）缺乏对机体的危害

人体由于缺乏必需的古洛糖酸内酯氧化酶,不可能使葡萄糖转化成维生素 C,因此必须从食物中获得。如果从膳食中获得维生素 C 不能满足机体需要,可造成维生素 C 不足或缺乏,从而造成疾病发生,由维生素 C 缺乏引起的病症称为坏血症（scurvy）。

日常生活中维生素 C 轻度缺乏较为常见,早期表现多为非特异性,如疲乏、倦怠、虚弱、急躁、呼吸急促、牙龈疼痛出血、伤口愈合不良、关节肌肉短暂性 疼痛等。典型者可表现为牙龈肿胀出血、牙床溃烂、牙齿松动、毛细血管脆性增加、皮肤青肿、溃疡及伤口愈合延迟。严重者可出现皮下、肌肉和关节出血、内脏出血、心力衰竭,有造成死亡的危险。

（五）过多对机体的影响

维生素 C 属水溶性维生素,其积蓄中毒可能性很小,但长期大剂量摄入也不利于健康,可引起胃肠反应,铁吸收过量,肾和膀胱结石等。此外长期大剂量摄入可造成机体对维生素 C 的依赖性,使体内维生素 C 的代谢水平增高,小剂量维生素 C 将不能满足机体代谢需要。

（六）营养状况评价

1. 血浆维生素 C 含量　测定血浆或血清维生素 C 含量是评价营养状况的常见方法,可显示近期维生素 C 的摄入情况,但不能显示机体的储备水平。人体维生素 C 在饱和状态下,血浆维生素 C 浓度为 56.8 ～ 79.5 μmol/L（10 ～ 14 mg/L），当血浆中维生素 C 低于 4 mg/L 时为缺乏，低于 2 mg/L 时可出现坏血症症状。

2. 白细胞中维生素 C 含量 能反映组织中贮备水平的指标为白细胞中维生素 C 含量测定值，当含量小于 114 μmol/L 时为不足，1 140 ～ 1 700 μmol/L 为组织饱和。

3. 负荷试验 用 500 mg 还原型维生素 C 口服，然后收集受试者 4 小时尿液测定尿中还原型维生素 C 含量。大于 10 mg 为正常，小于 3 mg 为缺乏。在大规模人群营养调查中，也有学者主张使用任意一次尿中维生素 C 排出量与肌酐比值作为评价指标。

（七）供给量及食物来源

自然界中许多动物都能以葡萄糖或其他类似物为原料在体内合成维生素 C，但人类（类似情况也出现在灵长类动物）则不能在体内合成维生素 C，必须由膳食中摄取。

我国居民每日维生素 C 的推荐摄入量为：婴幼儿 40 ～ 50 mg，儿童 50 ～ 90 mg，青少年 100 mg，孕妇及乳母为 130 mg，各年龄组可耐受最高摄入量为其年龄组推荐摄入量的 10 倍。

维生素 C 广泛存在于蔬菜水果中，含维生素 C 丰富的有青菜、花椰菜、雪里蕻、小白菜苗、苦瓜、柑橘、柚子等。野生的苋菜、苜蓿、刺梨、沙棘、酸枣、猕猴桃含维生素 C 十分丰富，是维生素 C 的重要来源，动物性食物一般维生素 C 含量较少。一些食物中维生素 C 含量见表 1-10。

表 1-10 一些食物中维生素 C 的含量（mg/100 g）

水果类	维生素 C 含量	蔬菜类	维生素 C 含量
猕猴桃	700 ～ 1 300	花椰菜	88
沙棘	1 000 ～ 2 000	青辣椒	185
刺梨	2 585	豌豆苗	83
酸枣	1 200	苦瓜	84
柚子	41	小白菜	60
橙子	54	毛豆	25

第六节 矿 物 质

无机盐（矿物质）是存在于人体内，除碳、氢、氧、氮元素以外的其他所有元素的统称。人体已发现有 20 余种必需的矿物质，占人体重量的 4% ～ 5%。其中含量较多的（含量大于体重 0.01%）为钙、磷、钾、钠、氯、镁、硫七种；每天膳食需要量都在 100 mg 以上，称为常量元素。另外一些含量低微，含量低于体重 0.01%，称为微量元素，常见的有铁、碘、铜、锌、锰、钴、钼、硒、铬、镍、硅、氟、钒等元素，同样也是人体必需的。

其主要生理功能：①构成组织和细胞的重要成分，如骨骼和牙齿，大部分是由钙、磷和镁组成，而软组织含钾较多；②维持正常渗透压和酸碱平衡，矿物质对体液中的矿物质离子调节细胞膜的通透性；③参与神经活动和肌肉收缩等；④构成酶的辅基、激素、维生素、蛋白质和核酸等的成分，或作为多种酶系统的激活剂，参与许多重要的生理功能等。

矿物质在体内的分布极不均匀，如钙磷绝大部分分布在骨和牙齿等组织中，铁主要分布在红细胞中，碘分布在甲状腺中，锌分布在肌肉组织中。每天都有一定数量的矿物质从各种途径排出体外，因而必须通过膳食予以补充。其缺乏或过多都能致病，只有在合适的浓度范围，才有益于人体的健康，影响其在人体内的平衡的主要因素有摄入、消化与吸收、人体需要量、代谢、人体消耗量与疾病等。在我国较常见矿物质缺乏有：钙、铁、碘、硒和氟等。现分述如下：

一、钙

（一）钙在体内的分布

钙是人体最丰富的矿物质。人体含钙量出生期为 28 g，成熟期为 1 000 ～ 1 200 g，组成体重的 1.5% ～ 2.0%。大约 99% 钙集中在骨骼和牙齿内，因此骨能被誉为钙库，其余约 1% 分布在体液和软组织中。骨钙由非晶体磷酸钙和晶体羧磷灰石两个不同成分组成。骨骼逐渐成熟时，这种物质通过溶解和重结晶等过程，最后转变成固相羧磷灰石。骨骼中除了钙、磷等主要离子外，还含有大量的钠、镁、碳酸和柠檬酸离子。因此骨不仅代表混合钙库的钙积储，而且也对电解质和缓冲液起储库作用。骨钙不断进行缓慢的交换，每天可达 250 ～ 1 000 mg，骨转换率随年龄而变动。0 ～ 1 岁婴儿的骨转换率每年为 100%，随着年龄的增加，骨转换率下降；成年后，骨转换率每年为 2% ～ 4%。骨钙的增积过程，即骨钙的溶出和生成，使钙离开或进入骨质；成年后，增积继续维持。每年积储 180 g 钙，供骨的维持需要，约为骨总量的 18%。骨在相对稳定状态时，骨生成等于骨回收。成人中，男子比女子的骨质量大。40 ～ 50 岁以后，骨钙的溶出大于生成，骨质量开始下降。女比男早。每年下降总质量的 0.7%。这与钙的摄取量和饮食习惯的变化无关。妇女在停经前开始骨钙丢失。血液、细胞外液和骨细胞外区的钙占总体钙的 1%，统称为混溶钙池。骨的生长和溶出能维持骨的动态平衡。四类骨细胞（间叶细胞、破骨细胞、成骨细胞和骨细胞）都参与，并受激素、钙磷浓度等因素的影响。正常人血浆或血清的总钙浓度比较恒定，血浆和体液中的钙存在三种形式：蛋白结合钙、扩散性钙（与有机酸结合的）和离子钙。血清钙中只有离子钙才起生理作用，非扩散性钙可逐渐释放钙离子。

（二）生理功能

1. 构成骨骼和牙齿的主要成分，起支持和保护作用　是人体内含量较高的元素之一，成年人体内约含钙 1 200 g，其中 99% 集中在骨骼与牙齿中。混溶钙池的钙维持细胞在正常生理状态下，它与镁、钾、钠等离子保持一定的比例，使组织表现适当的应激性。正常情况下，骨骼中的钙在破骨细胞的作用下不断释放，进入混溶钙池；同时混溶钙池中的钙又不断沉积于成骨细胞中，因此使骨骼不断更新，保持机体钙的动态平衡。

2. 参与神经肌肉的活动　包括神经递质的释放、神经肌肉的兴奋、神经冲动的传导、激素的分泌、血液的凝固等活动都需要钙。当血钙浓度降低到一定程度时，神经肌肉的兴奋性升高，出现搐搦。

3. 是多种生物膜的成分，是维持细胞内胶质完整性所必需　Ca^{2+} 能与细胞膜表面的各种阴离子亚部位结合，调节受体结合和离子通透性。神经、肝、红细胞和心肌等的细胞膜上都有钙结合部位，当 Ca^{2+} 从这些部位释放时，膜的结构和功能发生变化。

4. 是多种酶的激活剂　许多参与细胞代谢与大分子合成和转变的酶（如腺苷酸环化酸、鸟苷酸环化酶、酪氨酸羧化酶和色氨酸羧化酶等）都受钙离子的调节。

（三）钙的吸收、排泄和储留

膳食钙供给充足时，机体将根据需要来增减钙的吸收排泄和储留。肾上腺皮质激素、甲状旁腺素和 α-25-（OH）2D$_3$ 是调节钙代谢的重要激素，它们协同其他激素与磷，保持钙的内环境稳定。

1. 吸收　钙在小肠的吸收分主动转运和扩散转运两部分。

主动转运过程受肠腔内存在的膳食成分、体内钙和维生素 D 的营养状况、生理状况（如生长、孕妇、哺乳、老年、性别）等因素的影响。在肠腔 Ca^{2+} 增加时,扩散转运较大。在我国钙吸收率仅有 20% ～ 30%,西方膳食钙吸收率较高,为 30% ～ 60%。

维生素 D 可促进小肠吸收钙。乳糖被乳糖酶水解成葡萄糖和半乳糖改善钙吸收,增强钙的扩散转运。婴儿摄食含乳糖的配方膳,钙吸收率为 60%,不含乳糖的钙吸收率只有36%。其他糖如蔗糖、果糖也能增加钙吸收率。蛋白质被消化成氨基酸,如赖、色、精、亮、组等氨基酸,与钙形成可溶性钙盐,促进钙吸收。食物中的多数钙和膳食的其他成分形成络合物,胃酸增加其溶解度,消化酶在适宜的 pH 时,使钙从络合物中释放出来,然后在偏酸性的十二指肠和近端空肠吸收。胆盐能增加钙的溶解度以促进吸收。

植物成分中的植酸盐、纤维素、糖醛酸、藻酸钠和草酸可降低钙的吸收。谷类含植酸较多,以谷类为主的膳食应供给较多的钙。含草酸多的食物（如菠菜、蕹菜、苋菜等）其钙难于吸收且影响其他食物钙的吸收,故选择供给的食物时,不仅考虑钙含量还应注意草酸含量。膳食纤维影响钙吸收,如果膳食中既有草酸又有纤维,则钙的吸收更低。膳食脂肪对健康人的钙吸收影响不大,但如果脂肪消化吸收不良或患脂肪泻患者的钙吸收降低。钙能与脂肪酸形成皂钙,不饱和度降低时,钙的利用率更低。碱剂、应激和卧床不动、食物在消化道中停留时间长,都使钙的吸收率低。

此外,pH 对钙的吸收也有一定的影响。许多疾病（如吸收不良综合征、肝硬化和糖尿病等）,及部分消化道切除外科手术等均可降低钙的吸收。男子吸收钙优于女子。随着年龄增加,钙吸收下降。老年人钙吸收极差。至于维生素 C 及磷等因素对其吸收有怎样的影响,尚待进一步研究。影响钙的吸收因素见表 1-11。

表 1-11　膳食成分对钙吸收利用的影响

降低吸收作用	增高吸收作用	无影响
植酸盐	乳糖	磷
纤维	某些氨基酸	蛋白质
草酸盐	维生素 D	维生素 C
脂肪（脂肪泻时）		柠檬酸
乙醇		果胶

2. 排泄　每天进出体内的钙大致相等,处于平衡状态。人体内的钙的大部分经肠黏膜上皮细胞的脱落和消化液的分泌排入肠道,其中一部分被重新吸收,其余经粪便排出体外,粪钙包括未吸收摄入钙和分泌到胃肠道内的内源钙。正常人每天由汗排出 20 ～350 mg,高温作业者由于排汗多,损失钙可高达每天 1 g。授乳期妇女乳中排出的钙为每天150 ～ 300 mg。正常膳食时,钙在尿中的排出量较为恒定,不管膳食摄入钙量变化多大,尿钙排出量的变化不大。与蛋白质摄取量正相关。白天排出多,傍晚最少。经肾小球滤出的钙,其中 99% 在肾小管重吸收。当血清钙浓度处于低钙状态时,肾小管重吸收率增加。高钙血症时,尿排出钙增加。制酸剂、利尿剂的使用,高蛋白镁膳、低钠血症、肾上腺皮质激素、甲状旁腺素或维生素 D 过多,卧床等能使尿钙排出增加。

3. 储留　储留量和供给量呈正相关。人体对钙的需要量的不同也影响其储留。磷摄入过多对于钙的储留影响不大。钠的摄入过多降低钙在骨骼中的储留，一些疾病（如氟骨症、糖尿病等）也影响其在人体内的储留。

（四）钙缺乏症

钙缺乏主要影响骨骼与牙齿的发育，可导致婴幼儿佝偻病、成人骨软化症与骨质疏松症的发生；血清钙含量不足，可使神经肌肉的兴奋性提高，引起抽搐；血清钙含量过高，则可抑制神经、肌肉的兴奋性。

（五）钙的供给量和食物来源

估计钙需要量的方法有两种：一是平衡法，常用于成年人，也可用于婴幼儿青少年，但对于这类人群应当考虑达到适当的正钙平衡；二是直接测量法，即测定各种不同年龄幼小动物和死亡婴儿体内含钙总量，估计在不同年龄时期钙在体内的每日平均储留量，结合考虑钙的内源损耗，借以估计出人体钙的需要量，再结合膳食中钙的平均吸收率，即可估计钙的供给量。此外，在制定钙的供给量标准时还需考虑到钙的需要量受到年龄、性别、膳食、职业、不同生理及病理因素等的影响。

中国营养学会推荐的钙的每日供给量标准如下：从出生至 10 岁以下儿童 600 mg；10 ～ 13 岁 800 mg；13 ～ 16 岁 1 200 mg；16 ～ 19 岁 1 000 mg，成年男女 800 mg；孕妇 1 500 mg；乳母 2 000 mg。

奶和奶制品是食物中钙的最好来源，不但含量丰富，而且吸收率高，是婴幼儿最佳钙源。蔬菜、豆类和油料种子也含有较多的钙。小虾米皮、海带等含钙也特别丰富。在儿童与青少年膳食中加入骨粉、蛋壳粉也是补充膳食钙的有效措施。一些食品中钙的含量见表 1-12。

表 1-12　食品中钙含量（mg/100 g 食物）

品名	钙	品名	钙
人乳	34	海带	1 177
牛乳	120	发菜	767
乳酪	590	大白菜	61
鸡蛋	55	小白菜	93
鸡蛋黄	134	标准粉	38
虾皮	2 000	标准米	8
黄豆	367	瘦猪肉	11
豆腐（南）	240	瘦牛肉	16
豆腐（北）	277	瘦羊肉	15
豆腐丝	284	鸡（肉及皮）	11
芝麻酱	870	鲤鱼	25
豌豆	84	鲫鱼	54
蚕豆	61	带鱼	24
花生仁（炒）	67	大黄鱼	33
西瓜子	237	青鱼	25
核桃仁（炒）	93		

二、铁

（一）铁在人体内的分布

体内的铁的分布按其功能可分为两部分。一部分存在于血红蛋白、肌红蛋白、血红素酶类及辅助因子和运输铁中，约占体内铁总量的 70%，血浆中，铁是被结合在运铁蛋白上运输的。这部分铁约有 85% 分布在血红蛋白中，5% 在肌红蛋白中，10% 在全身各处细胞内血红素酶类中，或其他酶系统中起辅助因子的作用。约有 4 mg 作为运输铁与血浆中的运铁蛋白相结合。运铁蛋白在血液中有运载铁的作用。正常人体内的运铁蛋白大体等量地分布于血管内和血管外，在未和铁结合时，为脱铁运铁蛋白，在和铁结合后成为运铁蛋白，然后把铁运送至骨髓用于血红蛋白合成，或运至网状内皮细胞储存起来，同时也为各种含铁酶合成提供所需的铁。另一部分为体内的储备铁，主要以铁蛋白和含铁血黄素的形式存在于肝、脾和骨髓中。体内含铁量随体重、血红蛋白含量、性别不同而不同。成年男子每公斤体重平均约含 50 mg，成年女子则为 35 mg。

（二）人体内铁的生理功能

铁在体内的生理功能主要作为血红蛋白、肌红蛋白、细胞色素等的组成部分而参与体内氧与二氧化碳的运送和组织呼吸过程。血红蛋白能与氧可逆地结合，当血液流经肺泡时，血红蛋白与氧结合成氧合血红蛋白，同时与二氧化碳分离；当血液经氧分压较低的组织时，氧合血红蛋白又离解而成血红蛋白和氧，释放出氧，同时与二氧化碳结合。肌红蛋白能在组织内储存氧，细胞色素能在细胞呼吸过程中起转运电子的作用。此外铁还参与许多重要的生理功能，如催化 β - 胡萝卜素转化成维生素 A、参与嘌呤胶原合成、抗体产生、脂类的转运及肝脏的解毒功能等。

（三）铁的吸收与代谢

1. 吸收　食物中的铁主要是三价铁，须在胃中经过胃酸的作用使之游离，并还原成二价铁后才能为肠黏膜所吸收。吸收部位主要在十二指肠和空肠。而胃、小肠下段和结肠只能吸收微量的铁。

食物中的铁可分为血红素铁和非血红素铁两类。血红素铁主要存在于动物性食物，是以血红蛋白及肌红蛋白的原卟啉形式存在的结合的铁。此种类型的铁不受植酸、磷酸等的影响而以原卟啉铁的形式直接被肠黏膜上皮细胞吸收，然后在黏膜细胞内分离出铁，并和脱铁运铁蛋白结合。其吸收率较非血红素铁高。其吸收过程不受其他膳食因素的干扰，吸收率一般较高。另一类则为非血红素铁，主要存在于植物性食物中，其吸收受到膳食因素（如食物中所含的植酸盐、草酸盐、碳酸盐、磷酸盐）的干扰。吸收率很低，约为 3%。食物中维生素 C，一些氨基酸（如胱氨酸、半胱氨酸、赖氨酸、组氨酸等），某些单糖（如葡萄糖、果糖）和一些有机酸（如柠檬酸、琥珀酸、脂肪酸、肌苷、山梨酸等）能与铁螯合成小分子可溶性单体，因而有利于铁的吸收。维生素 C 除了能与铁螯合以促进铁的吸收外，它作为还原性物质，在肠道内将三价铁还原为二价铁而促进铁的吸收。肉、禽、鱼类食物中有一种暂叫"肉类因子"的物质，能显著地促进非血红素铁的吸收。维生素 B_2 对铁的吸收转运均有促进作用。食物中另有一些成分可妨碍铁吸收，如茶叶所含的鞣酸在肠内与铁形成难溶性的复合物，以致妨碍铁吸收。铁的吸收也受体内铁的需要程度的影响，如缺铁时，妊娠的后半期和红细胞生成作用受刺激时，铁的吸收增加；而铁负荷过量和红细胞生成抑制时则吸收减少。

膳食中铁的吸收率平均约为 10%。但各种食物间有很大的差异，动物性食品铁的吸收率一般高于植物性食品,如血红蛋白为 25%,动物肉为 22%、牛肝为 14% ～ 16%、鱼肉为 11%,而玉米、大米、大豆、小麦中的铁吸收率只有 1% ～ 5%。所以,如果膳食中植物性食品较大时,铁的吸收率就可能不到 10%。鸡蛋的铁的吸收率低于其他动物性食品,在 10% 以下。牛奶为一种贫铁食品。

2. 代谢　人体内的铁约有 30% 以铁蛋白和含铁血黄素的形式存在于肝、脾和骨髓中,约有 70% 进入血红蛋白、肌红蛋白等的合成而发挥各自的生理功能。一般情况下,储存铁的量波动不大,每天从食物中吸收的铁主要用于血红素的合成,以补偿每天体内因红细胞破坏而引起的损失。正常人每天需 20 ～ 25 mg 的铁来合成血红蛋白。

铁用以合成血红素的部位主要在骨髓。超过需要量的铁主要以铁蛋白和含铁血黄素的形式储存于肝实质细胞、骨髓、肝和脾的网状内皮细胞中。在正常情况下,储存铁和血循环的铁交换量不多。当需要铁时,铁蛋白和含铁血黄素中的铁都可动员出来合成血红蛋白。身体排出铁的量较少,成年男女平均每天铁的排出量为 0.90 ～ 1.05 mg。主要排出途径有胃肠道红细胞外渗,胃肠道黏膜细胞脱落,胆汁的分泌,以及经尿液和皮肤排出。铁储备增加的人,其铁丢失超过正常的量。有蛋白尿、血尿、血红蛋白和含铁血黄素尿的病人,尿铁排出量显著增加。

（四）铁缺乏和铁中毒

1. 铁缺乏　由于铁摄入不足或吸收不良,需要量增加,丢失过多,造成铁缺乏,即营养性缺铁性贫血。尤其是婴幼儿,由于生长发育迅速,体内铁储备又不足,如果不能及时给予补充,会影响血红蛋白的合成而引起缺铁性贫血。缺铁性贫血是一种世界性的营养缺乏病,可发生在各个年龄段,尤以婴幼儿多发。铁缺乏常见于 4 个月以上的婴儿和儿童,铁缺乏还常见于青年妇女和妊娠妇女,月经失血和妊娠引起铁的需要量增加,如果摄入量未相应提高,易导致缺铁。老年人中也有不同程度的发生。该病起病缓慢,轻者无明显症状,仅表现为面色苍白、口腔黏膜和眼结合膜苍白无血色。严重者有头昏、耳鸣、乏力、食欲低下、体重增长缓慢、记忆力减退、思想不集中。重度贫血者可有肝脾肿大,出现贫血性心脏病,红细胞数和血红蛋白均低于正常值。

铁缺乏的预防可采取下述措施:改进膳食组成,增加含铁丰富及其吸收较高的食品;增加膳食中的维生素 C;发展铁强化食品,尤其是婴儿食品等。

2. 铁中毒　铁中毒可分为急性和慢性,急性中毒常见于过量误服铁剂,尤其常见于儿童。主要症状为消化血道出血,死亡率很高。慢性铁中毒可发生于消化道吸收的铁过多和肠外输入过多的铁,如长期过量服用铁剂、长期大量摄入含铁量异常高的特殊食品、慢性乙醇中毒等而使小肠吸收过多的铁。肠外输入过多的铁,通常由多次大量输血引起。在正常情况下,即使膳食铁含量很丰富,亦不致引起慢性中毒的水平。

（五）铁的供给量和食物来源

我国营养学会推荐的每日膳食中铁的供应量为:0 ～ 9 岁不分性别为 10 mg;10 ～ 12 岁为 12 mg;13 ～ 16 岁男 15 mg,女 20 mg;成年男 12 mg,女 18 mg,孕妇与乳母均为 28 mg,自老年前期（45 岁以后）以后的男女皆为 12 mg。

铁的食物来源:动物性食品肉类（如肝脏、瘦猪肉、牛羊肉等）以及动物血不仅含铁丰富而且吸收率很高,但鸡蛋和牛乳的铁吸收率低。植物性食物中则以黄豆和小油菜、芹菜、鸡毛菜、萝卜缨、荠菜等铁的含量较高,而且黄豆的铁不仅含量较高且吸收率也较高,是铁的良好来源。

三、碘

（一）碘在人体内的分布和代谢

进入胃肠道的膳食碘吸收迅速而完全。进入血液循环后,碘离子分布于细胞外液,并且在一些组织中浓集(如肾脏、唾液腺、胃黏膜、泌乳的乳腺、脉络膜丛和甲状腺)。但在这些组织中只有甲状腺能利用碘以合成甲状腺激素。成人体内含碘 25 ～ 36 mg,大部分集中在甲状腺内供合成甲状腺激素之用。参加 T_3 和 T_4 的合成代谢过程,在内环境稳定机制的调节下,T_3 和 T_4 也进行分解代谢。T_3 和 T_4 在肝、肾等组织中,在脱碘酶的催化下脱碘,所脱下的碘随即进入碘库,部分被重新利用,部分通过肾脏排出。此外,T_3 和 T_4 可随胆汁进入小肠由粪便排出,甲状腺素葡萄糖醛酸酯有一部分经葡萄糖醛酸酯水解酶水解,产生的 T_4 在肠道中重新吸收进入血液。体内的碘由尿、粪、乳汁等途径排出,其中有近 90% 随尿排出,近 10% 随粪便排出,其余极少量则随汗液和呼出气等排出。授乳妇女易于发生甲状腺肿可能与此有关。

（二）碘的生理功用

碘在人体内主要参加甲状腺素的生成,甲状腺素是人体重要激素,具有下述几方面的生理作用。

1. 参与蛋白质、脂肪、糖代谢,调节能量的转换 甲状腺素有调节蛋白质分解和合成的作用,人体内糖和脂肪的代谢在甲状腺功能亢进时增强,减退时减弱。

2. 调节组织中的水盐代谢 甲状腺素有促进组织中水盐进入血液,并从肾脏排出的作用,缺乏时引起组织内水盐潴留,在组织间隙出现含有大量黏蛋白的组织液,从而使皮肤发生黏液性水肿。

3. 促进维生素的吸收和利用 甲状腺素对维生素代谢有促进作用,但在甲状腺素过多时,因其能引起代谢亢进而可使维生素 A、维生素 B_1、维生素 B_2、维生素 B_{12} 和维生素 C 等的需要量增加。

4. 活化许多重要酶,促进物质代谢 包括细胞色素酶、琥珀酸氧化酶和碱性磷酸酶等,这些酶对促进生物氧化和物质代谢都有重要的作用。

5. 促进生长发育 甲状腺素能促进神经系统的发育、组织的发育和分化、蛋白质合成。这些作用在胚胎发育期和出生后的早期尤其重要,此时如缺乏甲状腺素,对脑的发育会造成严重影响,使患者智力下降而引起呆小病,并可导致骨骼和生殖系统发育障碍。

（三）碘缺乏与过量

成人碘缺乏可引起甲状腺肿,胎儿期和新生儿期缺碘可引起呆小病。由于这些病具有地区性特点,故称为地方性甲状腺肿和地方性呆小病。

对地方性甲状腺肿和呆小病的预防的有效方法是在流行区采用碘盐,即在食盐中加入碘化物或碘酸盐。在不能有效地普及碘化食盐的甲状腺肿流行区,也可用碘化油以预防甲状腺肿,肌内注射一次可使三年内不致发生碘缺乏。为切实防止呆小病的发生,应特别注意防止妊娠妇女缺碘。

碘摄入过量通常发生于摄入含碘高的海产品过多,以含碘高的水(某些深井和缺碘地区的地面水和井水)作为饮食用水,以及在治疗甲状腺肿等疾病中使用过量的碘剂等。摄入过多的碘可发生如下病症:

1. 多碘性甲状腺肿 甲状腺轻度肿大,多呈弥漫型,硬度高于因缺碘引起的。

2. 碘性甲状腺毒症 碘剂在使用于地方性甲状腺肿的防治中时,同样发现它有诱发甲状腺功能亢进的作用。主要症状有心率加速、气短、失眠、急躁不安、腱反射亢进,眼睑、手、舌以及全身震颤,怕热多汗,代谢和食欲亢进,常有眼球凸出等。

（四）碘的供给量和食物来源

我国营养学会所提出的营养供给量标准建议:成人每日的适宜需碘量为 150 μg,孕妇为 175 μg,儿童为 70 ～ 120 μg。

碘的主要食物来源:海盐和海产食品含碘丰富,是碘的良好来源。其他食品的含碘量,则取决于土壤和水中的碘量。

四、锌

（一）锌在人体内的分布和代谢

锌主要在小肠内吸收,进入小肠黏膜,随血流进入门脉循环,分布于机体各器官与组织。成人体内锌含量为 2 ～ 2.5 g,存在于所有组织中。血液中的锌 3% 在白细胞中,75% ～ 88% 在红细胞中,其余在血浆中。人们平均每天从膳食中摄入 10 ～ 15 mg 的锌,吸收率一般为 20% ～ 30%。

锌的吸收率可受食物中的植酸等因素的影响,因植酸与锌生成不易溶解的植酸锌复合物而降低锌的吸收率。植酸锌还可与钙进一步生成更不易溶解的植酸锌 - 钙复合物,使锌的吸收率进一步下降。纤维素亦可影响锌的吸收,植物性食物锌的吸收率低于动物性食物。体内锌缺乏时,吸收率增高。

吸收的锌,经代谢后主要通过胰脏的分泌而由肠道排出,只有小部分（每天约 0.5 mg）随尿排出,其量比较稳定,不受摄入量、尿量、年龄和性别等因素的影响。汗中亦含有锌,在无明显出汗时,每天随汗丢失的锌量很少。

（二）锌的生理功能

1. 参加人体内许多金属酶的组成或作为酶的激活剂　人体内重要的含锌酶有醛脱氢酶、谷氨酸脱氢酶、苹果酸脱氢酶、乳酸脱氢酶、碳酸酐酶、胰羧肽酶、DNA 聚合酶、碱性磷酸酶、丙酮酸氧化酶等,它们参与组织呼吸以及蛋白质、脂肪、糖和核酸等代谢的重要作用。

2. 促进机体的生长发育和组织再生　锌是调节 DNA 复制、转译和转录的 DNA 聚合酶的必需组成部分,对于蛋白质和核酸的合成,以及对于细胞的生长、分裂和分化的各个过程都是必需的。因此,缺锌者常表现为蛋白质合成、DNA 和 RNA 代谢以及生长发育障碍等。成人或儿童缺锌都能使创伤的组织愈合困难。锌对于胎儿的生长发育很重要。

3. 促进食欲　锌在维持正常食欲中起着重要作用,动物和人缺锌时,出现食欲缺乏。锌缺乏对味觉系统有不良的影响,导致味觉迟钝。

4. 促进性器官和性机能的正常　在人体,缺锌使性成熟推迟,性器官发育不全,性机能降低,精子减少,第二性征发育不全,月经不正常或停止。如及时给锌治疗,这些症状都好转或消失。

5. 参加免疫功能　参加包括免疫反应细胞在内的细胞复制,维持胸腺和脾脏细胞的增殖。人和动物缺锌时 T 细胞功能受损,使免疫力降低,同时缺锌还可能使有免疫力的细胞增殖减少,胸腺因子活性降低,DNA 合成减少,细胞表面受体发生变化。因此,机体缺锌可降低抵抗力。

6. 其他功用　锌在保护皮肤健康及维生素 A 的代谢中也起着重要的作用。

（三）锌缺乏和锌中毒

1. 锌缺乏　主要表现为生长停滞,味觉减退及食欲不振,出现异食癖。青少年除生长停滞外,还会出现性成熟推迟、性器官发育不全、第二性征发育不全等。孕妇锌缺乏,可以不同程度地影响胎儿的生长发育,以致引起胎儿的种种畸形。

锌缺乏病的预防应当根据其原因采取对策。在谷类中含有大量植酸的地区,应当从改进或调整粮食品种上着手。因需要量增加而引起缺锌时,则应在膳食中增加含锌丰富的食物。为预防婴儿缺锌,应当提倡母乳喂养,婴儿配方食品应当含有适量的锌。

2. 锌中毒 锌中毒可能发生于治疗中过量使用锌剂及用锌容器储存食品,中毒时主要表现为恶心、呕吐、腹痛、腹泻和发热。对于锌中毒的预防主要为:防止食品、水源和空气被锌污染;用锌治疗疾病时,要掌握剂量。

（四）锌的供给量和食物来源

人体对于锌的需要量因生理条件而异,妊娠、授乳和生长均可使需要量增加。同时,人体对于锌的需要量也因膳食组成而异。WHO 于 1997 年推荐了临时的锌供给量标准如下（按锌的吸收率为 20% 时提出）:按每人每天计,婴儿及儿童 0 ～ 12 个月 6 mg,1 ～ 10 岁 8 mg;男性 11 ～ 17 岁 14 mg,18 岁以上 11 mg,女性 10 ～ 13 岁 13 mg,14 岁以上 11 mg;妊娠妇女 15 mg,授乳妇女 27 mg。我国暂规定:1 ～ 9 岁为 10 mg,10 岁以上为 15 mg,孕妇和乳母为 20 mg。

锌的食物来源广泛,普遍存于各种食物,但动植物性食物之间,锌的含量和吸收利用率有很大差别。动物性食物含锌丰富且吸收率高。如果按每 100 g 牡蛎中含锌量为 100 mg 以上,肉类、肝脏、蛋类则在 2 ～ 5 mg 之间,鱼及其他海产品为 1.5 mg,豆类及谷类为 1.5 ～ 2.0 mg,而蔬菜及水果类含量低于 1.0 mg。

五、硒

（一）硒在人体内的分布和代谢

人体含硒总量为 14 ～ 21 mg。硒广泛分布于除脂肪以外的所有组织中,其浓度以肝、胰、肾、心、脾、牙釉质和指甲中为最高,脂肪组织最低。人体血硒浓度不一,它受不同地区的土壤、水和食物中硒含量的影响。

硒主要在小肠吸收,人体对食物中硒的吸收率为 60% ～ 80%。硒的吸收率因其存在的化合物的结构、性质及溶解度的大小等而不同,蛋氨酸硒较无机形式的硒更容易吸收,溶解度大的硒化合物比溶解度小的更容易吸收。

经肠道吸收进入体内的硒,代谢后大部分经尿排出。粪便中的硒大部分为食物中未被吸收的硒,少量随胆汁、胰液及消化液分泌而来。此外,硒还可从汗液等途径排出。

（二）硒的生理功能

1. 作为谷胱甘肽过氧化酶的成分,在人和动物体内起抗氧化作用,并具有保护细胞膜和细胞的作用 谷胱甘肽过氧化物酶在体内的主要作用是它能催化过氧化氢还原为水,能利用谷胱甘肽将过氧化物还原成羟基脂酸,从而防止过多的过氧化物损害机体代谢和危及机体的生存。同时它能使细胞膜中的脂类免受过氧化氢和其他过氧化物的作用,从而保护了细胞膜和细胞。

2. 解除体内重金属的毒性作用 硒和金属有很强的亲和力,是一种天然的对抗重金属的解毒剂,在生物体内与金属相结合,形成金属 - 硒 - 蛋白质复合物而使金属得到解毒和排泄。它对汞、镉、铅等都有解毒作用。硒还可以降低黄曲霉毒素 B_1 的毒性。

3. 保护心血管和心肌的健康 硒能降低心血管病的发病率,缺硒后脂质过氧化反应增强,造成生化紊乱,引起心肌纤维坏死,心肌小动脉及毛细血管损伤。

4. 保护视器官的健全功能和视力 含有硒的谷胱甘肽过氧化物酶和维生素 E 可使视网膜上的氧化损伤降低。

5. 此外,硒还具有促进生长发育、抗肿瘤等作用 缺硒时生长停滞或受到不同程度的影响。许多流行病学调查和动物实验显示,硒有一定的抗肿瘤作用。至于硒是否确有抗瘤作用的问题尚须作进一步研究。还有人报告,硒还有刺激免疫球蛋白及抗体产生,增强机体对疾病的抵抗力等作用。

（三）硒缺乏和硒过量

1. 缺乏病 克山病与缺硒有密切关系,其根据是:①与非流行区相比,克山病区的居民在营养上都有缺硒的特点(硒摄入量、血中硒含量、尿中硒排出量和发硒含量都明显较低)。②通过给予硒剂可使克山病得到有效的预防。研究还表明:大鼠单纯缺硒能引起生长停滞、白内障生成和无精症;在同时缺乏硒和维生素 E 时,大鼠出现肝坏死、生长减慢、肌肉钙沉积、牙根膜病、脱毛、白内障。鸡出现渗出性素质、沙囊肌病、胰损害。近些年来还在大骨节病的防治中,观察到大骨节病与缺硒的关系。

2. 硒中毒 动物在急性中毒时其特征主要是失明、腹痛、流涎,最后因肌肉麻痹而死于呼吸困难。慢性中毒时出现脱毛、脱蹄、角变形、长骨关节糜烂、四肢僵硬、跛行、心脏萎缩、肝硬化和贫血。人因食用含硒量高食物和水,或从事某些常常接触到硒的工作,可出现不同程度的硒中毒症状,包括毛发脱落、皮肤脱色、指甲异常、疲乏无力、恶心呕吐、呼出气有大蒜气味等。

（四）硒的供给量和食物来源

20 世纪 70 年代中国预防医学科学院克山病防治工作者证实了硒为人体所必需,他们根据防治克山病所需的硒摄入量提出了成人硒的最低需要量为每人每日不低于 40 μg。2000 年中国营养学会建议硒的推荐摄入量(RNI)14 岁以上人群为 50 μg,0 ~ 0.5 岁为 15 μg(AI,适宜摄入量),0.5 ~ 1.0 岁为 20 μg(AI,适宜摄入量),1 ~ 3 岁为 20 μg,4 ~ 6 岁为 25 μg,7 ~ 10 岁为 35 μg,11 ~ 13 岁为 45 μg。

食物中硒含量受产地土壤中硒含量的影响而有很大的地区差异,一般来说,海产品、肾、肝、肉和整粒的谷类是硒的良好来源。

第七节 其他膳食成分

一、水

（一）水的生理功能

1. 调节体温 水的比热大,比同量固体或其他液体所需要的能量多,因而水能吸收较多的能量而本身的温度升高并不多。水的蒸发热大,所以蒸发少量的汗就能散发大量的热。水的流动性大,能随血液循环迅速分布全身,而且体液中水的交换非常快,因此物质代谢释放的能量能在体内迅速均匀分布。所以水是良好的体温调节剂,使机体不至于因内外环境温度的改变而明显波动。

2. 润滑作用 关节腔的滑液有利于关节的活动;唾液有利于吞咽及咽部湿润;泪液可防止眼球干燥,有利于眼球的转动;胸腔和腹腔液以及呼吸道和胃肠道黏液有利于呼吸道和消化道的运转功能,减少磨擦,起到良好的润滑作用。

3. 促进物质代谢　水是良好的溶剂,能使物质溶解,加速体内一系列生化反应的进行,有利于营养物质的消化、吸收、运输和代谢产物的排泄。水的介电常数高,易于使溶解于其中的盐类解离,这为机体提供了各种生理上必需的重要离子。水还直接参加许多化学反应如水解、水化、脱水和氧化等,促进物质代谢。

4. 维持组织的形态和功能　体内的水除了以自由水的形式分布在体液中,还有相当大一部分水是以结合水的形式存在,与蛋白质、多糖、磷脂等结合。结合水与具有流动性的水的性质完全不同,它参与构成细胞原生质的特殊成分,以保证一些组织具有独特的生理功能。如心肌含有 79% 的水,主要是结合水,可使心脏具有一定坚实的形态,保证心脏能有力地搏动。

（二）人体水的来源

正常成年人每天需要水的总量为 2 000 ～ 2 500 ml。其主要来源有:

1. 通过消化道摄入的水　摄入的水量有很大的个体差异,受多种因素的影响,如季节、生活习惯、食物种类和数量、劳动强度等的影响。有下列两种形式:

（1）饮料（茶、汤等流质）:成年人每天以饮料形式摄入的水量为 1 000 ～ 1 500 ml。

（2）食物水:成人每日摄入量为 700 ml。

2. 代谢水（内生水）　糖、脂肪和蛋白质等营养物质在代谢过程中经过氧化生成水,在一般情况下,每天体内生成的代谢水约为 300 ml。在体内每 100 kcal（420 kJ）能量的产生约伴有 10 ml 水的生成,所以如果每天产生 3 000 kcal（12 600 kJ）能量,则生成 300 ml 的水。

（三）水的排出

每天成人排出的水量为 2 000 ～ 2 500 ml。体内水的去路有:

1. 通过肾排出　通过肾排出是水的主要排出途径,对体内水的平衡起着主要的调节作用。一般成人每天排出的尿量为 1 000 ～ 1 500 ml,成人每日排出的最低尿量为 500 ml,否则便难以将代谢产物排出体外,从而导致代谢产物在体内堆积。因此,每日尿量小于 500 ml 为少尿。

2. 通过皮肤蒸发　在正常情况下,每日由皮肤蒸发的水分约为 500 ml,称为隐性出汗,此时主要是排出水,无机盐含量很少,可认为是接近于单纯水。另一种为显性出汗,它通过皮肤汗腺排出水分,除排出水以外,还排出无机盐,如 Na^+、Cl^- 和 K^+ 等,所以,出汗过多时,还应注意补充相应的无机盐。

3. 通过肺呼出　肺呼吸伴有气体交换,要排出部分水分,成人每日约 350 ml。

4. 通过粪便排出　正常成人粪便含水分很少,每天由粪便排出的水分约 150 ml。

总之正常人体内的水维持着动态平衡,摄入的水量与排出的水量应保持相等（表1-13）。

表 1-13　正常成人每日水的进出量（ml）

来源	数量	排出途径	数量
饮料	1 000 ～ 1 500	肾排出	1 000 ～ 1 500
食物水	700	皮肤排出	500
内生水	300	肺呼出	350
		粪便排出	150
合计	2 000 ～ 2 500	合计	2 000 ～ 2 500

临床工作中,对于需要补充液体的患者,在计算他们补充液体量时,应根据每日排出的水量 2 000 ~ 2 500 ml 为原则。当患者由于某些疾病原因不能耐受如此大量的液体时,可适当减少补水量,但应该以保证每日最低排出水量不低于 1 200 ~ 1 500 ml(尿量 500 ml、汗液 500 ml、肺呼出 350 ml、粪便排出 150 ml,除去代谢水 300 ml)为原则,补充所需的水量。

二、膳食纤维

(一)膳食纤维的概念

膳食纤维主要是不能被人体消化道内消化酶所消化且不被人体吸收利用的多糖。膳食纤维被誉为人类的第 7 大营养素。按水溶性可分为水溶性膳食纤维与非水溶性膳食纤维。

水溶性膳食纤维主要包括果胶、藻胶、豆胶和树胶等,常存在于植物细胞液和细胞间质中。大麦、豆类、胡萝卜、柑橘、亚麻、燕麦和燕麦糠等食物中都含有丰富的水溶性膳食纤维。水溶性膳食纤维可减缓消化速度和最快速排泄胆固醇,所以可让血液中的血糖和胆固醇控制在最理想的水平之上。

非水溶性膳食纤维主要包括纤维素、半纤维素和木质素 3 种。其存在于植物细胞壁中。它常见于食物中的小麦糠、玉米糠、芹菜、金针菇、果皮和根茎蔬菜中。

(二)膳食纤维的生理功能及其与疾病的关系

膳食纤维在天然食品成分中具有独特功能,这种独特功能是许多组成膳食纤维的多糖聚合体引起的。膳食纤维的生理功能概括起来有膨胀作用、持水能力、促进胶体形成、参与离子交换、改善胃肠微生物菌落和产能低的生理功能。

1. 具有一定的溶水性,能增加粪便的体积和重量,加快肠胃蠕动促使排便,清除体内垃圾 如果食物在肠内时间太长,则肠道微生物代谢产生的有害物质及分解的酵素长时间与肠黏膜接触,结果造成有害物质的吸收和黏膜细胞受到伤害。一些便秘者由于粪便在体内停留时间过长,各种毒素的吸收是肠道肿瘤发生的最主要原因。因此,缩短食物及其残渣在肠内通过时间有预防肠癌的作用。一般认为在食物残渣中结肠癌的致癌物质,可能是细菌的代谢产物(如脱羟基的胆汁酸、脱氧的胆酸盐、氨、酚类等)。而且肠内还常有亚硝基化合物。研究说明结肠癌的发病率与食物中的肉类、脂肪、蛋类和总能量呈正相关,与谷类和豆类呈负相关。

2. 有一定的黏度,可形成胶质效应,能降低餐后血糖的升高幅度 科学研究证明,可溶性膳食纤维在降低餐后血糖、胰岛素、胆固醇浓度方面比不溶性纤维要好。由于膳食纤维可以延长食物通过胃肠时间,且吸水后体积增加并有一定黏度,延缓了葡萄糖的吸收,有助于改善糖耐量。过去糖尿病病人保健食品大多是不溶性纤维多,而现在可溶性膳食纤维的应用,必将进一步改善糖尿病病人的食品风味和治疗效果。

3. 吸附胆酸,减少胆固醇的合成 可溶性膳食纤维在小肠形成黏性溶液或带有功能基团黏膜层,黏膜层厚度和完整性是营养物质在小肠吸收的一层限制性屏障。膳食纤维的多少与血清胆固醇浓度有一定关系。膳食纤维可以和胆酸结合,生成胆红素随粪便排出。摄入膳食纤维少者,胆汁酸在粪便中排出少,血浆胆固醇升高,增加了动脉硬化和心脏病的危险。

4. 减少憩室病与痔疮和其他肛门疾病的发生 结肠内容物少后,肠腔狭窄,易形成闭合段,从而增加肠内的压力。同时,粪便硬和黏,需要更大的压力来排便,易得憩室病。膳食纤维能增加结肠内容物,增加粪便体积,能吸水,降低了粪便硬度和黏度,减少了憩室病发生。

5. 减少便秘和刺激性肠道综合征　膳食纤维少,大便量少、硬且呈小块。刺激性肠综合征的症状有消化不良、食欲减退、恶心、腹胀、胃灼热感、无痛腹泻、交替的便秘和腹泻、腹痛等。增加膳食纤维摄入量对上述的表现常能产生良好的预防效果。

6. 减少龋齿和牙周病的发生　咀嚼增加唾液分泌,并增加其缓冲酸碱的能力,减少附着于牙上的食物,有利于防止牙周病。

7. 其他功能　此外膳食纤维还具有促进双歧杆菌的发酵作用,改善消化吸收功能;增加肠道内有益菌,促进肠道内有益菌群生长,增强免疫力;防止能量摄入过多等功能。

但是,过多的膳食纤维的摄入可产生腹胀感,影响维生素和微量元素的吸收,如膳食纤维可结合无机阳离子,减少它们的吸收;膳食纤维摄入过多者,钙的负平衡相当严重,且对镁、锌、铁等的吸收具有不良影响;另外,有些疾病病人不宜多食膳食纤维,如各种急慢性肠炎、伤寒、痢疾、结肠憩室炎、肠道肿瘤、消化道小量出血、肠道手术前后、肠道食管管腔狭窄、食管静脉曲张等。

（三）膳食纤维的供给量及主要食物来源

1. 膳食纤维主要是不能被人体吸收代谢产生能量的多糖。这类多糖主要来自植物细胞壁的复合碳水化物。推荐参考摄入量如下:

国际相关组织推荐的膳食纤维素日摄入量为:美国防癌协会推荐标准为每人每天30～40 g,欧洲共同体食品科学委员会推荐标准为每人每天30 g。世界粮农组织建议正常人群摄入量:每人每日27 g。中国营养学会提出中国居民摄入的食物纤维量及范围:低能量组（7 531.2 kJ）为每日25 g;中等能量组（10 041.6 kJ）为每日30 g;高能量组（11 715.2 kJ）为每日35 g。

2. 膳食纤维的主要食物来源　膳食纤维含于谷、薯、豆类及蔬菜、水果等植物性食品中。常见的几种食物膳食纤维含量（每100 g含膳食纤维量）:大豆15.5 g、玉米（黄,干）14.4 g、燕麦片13.2 g、海带（鲜）11.3 g、小麦10.8 g、花生7.7 g、菠菜3.0 g、胡萝卜2.3 g、芹菜2.1 g、苹果1.8 g。

植物成熟度越高其纤维含量也就越多。谷类加工越精细则所含膳食纤维就越少。随着我国人民生活水平的提高,食物越来越精细,蔬菜和豆类的摄入量也在减少,这是应该注意的。特别应强调的是,应多吃谷类为主的主食,多吃富含膳食纤维的食物,以预防一些慢性疾病的发生。

知识点归纳

知识点	知识内容
能量	能量消耗主要是由基础代谢、机体活动及食物特殊动力作用三方面构成;此外还有生长发育。三大供能营养素占总能量的百分率分别为:碳水化合物55%～65%;脂肪20%～30%;蛋白质10%～15%。能量长期摄入不足或过多均可影响健康,产生相应疾病
蛋白质	是构成人体组织的重要成分,参与新陈代谢,维持体液及酸碱平衡,提供能量和必需氨基酸。构成人体蛋白质的20种氨基酸中,有9种是必需氨基酸。混合膳食有利于蛋白质的互补作用

知识点	知识内容
脂类	可分为饱和脂肪酸、单不饱和脂肪酸、多不饱和脂肪酸。它是构成人体组织的重要成分,提供能量、储存能量,提供脂溶性维生素,并促进其吸收,提供必需脂肪酸,改善食品的感观性状,增加饱腹感,维持体温等
碳水化合物	可分为单糖、双糖、寡糖和多糖。它可储存和提供能量,是机体的重要组成物质,参与机体某些营养素的正常代谢等。其主要来源于植物性食物,是取得能量的最经济和最主要的来源
维生素	分为脂溶性维生素(维生素 A、D、E、K 四种)和水溶性维生素(维生素 B 族和维生素 C)。他们是一大类化学结构与生理功能各不相同的物质,都是天然存在于食物中,人体需要量很少且不能合成,各有特殊生理意义,不参与机体组成也不提供能量的有机物。维生素不足或缺乏可引起特异性疾病
矿物质	常见矿物质钙、铁、碘、硒和氟为代表,他们在人体内分布极不均匀。其构成组织和细胞的重要成分;维持正常渗透压和酸碱平衡;参与神经活动和肌肉收缩等;构成酶的辅基、激素、维生素、蛋白质和核酸等的成分,或作为多种酶系统的激活剂,参与许多重要的生理功能等。缺乏和过多都能致病
水	水有调节体温、润滑、促进物质代谢等作用;正常成人每日水的进出量约 2 000 ～ 2 500 ml
膳食纤维	膳食纤维有膨胀作用、持水能力、促进胶体形成、参与离子交换、改善胃肠微生物菌落和产热低的生理功能。其主要来源于谷、薯、豆类及蔬菜、水果等植物性食品中。在预防肠道肿瘤、糖尿病、肥胖、心血管疾病等慢性疾病中有一定作用

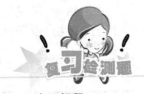

复习检测题

一、名词解释

1. 必需氨基酸　2. 蛋白质互补作用　3. 蛋白质生物学价值　4. 必需脂肪酸　5. 食物特殊动力作用　6. 维生素　7. 膳食纤维

二、填空题

1. 成人能量消耗主要用于 _____、_____、_____。

2. 三大产热营养素是 _____、_____、_____。

3. 人类必需的九种氨基酸是 _____、_____、_____、_____、_____、_____、_____、_____、_____。

4. 脂肪酸的种类包括 _____、_____、_____三种。

5. 深海鱼油中含量较高的脂肪为 _____、_____。

6. 糖类可分为 _____、_____、_____。

7. 脂溶性维生素包括 _____、_____、_____、_____；水溶性维生素包括 _____、_____。

8. 锌的生理功能是 _____、_____、_____、_____、_____。

三、单项选择题

1. 每克营养素提供能量最多的是 （ ）

A. 蛋白质　　　　B. 脂肪　　　　C. 糖类　　　　D. 维生素　　　　E. 矿物质

2. 不属于成人必需氨基酸的是 （ ）

A. 组氨酸　　　　B. 酪氨酸　　　　C. 甘氨酸　　　　D. 丙氨酸　　　　E. 丝氨酸

3. 不饱和脂肪酸最好的食物来源是 （ ）

A. 植物油　　　　B. 动物脂肪　　　C. 人造奶油　　　D. 瘦肉类　　　　E. 蛋类

4. 成人脂肪供应的能量占总能量的百分比应为 （ ）

A. 10%～15%　　B. 20%～30%　　C. 30%～40%　　D. 5%～10%　　E. 55%～65%

5. 我国膳食中糖类供应的能量占总能量的百分比应为 （ ）

A. 30%～40%　　B. 40%～50%　　C. 55%～65%　　D. 60%～70%　　E. 70%～80%

6. 摄入不足引起夜盲症的维生素是 （ ）

A. 维生素 A　　　B. 维生素 B_1　　C. 维生素 C　　　D. 维生素 D　　　E. 烟酸

7. 含锌最丰富的食物是 （ ）

A. 肉类　　　　　B. 蛋类　　　　C. 大豆　　　　D. 牡蛎　　　　E. 蔬菜

8. 不属于膳食纤维的是 （ ）

A. 果胶　　　　　B. 麦芽糖　　　C. 纤维素　　　D. 半纤维素　　　E. 豆胶

四、简答题

1. 简述能量与健康的关系。

2. 简述蛋白质的生理功能。

3. 简述脂肪的生理功能。

4. 简述碳水化合物的生理功能。

5. 简述脂溶性维生素 A、维生素 C、维生素 D、维生素 E 的生理功能。

6. 简述水溶性维生素 B_1、维生素 B_2、维生素 C 的生理功能。

7. 简述影响钙、铁、锌吸收的因素。

8. 简述膳食纤维的生理功能。

（李嗣生）

第二章 各类食物的营养价值

1. 谷类、豆类、蔬菜、水果、畜禽肉类、鱼类、奶类与蛋类的营养价值。
2. 加工、烹调对各类食物的营养价值的影响。
3. 强化食品的营养价值。

食物是人类获得能量和各种营养素的基本来源,是人类赖以生存、繁衍的物质基础。食物的种类繁多,按其来源和性质不同,可以分为三类:①动物性食物,如畜禽肉类、奶类、蛋类、鱼类等;②植物性食物,如粮谷类、薯类、豆类、坚果类、蔬菜、水果类等;③各类食物的制品,以动物性、植物性天然食物为原料,经过加工制作的食品,如糖、油、酒、糕点、罐头等食品。

食物的营养价值是指某种食物所含营养素和能量满足人体营养需要的程度。食物营养价值的高低,取决于食物中营养素的种类、数量、比例以及消化吸收的程度。各类食物有着不同的营养价值,例如动物性食物的营养价值体现在能提供丰富的优质蛋白质、较多的脂肪、无机盐和维生素;粮谷类食物能提供较多的碳水化合物和能量,但蛋白质的含量和营养价值均较低;蔬菜、水果能提供丰富的无机盐、维生素及膳食纤维,但其蛋白质、脂肪的含量很低。即使是同一种食物,由于品种、部位、产地、成熟程度及加工、烹调方法等因素的不同,营养价值也会存在一定的差异。因此,食物的营养价值的高低是相对的,进行食品营养价值评定时要考虑到这些因素。

自然界除母乳可满足新生儿及婴儿早期营养需要外,还没有一种天然食物能完全满足机体对营养的需要。因此,人们应当根据不同食物的营养价值特点,合理选择搭配食物,才能全面满足机体对营养的需要。

第一节 谷类食物的营养价值

谷类食物包括大米、小麦、玉米、小米、高粱等,其中以大米和小麦为主。谷类是世界大多数居民的主要食物。在我国居民膳食结构中,谷类食物占有重要的地位,人体每天需要的50%～70%的能量、50%～55%的蛋白质由谷类食物提供,它是我国居民的主食。此外,谷类还是 B 族维生素和一些无机盐的重要来源。

一、谷类的结构和营养素分布

谷类食物来源于谷类植物的种子,各种谷类种子除形态、大小不同外,其结构基本相似,主要由谷皮、糊粉层、胚乳和胚芽四部分组成。

1. 谷皮 位于谷粒的最外层,约占谷粒总重量的 6%,主要由纤维素、半纤维素等组成,含有较高的灰分和一定量的蛋白质、脂肪及维生素,不含淀粉。因谷皮不易被消化吸收,故在加工时通常被去掉。

2. 糊粉层 介于谷皮和胚乳之间,占谷粒重量的 6%~7%,含有较多的蛋白质、脂肪和丰富的 B 族维生素、无机盐,具有重要营养意义,但在碾磨加工时,易与谷皮同时脱落而混入糠麸中,这对谷物的营养价值会产生一定的影响。

3. 胚乳 是谷粒的主要部分,占谷粒重量的 83%~87%,主要成分是淀粉,并含有一定量的蛋白质和少量的脂肪、无机盐和维生素。靠近胚乳周围的蛋白质含量较高,越往胚乳中心,含量越低。日常消费的精白米和富强粉中以胚乳为主要成分。

4. 胚芽 位于谷粒的一端,是种子中生理活性最强、营养价值最高的部分,占谷粒总重量的 2%~3%,富含脂肪、蛋白质、无机盐、B 族维生素和维生素 E,谷胚蛋白质中富含赖氨酸,生物价值很高。胚芽质软而有韧性,不易粉碎,但加工时易与胚乳脱离而混入糠麸中,从而造成营养素的丢失。

二、谷类的营养成分

谷类的种类、品种、气候、地区、生长条件和加工方法不同,其化学组成和营养价值,会有一定的差异。

1. 蛋白质 谷类含蛋白质为 8%~15%,稻米和玉米为 8% 左右,小麦约为 10%,燕麦的蛋白质可高达 15.6%。谷类蛋白质主要由谷蛋白、醇溶蛋白、白蛋白、球蛋白组成。谷粒外层蛋白质含量高,加工精细的米面较糙米、标准粉含量要低,尤其是赖氨酸(主要存在于糊粉层)更低。在谷类蛋白质中必需氨基酸组成比例不平衡,赖氨酸为第一限制氨基酸,第二限制氨基酸为苏氨酸(玉米为色氨酸),因此谷类蛋白质营养价值低于动物性食物。如将多种谷类混合食用,或谷类与含赖氨酸多的豆类或动物性食物混合食用,可起到蛋白质互补作用;还可通过强化氨基酸和改良谷物品种的方法,来改善谷类的氨基酸组成,提高谷类蛋白质的营养价值。这对于以粮谷类为主食的中国百姓来说尤为重要。

2. 脂肪 谷类脂肪含量低,大米、小麦为 1%~2%,玉米和小米可达 4%,主要集中在胚芽和糊粉层。谷类脂肪中不饱和脂肪酸占 80% 以上,其中亚油酸约为 60%,具有降低血清胆固醇、防止动脉粥样硬化的作用。同时可以改善谷类食品的感官性状,在蒸制后产生一种特有的香气,易引起食欲。从玉米、小麦胚芽中提取的胚芽油营养价值很高,可作为保健食用油。

3. 碳水化合物 谷类碳水化合物主要为淀粉,集中在胚乳的淀粉细胞内,平均含量为 70% 左右,占碳水化合物总量的 90%,其余以糊精、葡萄糖、果糖等形式存在。淀粉经烹调加工,发生糊化作用,容易为人体消化吸收,是人类最理想、最经济的能量来源。在我国居民膳食中,50%~70% 的能量来自谷类碳水化合物。此外,谷类还含有较多的膳食纤维。

谷类淀粉可分为直链淀粉和支链淀粉,其含量因品种而异,可直接影响食用时的风味。

直链淀粉易溶于水,黏性小,较易消化吸收,而支链淀粉则相反。籼米中直链淀粉含量较多,较易消化吸收;糯米主要含有支链淀粉,因而难以消化吸收。

4. 无机盐　谷类含无机盐为 1.5% ～ 3%,主要在谷皮和糊粉层中。其中主要是磷与钙,铁含量较少,多以植酸盐的形式存在,约有 60% 随粪便排出。因此,人体对谷类无机盐吸收率较低。

5. 维生素　谷类食物是 B 族维生素尤其是维生素 B_1、维生素 B_2 和烟酸的重要来源,小麦胚芽中含较多的维生素 E。谷类中的维生素主要分布在糊粉层和胚芽中,谷类加工精度越高,保留的胚芽和糊粉层越少,丢失的维生素就越多。玉米中的烟酸为结合型,不易被人体吸收利用,须经过适当的加工如用碱处理,变为游离型烟酸才能被机体吸收利用。

三、加工、烹调及储存对谷类营养价值的影响

(一)谷类加工

谷类经过加工,去除杂质和谷皮,既改善了谷类的感官性状,又有利于消化吸收。由于谷类所含蛋白质、脂肪、无机盐、维生素多分布在谷粒的外层和胚芽内,故加工精度越高,糊粉层和胚芽损失越多,营养素的损失越大,尤以 B 族维生素损失最为突出。脚气病的发生,即因长期食用加工过精的白米,其他膳食中维生素 B_1 又不能满足机体需要所致。反之,如果谷类加工过于粗糙,虽然减少了营养素的损失,但感官性状差,不易引起食欲,且消化吸收率也相应降低。同时,由于植酸和纤维素含量较多,还将影响钙、铁、锌等无机盐的吸收。所以,谷类加工的原则是,既要改善谷类食品的感官性状,提高消化吸收率,又要最大限度地保留并利用其营养成分,而"九五米"(标准米)和"八五粉"(标准粉)正是这一原则的体现。

知 识 链 接

标准米(面)与精白米(面)

1950 年我国政府曾公布米面加工标准为"八一面"、"九二米",1953 年又规定标准米为"九五米"(即 100 斤糙米碾出 95 斤白米),标准面为"八五面"(即 100 斤全麦磨出 85 斤面粉)。这项措施一方面能提高粮食数量,同时又能减少营养素的损失。标准米面基本符合米面的加工原则,在节约粮食和预防某些营养素缺乏病方面收到了良好的经济效益和社会效益。

近年来,随着粮食产量和人民生活水平的大幅度提高,人们对精白米面(即每 100 斤糙米碾成白米,大概只为 88 斤,每 100 斤全麦碾成面粉,大概只余 75 斤)的需求量日益增长,精白米面去除了大部分糊粉层和胚芽,故比标准米面中含维生素和矿物质少。为此必须根据我国膳食构成和饮食特点,通过粗细搭配、营养强化等方法以保证居民的健康。

(二)谷类的烹调

谷类食品经过烹调,改善了感官性状,促进了消化吸收,并杀灭其中可能存在的病原微生物。但是,在烹调前的清洗过程中也会使某些营养素损失,如淘米可损失部分水溶性维生素和无机盐,且淘洗次数越多、浸泡时间越长、水温越高,其各种营养素的损失也就越多。

不同烹调方式造成食物中营养素损失的程度不同,主要是对 B 族维生素的影响。以做米饭为例,通常蒸米饭,B 族维生素损失较少,而捞米饭时,B 族维生素损失较多;米饭在电饭煲中保温时间越长,维生素 B_1 损失越多。在制作面食时,一般蒸、烙、烤方法,B 族维生素损失较少,但高温油炸时损失较大,如油条制作,因加碱及高温致使维生素 B_1 全部损失,维生素 B_2 和维生素 PP 仅保留一半。

面食在焙烤时,蛋白质中赖氨酸的氨基化合物与羧基化合物(主要是还原糖)发生褐变反应(又称美拉德反应),产生的褐色物质在消化道中不能水解,故无营养价值,且使赖氨酸的生物利用率降低。因此,应注意焙烤温度和糖的用量。

(三)谷类的贮存

在适宜的条件下,谷类可长时间储存而质量变化不大。温度和湿度是影响储存的重要因素,当相对湿度增大、温度升高时,谷粒内酶的活性增强,促使霉菌生长,营养素遭到破坏,甚至发生霉变,不仅改变了感官性状,且失去食用价值。所以谷类应贮存在通风、干燥、避光和阴凉的环境下,以控制霉菌和昆虫的生长繁殖,抑制谷类酶的活性,减少空气中氧气和日光对营养素的破坏,使谷物保持其原有的营养价值。

知 识 链 接

薯类的营养价值

薯类属于根类食物,种类很多,包括马铃薯、红薯、甘薯、芋头及木薯等,富含淀粉、膳食纤维、胡萝卜素及无机盐等营养素。薯类营养上介于谷类和蔬菜之间,既可以充当主食,部分替代粮食类食品;也可以部分替代蔬菜。薯类淀粉含量达鲜重的 8%～30%,达干重的 85% 以上,故可用作主食。薯类淀粉易消化吸收,且其中富含膳食纤维,薯类中的膳食纤维质地细腻,对肠胃刺激小,可有效预防便秘,具有通便、排毒、防癌、降脂等保健作用。马铃薯是世界四大粮食作物之一,其蛋白质的氨基酸平衡良好,其中富含赖氨酸和色氨酸,可以与粮食蛋白质发生一定的互补作用。甘薯蛋白质的蛋白质质量与大米相近,而赖氨酸含量高于大米,同时甘薯中含有较多可溶性糖,使其具有甜味,又称甜薯。因此,近年来薯类无论是作为风味食品,还是作为保健食品都备受人们的青睐。

第二节　豆类及豆制品的营养价值

豆类的品种很多,按其营养成分含量不同,一般分为大豆类(黄豆、黑豆和青豆)和其他豆类(绿豆、豌豆、蚕豆等)。前者含有较多的蛋白质和脂肪,碳水化合物较少;后者含有较少的蛋白质和脂肪,而碳水化合物相对较多。豆类中大豆的营养价值相对较高,是植物性食物中唯一能与动物性食物相比的高蛋白食物。大豆及其制品由于其优异的营养价值和保健作用,近年来在世界范围内越来越受到重视。我国人民食用豆类已有几千年历史,尤其大豆及其制品是我国居民膳食中优质蛋白质的重要来源,大力发展大豆的生产和加工是解决居民膳食中蛋白质摄入不足的重要途径,同时,也可以减少由于肉类蛋白消费过多带来的不利影响。

一、豆类的营养价值

（一）大豆的营养价值

1. 蛋白质　大豆含有 35% ～ 40% 的蛋白质，高于牛肉和猪肉，约为小麦的 3.6 倍，大米的 5 倍，是植物性食品中含蛋白质最多的食品。大豆蛋白质是植物性优质蛋白，其氨基酸组成接近人体需要，且富含谷类蛋白质较为缺乏的赖氨酸，是谷类理想的天然蛋白质互补食品，具有较高的营养价值。

2. 脂肪　大豆中的脂肪含量高，占 15% ～ 20%，消化吸收率高达 97% 以上，脂肪中不饱和脂肪酸高达 85%，且一半以上是人体必需的亚油酸。大豆还含有较多的磷脂、少量的胆固醇，以及具有抗氧化作用的维生素 E，是优质的食用油。

3. 碳水化合物　大豆中的碳水化合物与谷类比较，相对较少，占大豆的 25% ～ 30%，其中只有一半是可供利用的淀粉、阿拉伯糖、半乳聚糖和蔗糖，而另一半是人体不能消化吸收的棉籽糖和水苏糖，存在于大豆细胞壁，在肠道细菌作用下发酵产气可致腹胀。

4. 无机盐　大豆富含钙、磷、铁等无机盐，其中，钙含量丰富，比牛肉、猪肉高数十倍，是儿童与老人膳食钙的良好来源。

5. 维生素　大豆含有丰富的 B 族维生素，尤其维生素 B_1、维生素 B_2、维生素 PP 的含量在植物性食物中相对较高。另外，还含有较多的胡萝卜素和维生素 E，大豆几乎不含维生素 C，但发芽后可产生一定量的维生素 C。

（二）大豆的抗营养因素

大豆中含有一些天然的抗营养因子，可影响人体对某些营养素的吸收，如蛋白酶抑制剂、胀气因子、植酸以及植物红细胞凝集素等，使大豆蛋白质的消化率只有 65% 左右。在食用大豆时，通过水泡、磨浆、加热、发酵、发芽等方法加工成豆制品，合理地处理抗营养因素，可提高大豆的消化率，充分发挥其营养价值。

（三）大豆的保健作用

国内外越来越多的研究表明，大豆具有多种有益于人体健康的保健功能。大豆含有多种生物活性物质，有降血糖、抗氧化、预防动脉粥样硬化及免疫调节等作用。如大豆磷脂具有激活脑细胞，提高记忆力和注意力的作用；大豆皂苷有提高人体免疫力、抗过敏、抗衰老、预防高血压等作用；大豆蛋白中的异黄酮，能有效延缓更年期和绝经期女性因雌激素减少而引起的骨密度降低。现已发现，大豆中至少含有异黄酮、皂苷等五种以上具有抗肿瘤作用的生物化学物质。因此，近几年来，大豆的营养价值和保健作用受到营养学家的广泛重视，各种豆制品也受到各国人民的喜爱，有人曾预言：开发大豆食品将迎来营养学发展的新黄金时代。

（四）其他豆类的营养价值

其他豆类蛋白质含量均低于大豆，一般为 20% 左右，脂肪含量很少，碳水化合物占 50% ～ 60%，主要以淀粉形式存在，其他营养素与大豆相似，也是营养价值较高的一类植物性食物，丰富了人们的膳食结构。

二、豆制品的营养价值

我国人民传统的豆制品是以大豆为原料而加工制成的各类副食品，有发酵豆制品和非发酵豆制品两种。非发酵豆制品有豆腐及其制品、豆浆和豆芽等，发酵豆制品主要有豆腐乳、豆豉、臭豆腐等。

（一）豆腐

豆腐的蛋白质含量为 8%，但由其制成的豆腐干及其他制品的蛋白质可达 17% ～ 45%，且是生物价值较高的优质蛋白质，将大豆制成豆腐后蛋白质消化率由 65% 提高至 92% ～ 96%，从而提高了大豆的营养价值。同时，豆腐也是钙和维生素 B_1 的良好来源。

（二）豆浆

豆浆蛋白质含量近似牛奶，其中必需氨基酸种类较齐全，在人体内的吸收率可达到 85%，铁的含量是牛奶的 4 倍，是多种营养素含量丰富的传统食品。应当注意的是，在食用豆浆时须充分煮沸，否则由于没有破坏胰蛋白酶抑制剂、蛋白质难以消化吸收从而容易导致恶心、呕吐等中毒症状。

（三）豆芽

豆芽是用大豆、绿豆在适宜的水分和温度下发芽生成，大豆蛋白在发芽过程中分解成氨基酸或多肽，同时破坏了抗胰蛋白酶因子，提高了蛋白质的生物利用率。在发芽过程中，由于酶的作用，使无机盐和维生素含量成倍增加，尤其是维生素 C（表 2-1），发芽前几乎为零，发芽后可达 6 ～ 8 mg/100 g，以其作为维生素 C 和膳食纤维来源可与蔬菜、水果媲美，尤其在蔬菜供应淡季可起到重要调节作用。

豆类及其制品营养丰富，品种繁多，是人们喜爱的传统食品之一。根据我国居民以谷类为主的膳食结构特点，适当增加豆类及其制品的消费数量，对于发挥蛋白质的互补作用，平衡膳食，提高居民的健康水平，有着十分重要的营养和保健作用。

表 2-1　每 100 g 豆制品中主要营养素含量

种类	蛋白质（g）	脂肪（g）	碳水化合物（g）	视黄醇（μg）	硫胺素（mg）	核黄素（mg）	抗坏血酸（mg）
豆浆	1.8	0.7	1.1	15	0.02	0.02	0
豆腐	8.1	3.7	4.2	–	0.04	0.03	0
豆豉	24.1	–	36.8		0.02	0.09	0
黄豆芽	4.5	1.6	4.5	5	0.04	0.07	8
绿豆芽	2.1	0.1	2.9	3	0.05	0.06	6

第三节　蔬菜和水果的营养价值

蔬菜和水果品种繁多，是人类膳食的重要组成部分，也是人体许多营养素的重要来源。蔬菜水果都含有大量水分和酶类，蛋白质和脂肪含量很少，含有一定量的碳水化合物，无机盐、维生素和膳食纤维含量丰富。此外，蔬菜和水果中还含有多种有机酸、芳香物质、色素等成分，可赋予蔬菜水果良好的感官性状，对增进食欲、帮助消化、丰富膳食多样化等方面都有重要意义。另外，许多蔬菜和水果还具有药用和保健价值。

一、蔬菜和水果的营养成分

蔬菜按其品种和可食部分，分为叶菜类、根茎类、瓜茄类及豆荚类等。蔬菜一般含蛋白质和脂肪很少，主要营养成分有碳水化合物、无机盐和维生素。

（一）蔬菜的营养价值

1. 碳水化合物　蔬菜所含碳水化合物包括单糖、双糖、淀粉和膳食纤维。碳水化合物的种类和含量因蔬菜的种类和品种不同而有很大的差别。含糖量较多的蔬菜有胡萝卜、西红柿、南瓜等。含淀粉较多的主要是根茎类蔬菜，如土豆、芋头、藕、山药等。

蔬菜所含纤维素、半纤维素、木质素、果胶等多糖是人们膳食纤维的主要来源。膳食纤维在体内虽不参与代谢，但可促进肠蠕动，利于通便，减少或阻止胆固醇等物质的吸收，并在防治糖尿病和预防肠道肿瘤等方面有一定作用。

2. 无机盐　蔬菜中含有丰富的无机盐，如钙、磷、铁、钾、钠、镁、铜等，是膳食中无机盐的主要来源，由于其代谢最终产物呈碱性，可对抗体内的酸性物质，对维持机体酸碱平衡起重要作用。蔬菜中无机盐的含量以绿叶蔬菜最为丰富，但是许多绿叶蔬菜如油菜、芹菜、小白菜和雪里蕻等含钙盐多，同时也含有较多的草酸，不仅影响本身所含钙和铁的吸收，而且还影响其他食物中钙和铁的吸收利用，故在食用含草酸多的蔬菜时，可先将其在开水中焯一下，以去除草酸。一般绿色蔬菜中含铁也不少，为 $1 \sim 2$ mg/100 g，但其吸收率较低，约为5%，尽管如此蔬菜中的铁在我国居民膳食供给量中仍占一定比重。

3. 维生素　新鲜蔬菜是维生素 C、胡萝卜素、维生素 B_2 和叶酸的重要来源。新鲜蔬菜都含有一定量的维生素 C，深绿色蔬菜维生素 C 含量比浅色蔬菜多，叶菜含量较瓜菜高（表2-2）。胡萝卜素在绿色、黄色或红色蔬菜中含量较多，如胡萝卜、南瓜、苋菜中含量丰富，是居民膳食中维生素 A 的重要来源。维生素 B_2 在绿叶菜中含量较多。

表 2-2　每 100 g 常见蔬菜、水果中三种维生素的含量

种类	维生素 C（mg）	胡萝卜素（μg）	核黄素（mg）	种类	维生素 C（mg）	胡萝卜素（μg）	核黄素（mg）
柿子椒	72	340	0.03	鲜枣	243	240	0.09
花菜	61	30	0.08	猕猴桃	62	130	0.02
苋菜	47	2 100	0.12	柑	28	890	0.04
冬苋菜	20	6 950	0.05	橘	19	520	0.03
菠菜	32	487	0.11	芒果	23	8 050	0.04
冬瓜	18	80	0.01	苹果	4	20	0.02
南瓜	8	890	0.04	葡萄	25	50	0.02
胡萝卜	16	4 010	0.04	草莓	47	30	0.03

（二）水果的营养价值

新鲜水果含水分多，蛋白质和脂肪含量少，水果的营养价值与新鲜蔬菜类似，是人体无机盐、维生素和膳食纤维的重要来源。

1. 碳水化合物　水果所含碳水化合物在 $6\% \sim 25\%$ 之间，主要是果糖、葡萄糖和蔗糖，在不成熟的水果内则有淀粉。水果的种类不同，含糖的种类和数量有较大差异。如苹果和梨以果糖为主，桃、李、柑橘以蔗糖为主，葡萄、草莓则以葡萄糖和果糖为主。许多水果还富

含纤维素、半纤维素和果胶等。果胶是制作果酱不可缺少的胶冻,以山楂、苹果、海棠果等含量为多。

2. 无机盐 水果也是人体所需无机盐如钙、磷、铁、锌、铜、镁的良好来源,同蔬菜一样也是呈碱性食物。

3. 维生素 新鲜水果中含较多的维生素 C,以鲜枣中最多,可高达 243 mg/100 g,山楂、柑橘、草莓、鲜荔枝、柠檬中的含量也较高;芒果、柑橘、杏、山楂中含胡萝卜素较多(表2-2)。

4. 芳香物质、有机酸和色素 许多水果都含有芳香物质和色素,使水果具有特殊的香味和颜色,赋予了水果良好的感官性状。水果中的有机酸,以苹果酸、枸橼酸和酒石酸为主。有机酸能促进人体消化酶的分泌,增进食欲,有利于食物的消化吸收;另一方面,有机酸使食物保持一定的酸度,可保护维生素 C 的稳定性。

知 识 链 接

蔬菜和水果——健康的保护神

蔬菜、水果除含有维生素、无机盐和膳食纤维以外,还含有许多被称作“植物化学物”的生物活性物质,这些物质在维持人体正常生理功能、生长发育、防治疾病、延缓衰老等方面具有特殊的保健作用。如萝卜中含有淀粉酶,生食时有助于消化;大蒜中含有植物杀菌素和含硫化合物,具有抗菌消炎、降低血清胆固醇作用;苹果、洋葱、甘蓝、西红柿等含生物类黄酮为天然抗氧化剂,具有保护心脑血管、预防肿瘤等多种作用;南瓜、苦瓜已被证实有明显的降血糖作用。有研究证实,包括圆白菜、茄子、胡萝卜、大葱、雪里蕻、白菜在内的数十种蔬菜有抗癌防癌功能。目前人们正积极利用从食物中分离出来的各种生物活性成分,研制成各种功能食品。

(三)野菜、野果和食用蕈的营养价值

我国地域辽阔,可食用的野菜、野果和蕈类资源十分丰富,而且很多品种有很高的营养价值。

1. 野菜 某些野菜如苜蓿、启明菜、马齿苋、野苋菜等,含有丰富的胡萝卜素、维生素 B_2、维生素 C、叶酸及钙、铁等,含量均比普通蔬菜多数倍,其蛋白质含量一般也高于普通蔬菜,有较高的食用价值,也深受居民的喜爱,有些野菜经过改良后已被人们种植食用。需要注意的是有些野菜有毒,要慎重选择后食用。

2. 野果 我国许多地区,尤其是山区生长着各种可食野果,其中营养丰富并具有开发价值的野果很多,如猕猴桃、酸枣、沙棘、刺梨等。这些野果富含维生素 C,并含有大量胡萝卜素、有机酸、生物类黄酮和其他具有营养和保健作用的物质。猕猴桃作为一种新水果,正受到人们越来越多的重视和喜爱。野果风味独特,资源丰富,可用于制作果汁、饮料、果脯、罐头或用于酿酒,以丰富居民的物质生活。

3. 食用蕈 食用蕈可分为野生蕈和人工栽培蕈两类。我国的食用蕈品种很多,野生的如口蘑、羊肚菌、鸡油菌、美味牛肝菌等;人工栽培的有金针菇、香菇、银耳、黑木耳等。食用蕈风

味独特,营养丰富,是一类较珍贵的副食品,有些还具有一定的保健和药用价值,被视为补品。

二、加工烹调对蔬菜水果营养价值的影响

绝大多数蔬菜须经烹调加工才能供人们食用,常用的烹调方法有炒、煮、凉拌等。蔬菜生食可最大限度保持其营养价值,凡宜生食的蔬菜应尽量生食,如凉拌。根据蔬菜营养成分的特性,在加工烹调时应尽可能减少无机盐及水溶性维生素的损失,特别是维生素 C。加工、烹调对蔬菜中维生素的影响与洗涤方式、切碎程度、用水量、pH、加热温度及时间有关。加工、烹调蔬菜时应做到:先洗后切,急火快炒,现做现吃,做汤时开锅下菜,这样才能有效地保存蔬菜中的维生素 C。

水果多以生食为主,营养素损失和破坏很少,但在加工果脯、果酱、饮料、罐头等食品的过程中,维生素会有不同程度的损失。

第四节　畜、禽类及鱼类的营养价值

畜肉、禽肉和鱼类是人类重要的食物资源,该类食物能提供人体需要的优质蛋白质、脂肪、无机盐和维生素等多种营养成分,是食用价值较高的食物。

一、畜肉类的营养价值

畜肉是指猪、牛、羊等牲畜的肌肉、内脏、头、蹄、骨、血及其制品,主要提供蛋白质、脂肪、无机盐和维生素。营养素的分布因动物种类、年龄、肥瘦及部位不同而存在较大差异。畜肉类食品经适当的加工烹调,不仅味道鲜美,饱腹作用强,而且易于消化、吸收和利用。

1. 蛋白质　畜肉蛋白质大部分存在于肌肉组织中,含量为 10% ～ 20%,按其生化性质和在肌肉组织中存在部位的不同,可分为肌浆蛋白质、肌原纤维蛋白质、间质蛋白质。畜肉蛋白质中人体必需氨基酸种类齐全、比例适当、数量充足,且易于消化吸收。因此,蛋白质营养价值高,为优质蛋白质。但存在于结缔组织中的间质蛋白质,主要是胶原蛋白和弹性蛋白,由于色氨酸、蛋氨酸含量很少,故蛋白质的利用率低。

此外,畜肉中含有能溶于水的含氮浸出物,如肌凝蛋白原、肌肽、肌酐和氨基酸等,是肉汤鲜美的主要原因,一般成年动物含量较幼年动物高。

2. 脂肪　畜肉的脂肪含量因牲畜的种类、肥瘦程度及部位不同有较大差异。畜肉类脂肪以饱和脂肪酸为主,一般瘦肉含脂肪 10% ～ 30%,肥肉中脂肪含量可高达 90%。胆固醇多存在于动物内脏,如猪脑含量最高,达 2 571 mg/100 g,其次牛脑 2 447 mg/100 g、牛肝 297 mg/100 g、猪肝 288 mg/100 g(表 2-3)。

知 识 链 接

白肉与红肉

营养学家把禽肉、鱼肉叫做白肉,把猪、牛、羊肉叫做红肉,因为白肉中不饱和脂肪酸多于红肉,而红肉中含较多饱和脂肪酸。从疾病预防角度来说,吃过多的红肉对

心脑血管疾病及肿瘤有一定的促进作用,而白肉有一定的保护作用。因此专家建议尽量用白肉代替红肉,红肉的摄入量每天最好不超过90克。

3. 碳水化合物　畜肉中的碳水化合物以糖原形式存在于肌肉和肝脏中,含量很少。由于酶的分解作用,宰后的动物在保存的过程中,肌肉中的糖原含量会逐渐下降。

4. 无机盐　畜肉无机盐含量为0.8%～1.2%,瘦肉高于肥肉,以铁和磷较多,并含有少量铜,肝脏含铁与铜丰富。畜肉中铁以血红素铁的形式存在,生物利用率高,不受食物中其他因素的影响,是膳食中铁的良好来源。畜肉中钙含量低,为7～11 mg/100 g,但吸收率较高。

5. 维生素　畜肉中含有较多的维生素A、维生素E和B族维生素,尤其是瘦肉和内脏中含B族维生素较多。畜类的肝脏是多种维生素的良好来源,如维生素B_1、维生素B_2、维生素PP,尤其富含维生素A和维生素D(表2-3)。

表2-3　猪肉及内脏主要营养素含量(每100 g可食部)

种类	蛋白质(g)	脂肪(g)	钙(g)	铁(g)	视黄醇(μg)	维生素B_1(mg)	维生素B_2(mg)	胆固醇(mg)
瘦猪肉	20.3	6.2	6	3.0	44	0.54	0.10	79
猪心	16.6	5.3	12	4.3	13	0.19	0.48	151
猪肝	19.3	3.8	6	22.6	4 972	0.21	2.08	288
猪肾	15.4	3.2	12	6.1	41	0.31	1.14	354
猪脑	10.8	9.8	30	1.9	-	0.11	0.19	2 571

二、禽肉类的营养价值

禽肉包括鸡、鸭、鹅、鸽、鹌鹑等的肌肉、内脏及其制品。

禽肉的营养价值与畜肉相似,蛋白质含量约为20%,氨基酸组成与人体需要的氨基酸模式接近,属于优质蛋白质。不同之处在于脂肪含量相对较少,且熔点低,含有20%亚油酸,易于消化吸收。因此,禽肉与畜肉比较,不易引起动脉粥样硬化和肿瘤,被称为"白肉",是人们提倡食用的动物性食物。另外,禽肉比畜肉含有较多柔软的结缔组织和含氮浸出物,故禽肉的肉质更细嫩,禽肉炖出的汤,味道更鲜美。禽肉的营养成分构成见表2-4。

表2-4　鸡、鸭、鹅主要营养素含量(每100 g可食部)

种类	蛋白质(g)	脂肪(g)	钙(g)	铁(g)	视黄醇(μg)	维生素B_1(mg)	维生素B_2(mg)	胆固醇(mg)
鸡	19.3	9.4	9	1.4	48	0.05	0.09	106
鸡肝	16.6	4.8	7	12.0	10 410	0.33	0.10	356
鸡肫	19.2	2.8	7	4.4	36	0.04	0.09	174
鸭	15.5	19.7	6	2.2	52	0.08	0.22	94

种类	蛋白质（g）	脂肪（g）	钙（g）	铁（g）	视黄醇（μg）	维生素 B_1（mg）	维生素 B_2（mg）	胆固醇（mg）
鸭肝	14.5	7.5	18	23.1	1 040	0.26	1.05	341
鸭肫	17.9	1.3	12	4.3	6	0.04	0.15	135
鹅	17.9	19.9	4	3.8	42	0.07	0.23	74
炸鸡	20.3	17.3	109	2.2	23	0.03	0.17	198

三、鱼类的营养价值

鱼类有海水鱼和淡水鱼之分，广义的鱼类还包括虾、蟹、贝类等水产品，也属于白肉，是人类食品中营养价值较高的动物性食物。

1. 蛋白质　鱼类肌肉中含有 15%～25% 蛋白质，肌纤维细短，间质蛋白少，组织软而细嫩，较畜、禽肉更易消化，其营养价值与畜、禽肉近似。鱼类蛋白质营养价值高，生物学价值在 85 以上，含有人体所需的各种氨基酸，尤其富含亮氨酸、赖氨酸，但色氨酸含量偏低。存在于鱼类结缔组织和软骨中的含氮浸出物主要是胶原和黏蛋白，是鱼汤冷却后形成凝胶的主要物质。

2. 脂肪　鱼类含脂肪很少，一般为 1%～3%，多分布在皮下和内脏周围。主要由多不饱和脂肪酸组成，占脂肪总量的 80%，熔点低，常温下为液态，消化吸收率达 95%。鱼类脂肪中含有长链多不饱和脂肪酸，如二十碳五烯酸（EPA）和二十二碳六烯酸（DHA），两者具有降血脂、防治动脉粥样硬化的作用。鱼类含胆固醇为 60～114 mg/100 g，但鱼籽、蟹黄中含量较高，可高达 470～940 mg/100 g。

3. 无机盐　鱼类中的无机盐含量为 1%～2%，总体高于禽、畜肉。磷的含量占总灰分的 40%，此外，钙、钠、氯、钾、镁含量丰富。虾皮中钙的含量可达 1 000 mg/100 g，为钙的良好来源。海水鱼类含碘多，牡蛎含锌丰富，且吸收率比植物性食物高。

4. 维生素　海水鱼的肝脏富含维生素 A 和维生素 D，也是生产鱼肝油的原料。鱼的肌肉中含有较多的维生素 B_1、维生素 B_2 和维生素 PP 等，但鱼类肌肉中含有硫胺素酶，鱼死后可破坏维生素 B_1，故鱼类应在新鲜时加工烹调食用为宜。

畜、禽、鱼类食品在加工烹调过程中，蛋白质含量的变化不大，而且经烹调后，更有利于蛋白质的消化吸收。无机盐和维生素在用炖、煮、烧等方法加工时，可部分溶于水，若连汤一起食用，则损失不大；在高温制作过程中，B 族维生素损失较多，如禽、鱼类罐头在制作的过程中需高温灭菌，会破坏较多的 B 族维生素。不同的烹调方法，对 B 族维生素的影响不同，如猪肉切丝炒时，维生素 B_1 可保存 87%，做蒸肉丸时保存率为 53%，清炖猪肉时（用大火煮沸后，再用小火煨半小时）保存率为 40%。

第五节　蛋及蛋制品的营养价值

禽蛋主要指鸡、鸭、鹅、鹌鹑、鸽等的蛋，其中以鸡蛋产量最大，食用最普遍。各种蛋的营养价值基本相似，具有营养全面、均衡、易消化吸收、食用方便等优点，适合各类人群，是理想的天然食品,还是食品制造业的重要原料。蛋类在我国居民膳食结构中所占比例约为 1.4%,主要提供优质蛋白质。蛋类制成的蛋制品有皮蛋、咸蛋、糟蛋、冰蛋、干全蛋粉、干蛋白粉、干蛋黄粉等。

一、蛋的结构

禽蛋的形状、大小和色泽各不相同,但结构基本相似,都是由蛋壳、蛋清、蛋黄三部分组成。以鸡蛋为例,每只鸡蛋平均重约 50 g,蛋壳约占全蛋重的 11%,由 96% 的碳酸钙、2% 的碳酸镁和 2% 的蛋白质组成,蛋壳厚 300 ～ 340 μm,布满直径为 15 ～ 65 μm 的细孔。新鲜蛋壳在壳的外面有一层厚约 10 μm 的胶质薄膜,紧贴着壳内面有一层厚约 70 μm 的间质膜。在蛋的钝端,间质膜分离成一个气室。蛋壳的颜色因鸡的品种而异,由白到棕色,与蛋的营养价值无关。

蛋清和蛋黄分别约占鸡蛋可食部的 57% 和 32%。蛋清包括两部分,即外层的稀蛋清和包在蛋黄周围胶冻样的稠蛋清。蛋黄表面包围有蛋黄膜,由两条韧带将蛋黄固定在蛋的中央。蛋各部分的营养组成见表 2-5。

表 2-5　蛋各个部分的营养组成（%）

组成成分	全蛋	蛋清	蛋黄
水分	73.8 ～ 75.8	84.4 ～ 87.7	44.9 ～ 51.5
蛋白质	12.8	8.9 ～ 11.6	14.5 ～ 15.5
脂肪	11.1	0.1	26.4 ～ 33.8
糖	1.3	1.8 ～ 3.2	3.4 ～ 6.2
无机盐	1.0	0.6	1.1

二、蛋的营养价值

禽蛋的营养价值很高,主要含有丰富的蛋白质、脂肪、无机盐和维生素。

1. 蛋白质　蛋类含蛋白质为 13% ～ 15%,鸡蛋蛋白质不但含有人体所需要的必需氨基酸,且氨基酸组成与人体组成模式接近,生物学价值达 95 以上。全蛋蛋白质几乎能被人体完全吸收利用,是食物中最理想的优质蛋白质。在进行各种食物蛋白质的营养质量评价时,常以鸡蛋蛋白质作为参考蛋白。

2. 脂肪　全蛋脂类含量为 9% ～ 11%,主要集中在蛋黄中,大部分为中性脂肪,分散成细小的颗粒,易消化吸收,还含有一定量的磷脂酰胆碱和胆固醇。一只重 50 克的鸡蛋含胆固醇约 200 mg。

3. 碳水化合物　蛋类含糖较少,在蛋清中主要是甘露糖和半乳糖,并以与蛋白结合的形式存在。在蛋黄中主要是葡萄糖,大部分以与磷蛋白结合形式存在。

4. 无机盐　蛋类是多种无机盐的良好来源,含钙、磷、铁较多,主要集中在蛋黄内,其中钙、磷的吸收率较高,所含铁因与磷蛋白结合,吸收率较低,仅约 3%。

5. 维生素　禽蛋中的维生素绝大部分存在于蛋黄中,维生素 D、维生素 B_1、维生素 B_2 均很丰富,其中维生素 D 含量与季节、饲料组成和鸡放养时间长短有关。

三、加工烹调对营养价值的影响

蛋类食品常用的烹调方法包括煮、煎、炸、蒸等,除维生素 B_1 少量损失外对其他成分影响不大。蛋类在烹调过程中的加热不仅有杀菌作用,而且能提高消化吸收率,其蛋白质的消化吸收率均在 95% 以上。

生蛋清的消化吸收率仅为 50% 左右,而且含有抗营养因素如抗胰蛋白酶因子和生物素结合蛋白等。此外,生鸡蛋中可能污染有沙门菌。因此,鸡蛋不宜生食,应加热到蛋清完全凝固为好。蛋黄加热前后的消化率差异不大。

各种加工措施对于蛋类的营养价值影响不一。制作咸蛋对鸡蛋中营养素的含量影响不大,但制作松花蛋使维生素 B_1 受到一定程度的破坏,因为松花蛋的加工中需要加入氢氧化钠等碱性物质,而且传统的松花蛋腌制中加入黄丹粉,即氧化铅,使产品的铅含量提高。目前已有多种"无铅皮蛋"问世,用铜或锌盐代替氧化铅,使得这些微量元素含量相应上升,但其风味和色泽不及加铅皮蛋。

制作蛋粉对蛋白质的利用率无影响,但是如果在室温下储藏 9 个月,蛋粉中的维生素 A 可损失 75% 以上,维生素 B_1 有 45% 左右的损失,其他维生素基本稳定。

知 识 链 接

生吃鸡蛋有害健康

鸡蛋是日常生活中常见的营养补充品,有些人认为生吃鸡蛋可以获得最佳营养。其实,吃生鸡蛋坏处多多,对人的健康是十分有害的。因为生鸡蛋中含有抗酶蛋白和抗生物蛋白,前者阻碍人体肠胃中的蛋白酶与蛋白质接触,影响蛋白质的消化、吸收。后者能与食物中的生物素结合,形成人体无法吸收的物质。但是上述两种物质,经蒸煮可被破坏,不再影响人体对营养素的吸收。另外,大约 10% 的鲜蛋带有致病菌、霉菌或寄生虫卵。因此,鸡蛋一定要煮熟吃,不宜用开水冲鸡蛋,更不能生吃。

第六节　奶及奶制品的营养价值

奶类是一种营养成分齐全、组成比例适宜、易消化吸收、营养价值高的天然食品,能满足初生幼崽生长发育的全部需要。主要提供优质蛋白质、维生素 A、维生素 B_2 和钙。常见的奶类食品有牛奶、羊奶和马奶及其制品,其中牛奶的食用最普遍,适合各年龄组的健康人群,更是母乳不足的婴儿、病人及老年人的理想食品。我国居民的奶类的消费量明显低于世界平均水平,在膳食中适当增加奶类食品的消费,对于提高人们优质蛋白、钙及维生素的摄入,增强全民族的体质具有重要意义。

一、奶的营养价值

奶呈乳白色,是由水、蛋白质、脂肪、乳糖、无机盐和维生素等组成的复杂乳胶体。鲜奶主要含水分 80% ~ 90%,有天然的甜味和奶香,奶香是因为有低分子的化合物,主要是挥发性的脂类。鲜奶的平均比重为 1.032，比重大小与奶中固体物质的含量有关，奶的各种成分除脂肪的含量变动较大外，其他成分基本比较稳定，因而比重是判定鲜奶质量的最简单、方便的标准之一。

1. 蛋白质　奶类蛋白质平均含量为 3.0%，主要是酪蛋白占 79.6%，其次为 11.5% 乳白蛋白和 3.3% 乳球蛋白，三者都含有全部必需氨基酸，生物学价值很高，消化率也高，属于优质蛋白。奶类蛋白质还富含赖氨酸，是谷类食物良好的天然互补食品。

由于牛奶中蛋白质含量较人乳高 2 倍（表 2-6），且酪蛋白与乳清蛋白的构成比跟人乳相比恰好相反，因此，一般在牛奶中增加乳清蛋白的量来改变其蛋白质的构成比，使之接近母乳的构成。

表 2-6　人乳、牛乳、羊乳主要营养素比较（每 100 g 含量）

种类	蛋白质（g）	脂肪（g）	碳水化合物（g）	钙（mg）	铁（g）	视黄醇（μg）	维生素 B_1（mg）	维生素 B_2（mg）	尼克酸（mg）
人乳	1.3	3.4	7.4	30	0.1	11	0.01	0.05	0.20
牛乳	3.0	3.2	3.4	104	0.3	24	0.03	0.14	0.10
羊乳	1.5	3.5	5.4	82	0.5	84	0.04	0.12	2.10

2. 脂肪　奶类脂肪的含量约占总量的 3.0%，以极小的脂肪球分散在乳浆中，溶点低，易消化，吸收率达 97%。静置时，脂肪小球集于一处而成液状浮于牛奶的上层。乳脂肪中脂肪酸组成复杂短链脂肪酸（如丁酸、己酸、辛酸）含量较高，是奶类风味良好及易于消化的原因。油酸占 30%，亚油酸占 5.3%，亚麻酸占 2.1%。另外，奶脂中含有少量的卵磷脂和胆固醇。

3. 碳水化合物　牛奶中所含的碳水化合物主要为乳糖，其含量比人奶少（表 2-6），其甜度为乳糖的 1/6。乳糖有调节胃酸、促进胃肠蠕动和促进消化液分泌的作用；还能促进钙的吸收和助长肠道中乳酸菌杆菌的繁殖，抑制致腐败菌的生长。用牛奶喂养婴儿时，可用米汤稀释并添加适量蔗糖，以降低蛋白质含量和构成、增加甜度。消化道中的乳糖酶可使乳糖分解为葡萄糖和半乳糖，但随着年龄的增长，人体内的乳糖酶逐渐减少，甚至缺乏，有些成人食用牛奶后容易发生腹胀、腹泻等症状，称为乳糖不耐受症。可采用少量多次饮用，以便肠道逐渐适应对牛奶的消化，或饮用酸奶可避免此症。

4. 无机盐　牛奶富含钙、磷、钾、镁等多种无机盐，大部分以可溶性盐的形式存在，易被人体吸收。100 ml 的牛奶含钙 110 mg，且吸收率高，是钙的良好来源。奶中的微量元素有锌、碘、硅，但铜及铁含量极少，牛奶中铁的含量低（表 2-6），用牛奶喂养婴儿时应注意铁的补充。

5. 维生素　牛奶中含有维生素 A、维生素 D、维生素 B_1、维生素 B_2（表 2-6），是维生素 B_2 的良好来源；脂溶性维生素 A 和维生素 D 均在乳脂中。维生素 A、维生素 D 的含量与牛的饲料有关，夏日牛食青草奶中的维生素 A、维生素 D 较多，冬季则含量减少。鲜牛奶仅含极少量的维生素 C，经过消毒处理后所存无几。

二、奶制品的营养价值

鲜奶经过加工可制成多种产品以满足不同需要，主要包括消毒鲜奶、奶粉、炼乳、酸奶、奶油、奶酪等。

(一) 消毒鲜奶

消毒鲜奶是将鲜牛奶过滤、加热杀菌后,分装出售的饮用奶,是奶制品中产量最大的一种。消毒鲜奶除维生素 B_1 和维生素 C 有损失外,营养价值与新鲜牛奶差别不大,市售消毒牛奶中常强化了维生素 A、维生素 D 和维生素 B_1 等营养素。

(二) 奶粉

根据成分和食用要求奶粉可分为全脂奶粉、脱脂奶粉和调制奶粉。

1. 全脂奶粉　鲜奶消毒后,除去 70% ～ 80% 的水分,采用喷雾干燥法把奶喷成雾状微粒。此加工对奶的色、香、味、蛋白质的性质和其他营养成分影响极小,因而全脂奶粉加适当比例的水配制后营养成分与鲜奶基本相同且溶解性好。

2. 脱脂奶粉　生产工艺类似全脂奶粉,但原料奶经过脱脂处理,产品中脂肪含量不超过1.3%。因脱脂造成脂溶性维生素损失。此种奶粉适用于腹泻的婴儿及要求低脂膳食的患者。

3. 调制奶粉　又称母乳化奶粉,是以牛奶为基础,按照母乳组成的模式及特点加以调制,使营养成分的种类、含量和比例接近母乳,以适合于婴幼儿生长发育的需要。如调整牛奶中酪蛋白的含量和酪蛋白与乳清蛋白的比例,添加乳糖,以适当比例强化维生素 A、维生素 D、维生素 B_1、维生素 B_2、维生素 C 和叶酸、微量元素等。

(三) 酸奶

酸奶是一种发酵奶制品,是以鲜牛奶、奶粉或炼乳为原料接种乳酸菌,经过不同工艺发酵制成,其中以酸牛奶最为普遍。奶经乳酸菌发酵后,乳糖变成乳酸,蛋白质凝固和脂肪不同程度的水解,形成独特的风味,备受食用者喜爱。酸奶营养丰富,易消化吸收,还可刺激胃酸分泌。乳酸杆菌和双歧杆菌为肠道益生菌,可抑制肠道腐败菌的生长繁殖,调整肠道正常菌群组成,防止腐败胺类的产生,对维护人体的健康有重要作用。酸奶尤其适合于消化功能不良的婴幼儿、老年人饮用,并能使成人原发性乳糖酶缺乏者的乳糖不耐受症状减轻。

知 识 链 接

长寿饮品——酸奶

早在 100 多年前就有营养学家认为,酸奶中含有一种生长活性因子,能增强机体免疫机能,有利于身体健康,抗病、抗衰老。世界上有很多长寿的地方,居民都有长期饮酸奶的习惯。有研究认为,保加利亚地区人们多长寿是因为多饮酸奶,而日本人整体平均身高的增长也是因为常喝酸奶。酸奶有利于人类健康和长寿的原因可能有:①经发酵后的奶营养成分更容易吸收;②由于乳糖被分解,可减轻成人原发性乳糖酶缺乏者的乳糖不耐受症;③酸奶可增强人体免疫功能;④降低血清胆固醇的水平;⑤降低血清胆固醇;⑥促进肠道运动,增加粪便排泄量,预防便秘发生,有益于预防结肠癌。因此,酸奶在国外被誉为"长寿食品"。

(四) 炼乳

炼乳是一种浓缩乳,按其成分可分为甜炼乳、淡炼乳、全脂炼乳、脱脂炼乳,若添加维生素 D 等营养物质可制成各种强化炼乳。市场上常见的是甜炼乳及淡炼乳。

1. 甜炼乳　　是在牛奶中加入约 16% 的蔗糖,并经浓缩至原体积的 40% 的一种乳制品。成品中蔗糖含量为 40% ~ 45%,渗透压增大,可抑制细菌的生长,成品保质期较长。甜炼乳因糖分高,食用前需加水稀释,造成蛋白质等营养成分相对降低,故不宜用于喂养婴儿,主要用于家庭甜食的制作或冲入咖啡饮用。

2. 淡炼乳　　为无糖炼乳,又称蒸发乳。将牛奶浓缩至原体积 1/3 后装罐密封,经加热灭菌并通过均质操作制成的耐保存乳品。淡炼乳经高温处理后,赖氨酸和维生素 B_1 含量有所减少,若予以增补,其营养价值几乎与鲜奶相同。高温处理后形成的软凝乳块经均质处理,脂肪球微细化,有利于消化吸收,可用于喂养婴儿。

（五）复合奶

将脱脂奶粉和无水奶油分别溶解,按一定比例混合,再加入 50% 的鲜奶即成复合奶,其营养价值与鲜奶基本相似。

（六）奶油

由牛奶中分离的脂肪制成的乳制品,一般含脂肪 80% ~ 83%,而水分低于 16%,主要用于佐餐、面包和糕点制作。

第七节　强化食品的营养价值

强化食品在全球范围内的食品领域中是很重要的一个分支。目前具有强制性食品强化法规的国家已有 80 多个。我国在 20 世纪 80 年代以后,开始在一些缺碘比较严重的地区供应碘盐。20 世纪 90 年代制定法规进行食盐的碘强化。2002 年 9 月,国家 8 部委联合发起"公众营养改善项目",旨在通过强化食品来提高我国公众的营养健康状况,该项目内容包括食用油中添加维生素 A、面粉中添加营养素、酱油中添加铁、婴幼儿食品中添加营养素等。1997 年 12 月,国务院批准的《中国营养改善行动计划》明确提出,为尽快改善我国居民的营养状况,要求增加生产符合国家标准的富含微量营养素的粮食加工品和营养强化食品。

一、强化食品概述

（一）强化食品的概念和目的

1. 强化食品的概念　　人们为了提高天然食品的营养价值或补充膳食中某些营养素的不足,将一种或多种营养素添加到食品中,这种经过添加营养素的食品称为强化食品。根据各类人群的营养需要,在食品中人工添加一种或几种营养强化剂以提高食品营养价值的食品深加工过程被称为食品强化。在食品强化的过程中,被强化的食品通常称为载体,所添加的营养素称为营养强化剂。我国的《食品营养强化剂使用卫生标准》（GB14880-2012）对营养强化剂定义为:"为了增加食品的营养成分（价值）而加入到食品中的天然或人工合成的营养素和其他营养成分"。

2. 食品强化的目的　　食品强化的目的主要为了改善天然食物中营养素的不平衡以及在食品的烹调、加工、贮存过程中造成部分营养素的损失,以满足人体的营养需要。它是人类在饮食生活中摆脱靠天吃饭,积极干预自然的一种社会进步,是食品资源开发利用的一个主要方面。食品营养强化的优点在于,既能覆盖较大范围的人群,又能在短时间内收效,而且花费不多,是经济、便捷的营养改善方式,在世界范围内广泛应用。其目的可概括为以下几

个方面:

（1）弥补食品在正常加工、储存时造成的营养素损失。

（2）在一定的地域范围内,有相当规模的人群出现某些营养素摄入水平低或缺乏,通过强化可以改善其摄入水平低或缺乏导致的健康影响。

（3）某些人群由于饮食习惯和（或）其他原因可能出现某些营养素摄入量水平低或缺乏,通过强化可以改善其摄入水平低或缺乏导致的健康影响。

（4）补充和调整特殊膳食用食品中营养素和（或）其他营养成分的含量。

（二）强化食品的载体和营养强化剂

1. 强化食品的载体　强化食品的载体一般选择食用范围广、消费量大、适合强化工艺处理、易于保存运输的食品。目前,世界各国均以粮食、乳制品、儿童食品、饮料、罐头、食用油和调味品等作为强化食品的载体。

2. 食品营养强化剂　目前,我国允许使用的食品强化剂主要有氨基酸类、维生素类及无机盐和微量元素类等。如赖氨酸、牛磺酸、维生素 A、β - 胡萝卜素、维生素 D、维生素 E、维生素 B_1、维生素 B_2、维生素 C、叶酸、生物素、钙、铁、镁、多烯脂肪酸等。此外还有天然食品及其制品,如大豆粉、大豆蛋白及其他植物蛋白、骨粉、酵母、谷胚、野果等。

（三）食品强化的基本要求

1. 食品强化要有明确的针对性　进行食品营养强化前必须对本国本地区的食物种类及人们的营养状况做全面细致的调查研究,从中分析缺少哪种营养成分,然后根据本国、本地区人们摄食的食物种类和数量,选择需要进行强化的食物载体以及强化剂的种类和用量。例如,我国南方多以大米为主食,而且由于生活水平的提高,人们多食用精白米,致使有的地区维生素 B_1 缺乏病流行。因此,除了提倡食用标准米以防止维生素 B_1 缺乏病外,在有条件的地方也可考虑对精米进行适当的维生素强化。另外,对于地区性营养缺乏症和职业病等患者的强化食品更应仔细调查,针对所需的营养素选择好适当的载体进行强化。

2. 食品强化配方要符合营养学原理　人体所需各种营养素在数量之间有一定的比例关系,应注意保持各营养素之间的平衡。食品营养强化的主要目的是改善天然食物存在的营养素不平衡关系,强化的剂量应适当,避免造成某些新的不平衡。强化剂加入剂量一般以膳食营养素推荐摄入量的 1/3 ～ 1/2 为宜,载体食品的原有成分中含有的营养素,其含量达到营养强化剂最低标准的 1/2 者,不得进行强化。对于强化的营养素还需要考虑其生物利用率,尽量选用那些易于被人体吸收和利用的强化剂。

3. 强化食品要符合国家卫生标准　强化食品也是一种市销食品,其质量也必须符合中华人民共和国食品卫生法和国家食品卫生标准的有关规定。强化食品中的营养强化剂,虽然都是些营养素,但大多数营养强化剂是人工生产的化学物质,所以必然存在质量、纯度、有害或不良的副产品和污染物问题。因此,对食品营养强化剂的使用也必须按食品卫生法和国家有关食品卫生标准进行监督管理。同时,为了保证使用营养强化剂的安全性、合理性和有效性,除使用种类必须依据国家规定外,对添加使用量,既要规定上限,也要规定下限。

4. 保证强化食品质量　保证强化食品质量最主要的就是提高营养强化剂的保存率,使其在食品加工、保存过程中不致被分解破坏,特别是容易被光、热、氧化所分解破坏的维生素类,可采用改变强化剂的化学结构、添加稳定剂及改进加工工艺等方法来提高营养强化剂的保存率,在进一步烹调加工中营养素不发生明显损失,使添加的营养强化剂达到预期的营养效应。

5. 适应消费者的要求 强化食品作为一种商品能否广泛被人们所接受,是强化食品可否取得营养效果的重要方面。因此,一方面生产的强化食品不应导致食品一般特性如色泽、滋味、气味、烹调特性等发生明显不良改变;另一方面食品营养强化时,应当选择广大居民普遍食用、经济上能够承受的食品作为载体,食品强化后销售价格不宜过高,否则不易向公众推广普及。政府有关部门、企业、商场也应采取多种形式进行食品强化知识的广泛、深入宣传,教育群众正确认识并合理选购强化食品,而不应通过使用营养强化剂夸大食品中某一营养成分的含量或作用,误导和欺骗消费者。

（四）我国对强化食品的管理

随着社会的发展,我国强化食品的种类和食用范围也在不断扩大,加强对强化食品的科学化和规范化管理也在逐步开展。20 世纪九十年代,中华人民共和国卫生部就出台了《食品营养强化剂使用卫生标准》(GB14880-1994)和《食品添加剂使用卫生标准》(GB2760-1996)以及在 1997 ~ 2012 年间增补的内容中规定了营养强化剂种类、品种、使用范围和最大使用量等。2012 年 4 月,卫生部新发布了食品安全国家标准《食品营养强化剂使用标准》(GB14880-2012),已在 2013 年 1 月 1 日实施,进一步加强对强化食品的管理。使用营养强化剂必须符合这些标准的要求。生产强化食品,必须经省、自治区、直辖市食品卫生监督检验机构批准才能销售,并在该类食品标签上标注强化剂的名称和含量,在保存期内不得低于标志含量。进口食品中的营养强化剂必须符合我国规定的使用卫生标准。不符合标准的需报卫生部批准后方可进口。

二、强化食品的种类

全国营养调查表明,我国存在着不同程度的各种微量营养素缺乏,以铁、钙、锌、维生素 A、维生素 B_2 为主,其中尤以铁和钙的缺乏最为突出。食品营养强化是控制微量营养素缺乏的一种有效措施。它既可以覆盖众多的消费者,又有见效快的优点。1995 年联合国世界粮农组织(FAO)食物营养强化专家咨询会议呼吁各国将食物营养强化作为当前控制微量营养素缺乏的一项重要政策,特别是在发展中国家。我国也将生产符合国家标准的营养强化食品作为改善我国居民的营养状况一项重要措施。

目前,国内国外的强化食品主要有以下几类:

1. 粮谷类食品 粮谷类强化食品包括面、米及其制品,如面包、饼干等。精制米、面容易造成多种维生素缺乏,许多国家对大米、面粉及面包等都进行强化。我国规定在谷类粉中可强化维生素 B_1、维生素 B_2、铁、钙、锌等,玉米粉中可强化烟酸;在加工面包、饼干和面条的面粉中强化赖氨酸,目前我国正在进行面粉和方便面强化的研制,不久将会走向市场。

2. 乳与乳制品 乳与乳制品含有丰富的蛋白质,但缺乏某些维生素和无机盐,我国规定在乳制品中可强化维生素 A、维生素 D、铁、锌等,目前许多城镇所供应的鲜奶中都进行了维生素 A、维生素 D 和其他营养素的强化。

3. 人造奶油与植物油 我国规定人造奶油可强化维生素 A、维生素 D 和维生素 E;在植物油中可强化维生素 A 和维生素 E。

4. 婴儿配方食品 我国已制定婴儿配方乳粉 I、婴儿配方乳粉 II 等配方食品的国家标准,在婴儿配方食品中需添加多种维生素和无机盐,并尽量和母乳成分相近。

5. 食盐 为防治碘缺乏病,有效预防措施是提供强化碘的食盐,即在食盐中加入碘化钾或碘酸钾,我国自 1993 年实施全民补碘,方法是在每吨食盐中加入 50 g 碘酸钾,如每日平均摄入 10 g 食盐,则可获取 250～300 μg 碘,全民补碘的方式在我国控制、消除碘缺乏病中,取得良好的效果,也是我国应用强化食品,提高人群健康水平的成功范例。

知 识 链 接

新标准取消了食盐作为营养强化剂载体的资格

2012 年 4 月,卫生部公布了新修订的《食品营养强化剂使用标准》(GB14880-2012)。这一新标准已于 2013 年 1 月 1 日正式施行。本标准取消了食盐作为营养强化剂载体的资格。因为据营养调查结果显示,我国居民食盐摄入量过高,同时我国高血压等慢性病的发病率也有升高趋势。从 2013 年开始,对于食用盐中碘的使用,生产单位则需依据《食用盐碘含量》(GB26878-2011)执行。这意味着,将不再允许食盐添加除碘之外的营养强化剂。

知识点归纳

知识点	知识内容
谷类营养特点	富含淀粉,是我国居民的能量和蛋白质的主要来源
大豆营养特点	是优质蛋白质和无机盐、维生素的良好来源,合理加工可去除大豆中的抗营养因素,提高其消化率和营养价值
蔬菜、水果营养特点	是居民膳食的重要组成成分,富含无机盐、维生素和膳食纤维。水果中含有多种芳香物质、色素和有机酸等,可增进食欲、促进消化、维持肠道的正常功能
畜、禽和鱼类营养特点	是蛋白质、无机盐和维生素的良好来源。鱼类脂肪含量少,为多不饱和脂肪酸,具有降血脂、防治动脉硬化的作用
奶类营养特点	主要提供优质蛋白质、脂肪、无机盐和多种维生素,是补钙的理想天然食品
蛋类营养特点	蛋类的氨基酸模式与人体氨基酸模式接近,生物学价值高,是理想的天然优质蛋白质,营养价值高
强化食品营养特点	改善天然食物中营养素的不平衡及弥补食品在烹调加工等过程中造成部分营养素的损失,提高食品的营养价值,满足人体的营养需要

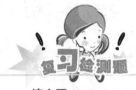

一、填空题

1. 食物按其来源和性质不同可分为 _____、_____、_____。

2. 蔬菜和水果在烹调过程中主要是 _____ 和 _____ 的损失和破坏。

3. 最好的植物性优质蛋白质是 _____。

4. 牛奶中含量较低的矿物质是 _____,用牛奶喂养婴儿时应注意加以补充。

5. 蔬菜、水果贮藏常采用的方法有 _____ 和 _____。

6. 常采用 _____ 和 _____ 的方法来提高谷类蛋白质的营养价值。

7. 禽肉、畜肉中含有可溶于水的 _____,使肉汤味道鲜美。

8. 目前,国内外的强化食品主要有 _____、_____、_____、_____。

二、单项选择题

1. 含维生素 C 最多的蔬菜是 （　　）

A. 大白菜　　　　　　B. 油菜　　　　　　C. 柿子椒　　　　　　D. 大萝卜

2. 野果的营养特点是 （　　）

A. 富含维生素 C 和胡萝卜素　　　　　　B. 富含维生素 B₁

C. 富含维生素 A 和维生素 D　　　　　　D. 富含维生素 E

3. 大豆中的蛋白质含量 （　　）

A. 15% ～ 20%　　　B. 50% ～ 60%　　　C. 10% ～ 15%　　　D. 35% ～ 40%

4. 下列不宜用于喂养婴儿的奶制品是 （　　）

A. 甜炼乳　　　　　　B. 调制奶粉　　　　C. 淡炼乳　　　　　　D. 全脂奶粉

5. 影响蔬菜中钙吸收的主要因素是 （　　）

A. 磷酸　　　　　　　B. 草酸　　　　　　C. 琥珀酸　　　　　　D. 植酸

6. 豆芽中富含 （　　）

A. 维生素 E　　　　　B. 叶酸　　　　　　C. 维生素 B　　　　　D. 维生素 C

7. 我国居民膳食结构中蛋白质的主要来源是 （　　）

A. 粮谷类　　　　　　B. 肉类　　　　　　C. 蛋类　　　　　　　D. 豆类及其制品

8. 目前认为强化铁剂较好的载体为 （　　）

A. 盐　　　　　　　　B. 油　　　　　　　C. 乳　　　　　　　　D. 酱油

三、名词解释

1. 食品的营养价值　2. 调制奶粉　3. 褐变反应

四、简答题

1. 大豆有哪些营养价值?

2. 大豆中的抗营养因素有哪些?

3. 从哪些方面评定食品的营养价值?

4. 简述牛奶中碳水化合物的营养特点。

5. 简述食品营养强化的目的和要求。

（章艳珍）

第三章　合理营养与平衡膳食

1. 合理营养与膳食营养素参考摄入量的概念、基本要求、合理的膳食调配和合理的膳食制度。
2. 平衡膳食宝塔。
3. 膳食结构与膳食指南、营养调查与评价。

合理营养是健康的物质基础。食物提供的能量和营养素不仅要维持机体正常生长发育和新陈代谢的需要,而且应满足机体从事工作、生活和学习的需要。如果营养素摄入量不足,就会引起机体生长发育障碍和生理功能的改变,长期缺乏还会导致营养缺乏症,出现各种临床症状。

平衡膳食是合理营养的唯一途径。如何做到合理搭配食物,科学用膳,既少花钱,又能满足机体能量和营养素的需要,对保证身体健康具有非常重要的现实意义。根据膳食指南的原则并参考平衡膳食宝塔,来合理搭配、科学安排日常饮食是通往健康的光明之路。

第一节　合理营养

合理营养是指全面而均衡的营养,即每日膳食中各种营养素种类齐全、数量充足、相互之间的比例适当。

一、合理营养的基本要求

1. 满足机体能量和各种营养素的需要,提供的营养素与机体的需要量保持平衡,且营养素之间比例适当。

2. 食物多样化,合理加工烹调,减少营养素的损失,提高消化吸收率,并具有良好的色、香、味。

3. 食物无毒、无害,不得含有病原微生物及腐败变质,无农药及其他有害化学物质污染,食品添加剂符合规定的要求。

4. 合理的膳食制度,舒适、安静、卫生的饮食环境。

二、合理的膳食调配

人类的日常膳食应由多种食物组成,才能满足人体各种营养需要,达到合理营养,促进健康的目的。一种合理的膳食应该包括粮谷类、动物类、豆类、蔬菜水果类和油脂类五大类食物,要求各种食物在膳食中都应占有适当的比例。

1. 粮谷类食物 包括米、面、杂粮、马铃薯、甘薯等,主要提供碳水化合物、蛋白质、膳食纤维及 B 族维生素。一般每人每天应吃 300 ~ 500 g,占膳食总量的 30%。

2. 动物性食物 包括肉、禽、鱼、奶、蛋等,主要提供蛋白质、脂肪、矿物质、维生素 A 和 B 族维生素。每天应吃 125 ~ 200 g(鱼虾类 50 g,畜、禽肉 50 ~ 100 g,蛋类 25 ~ 50 g),占膳食总量的 12%。

3. 奶类及豆类食物 包括奶类及奶制品、大豆及其他干豆类,主要提供蛋白质、脂肪、膳食纤维、矿物质和 B 族维生素。每天应吃奶类及奶制品 100 g 和豆类及豆制品 50 g,占膳食总量的 11%。

4. 蔬菜水果类食物 包括鲜豆、根茎、叶菜、茄果等,主要提供膳食纤维、矿物质、维生素 C 和胡萝卜素。每天应吃 400 ~ 500 g 和 100 ~ 200 g,占膳食总量的 45%。

5. 油脂类食物 包括动物油、植物油等,主要是烹调用油,增加食物香味,可提供部分能量。植物油还能提供维生素 E 和必需脂肪酸。每天不超过 25 g,占膳食总量的 2%。

三、合理的膳食制度

合理的膳食制度是指科学地安排一日的餐次、两餐之间的间隔、每餐的数量和质量,使进餐与日常生活制度和生理状况相适应,并使进餐和消化过程协调一致。

一般制定膳食制度应注意以下原则和要求:①考虑胃肠的消化能力,使食物中的营养素能被充分消化、吸收和利用;②适当安排两餐的间隔,使用餐者在吃饭时有良好的食欲,但在饭前又不致发生剧烈的饥饿感;③能满足生理和劳动的需要,适应工作制度,使用膳者能很好地生活和工作。

根据上述原则要求适当安排全天进餐次数、各餐间隔时间和每餐食物分配比例:

1. 每日进餐次数和间隔时间 按照我国居民的工作和生活习惯,每日三餐,两餐间隔时间 4 ~ 6 小时是比较合理的。这样可以保证两餐间隔时间不会太长也不太短,与胃排空的时间基本一致。如果间隔时间太长,可引起高度饥饿感,影响工作效率;间隔太短,胃没有排空,消化器官得不到适当休息,会影响食欲和消化。当然,还应根据具体实际情况作适当调整,如果晚上加班工作和学习,就应该适当加餐,保证机体需要。

2. 各餐食物分配 全天各餐食物数量分配的比例,应适应工作性质、劳动强度、生理需要和生活习惯。一般情况以午餐较多,早餐和晚餐相对较少些为宜。就能量分配来说,通常早餐应占全天总能量的 25% ~ 30%,午餐占 40%,晚餐占 30% ~ 35%。

在现实生活中早餐往往容易被大家忽视,不吃早餐的人越来越多,原因在于早晨活动量少,加上时间紧张,急着上班、上学,没有就餐的轻松环境。其实早餐非常重要,一顿质量好的早餐,可以供给人体和大脑需要的能量和营养素,使人精力充沛,思维活跃,工作和学习效率提高。而不吃早饭或吃得太少可以使人没有精神,思维迟钝,记忆力下降,甚至会产生低血糖,影响工作和学习,所以应该重视早餐。早餐的内容应包括谷类(馒头、面包、小点心等)、肉蛋类(一个鸡蛋或少量熟肉、肠等)、一杯牛奶(约 200 ml)、水果或蔬菜(一些小青菜、泡菜或纯果汁）。

午餐是一日之正餐,这段时间人们的工作、学习各种活动很多,且从午餐到晚餐要间隔 5～6 小时,所以要供给充足的能量和营养素,谷类、肉类、蔬菜要搭配好。午餐的内容应包括谷类(主食,要粗、细粮搭配)、肉类(鱼、禽、肉、蛋)、青菜(红、黄、绿色菜搭配)和豆腐或豆制品。下午如加点心可吃水果或酸奶。

晚餐不宜吃的过多,因晚餐后一般活动较少,吃的太多易造成肥胖,并影响睡眠。晚餐内容宜清淡些,少吃肥甘厚味,可吃低脂肪、低能量的食物,如多些蔬菜,适量谷类、豆类及肉类。

一日三餐是保证我们生存和健康的物质基础,应重视基本的一日三餐。家庭主妇应尽可能安排好一日三餐,保质保量,使家人从三餐中获得均衡的营养,保证身体健康。同时在制作时要注意食物的色、香、味,使家庭成员在摄取营养的同时享受到饮食的乐趣。

3. 用膳时间　用膳的时间应该与工作、学习和生活相协调。一般早餐宜在早上 7 时,午餐在中午 12 时前后,晚餐在下午 6 时左右。每餐用膳时间一般为 30 分钟。对于生活工作制度比较特殊的人,可根据实际情况作适当调整。

第二节　平衡膳食

平衡膳食是合理营养的物质保障和唯一途径,只有平衡膳食才能保证儿童的正常生长发育、成年人的体格健壮和老年人的健康长寿。

一、平衡膳食与膳食营养素参考摄入量(DRIs)的概念

(一)平衡膳食

平衡膳食是指全面达到营养供给量的膳食,膳食中的能量和各种营养素不但能满足机体营养需要,而且各种营养素之间的比例适当。平衡膳食应由多种食物组成,各种食物在膳食中都应有适当的比例,才能保证机体需要的全部能量和各种营养素。

平衡膳食应有适宜的能量满足机体活动的需要,有适量的蛋白质供给生长发育,有一定的脂类维持正常的生理功能,此外,还要有充足的无机盐、丰富的维生素、适量的膳食纤维和充足的水分来保证机体的正常需要。

平衡膳食包括三大营养素之间的平衡,能量代谢与其密切相关的维生素之间的平衡,蛋白质中必需氨基酸之间的平衡,饱和脂肪酸和不饱和脂肪酸之间的平衡,钙、磷之间的平衡,以及动物性食品和植物性食品之间的平衡等等。

(二)膳食营养素参考摄入量(DRIs)

从 20 世纪 40 年代起营养学家就开始根据相关知识建议营养素的摄入量,以预防营养素不足或过多的危险。我国自 1955 年开始制定了"每日膳食中营养素供给量(RDA)",建议中国居民膳食营养素摄入水平,作为计划食物供应和评价膳食质量的依据。随着科学研究和社会实践的发展,国际上自 20 世纪 90 年代初期逐步开展了关于 RDA 的性质和适用范围的讨论。很多学者认为 RDA 这样一套参考数值已经不能满足当前的需要,并在欧、美诸国先后提出一些新的术语的基础上,逐步形成了膳食营养素参考摄入量(DRIs)的新概念。

DRIs 是在 RDAs 的基础上发展起来的一组每日平均膳食营养素摄入量的参考值,包括 4 项内容:平均需要量(EAR)、推荐摄入量(RNA)、适宜摄入量(AI)和可耐受摄入量(UL)。

1. 平均需要量（estimated average requirement，EAR） EAR 是根据个体需要量的研究资料制定的，是根据某些指标判断可以满足某一特定性别、年龄及生理状况群体中 50% 个体需要量的摄入水平，这一摄入水平不能满足群体中另外 50% 个体对该营养素的需要。EAR 是制定 RDA 的基础。

2. 推荐摄入量（recommended nutrient intake，RNI） RNI 相当于传统使用的 RDA，是可以满足某一特定性别、年龄及生理状况群体中绝大多数（97%～98%）个体需要量的摄入水平。长期摄入 RNI 水平，可以满足身体对该营养素的需要，保持健康和维持组织中有适当的储存。RNI 的主要用途是作为个体每日摄入该营养素的目标值。RNI 是以 EAR 为基础制定的。如果已知 EAR 的标准差（SD），则 RNI 定为 EAR 加两个标准差，即 RNI=EAR+2SD。如果关于需要量变异的资料不够充分，不能计算 SD 时，一般设 EAR 的变异系数为 10%，这样 RNI=1.2EAR。

3. 适宜摄入量（adequate intake，AI） 在个体需要量的研究资料不足不能计算 EAR，因而不能求得 RNI 时，可设定适宜摄入量（AI）来代替 RNI。AI 是通过观察或实验获得的健康人群某种营养素的摄入量。例如纯母乳喂养的足月产健康婴儿，从出生到 4～6 个月，他们的营养素全部来自母乳。母乳中供给的营养素就是他们的 AI 值，AI 的主要用途是作为个体营养素摄入量的目标。

AI 与 RNI 相似之处是二者都作为个体摄入的目标，能满足目标人群中几乎所有个体的需要。AI 与 RNI 的区别在于 AI 的准确性远不如 RNI，可能显著高于 RNI。因此使用 AI 时要比使用 RNI 更加小心。

4. 可耐受最高摄入量（tolerable upper intake level，UL） UL 是平均每日可以摄入某营养素的最高值。这个量对一般人群的几乎所有个体都不至于损害健康。如果某营养素的毒副作用与摄入总量有关，则该营养素的 UL 是依据食物、饮水和补充剂提供的总量而定。如果毒副作用仅与强化食品和补充剂有关，则 UL 依据这些来源来制定。

中国营养学会于 2000 年 10 月出版了《中国居民膳食营养素参考摄入量》，将一些主要数据集中简化成 "中国居民膳食营养素参考摄入量表"（附录一），该表包括：①能量和蛋白质的 RNIs 及脂肪供能比（表 1）；②常量和微量元素的 RNIs 或 AIs（表 2）；③脂溶性和水溶性维生素的 RNIs 或 AIs（表 3）；④某些微量营养素的 UIs（表 4）；⑤蛋白质及某些微量营养素的 EARs（表 5）。

二、中国居民膳食指南

为了给居民提供最基本、科学的健康膳食信息，卫生部委托中国营养学会组织专家，制订了《中国居民膳食指南》（2007）。《中国居民膳食指南》以先进的科学证据为基础，密切联系我国居民膳食营养的实际，对各年龄段的居民摄取合理营养、科学改善国民营养健康素质、避免由不合理的膳食带来疾病具有普遍的指导意义。《中国居民膳食指南》共分两部分。

（一）一般人群膳食指南（适用于 6 岁以上人群）

1. 食物多样，谷类为主，粗细搭配 人类的食物是多种多样的，各种食物所含的营养成分不完全相同，每种食物都至少可提供一种营养物质。平衡膳食必须由多种食物组成，才能满足人体各种营养需求，达到合理营养、促进健康的目的。

谷类食物是中国传统膳食的主体，是人体能量的主要来源。谷类包括米、面、杂粮，主要提供碳水化合物、蛋白质、膳食纤维及 B 族维生素。坚持谷类为主是为了保持我国膳食的良好传统,避免高能量、高脂肪和低碳水化合物膳食的弊端。人们应保持每天适量的谷类食物摄入,一般成年人每天摄入 250 g ～ 400 g 为宜。另外要注意粗细搭配,经常吃一些粗粮、杂粮和全谷类食物,它有利于合理摄取营养素;没有不好的食物,只有不合理的膳食,关键在于平衡。稻米、小麦不要研磨得太精,以免所含维生素、矿物质和膳食纤维流失。

2. 多吃蔬菜水果和薯类 新鲜蔬菜水果是人类平衡膳食的重要组成部分,也是我国传统膳食重要特点之一。蔬菜水果能量低,是维生素、矿物质、膳食纤维和植物化学物质的重要来源。薯类含有丰富的淀粉、膳食纤维以及多种维生素和矿物质。富含蔬菜、水果和薯类的膳食对保持身体健康,保持肠道正常功能,提高免疫力,降低患肥胖、糖尿病、高血压等慢性疾病风险具有重要作用。推荐我国成年人每天吃蔬菜 300 ～ 500 g,水果 200 ～ 400 g,并注意增加薯类的摄入。

3. 每天吃奶类、大豆或其制品 奶类营养成分齐全,组成比例适宜,容易消化吸收。奶类除含丰富的优质蛋白质和维生素外,含钙量较高,且利用率也很高,是膳食钙质的极好来源。各年龄人群适当多饮奶有利于骨健康,建议每人每天平均饮奶 300 ml。饮奶量多或有高血脂和超重肥胖倾向者应选择低脂、脱脂奶。

大豆含丰富的优质蛋白质、必需脂肪酸、多种维生素和膳食纤维,且含有磷脂、低聚糖,以及异黄酮、植物固醇等多种植物化学物质。应适当多吃大豆及其制品,建议每人每天摄入 30 ～ 50 g 大豆或相当量的豆制品。

4. 常吃适量的鱼、禽、蛋和瘦肉 鱼、禽、蛋和瘦肉均属于动物性食物,是人类优质蛋白、脂类、脂溶性维生素、B 族维生素和矿物质的良好来源,是平衡膳食的重要组成部分。瘦畜肉铁含量高且利用率好。鱼类脂肪含量一般较低,且含有较多的多不饱和脂肪酸;禽类脂肪含量也较低,且不饱和脂肪酸含量较高;蛋类富含优质蛋白质,各种营养成分比较齐全,是很经济的优质蛋白质来源。

目前我国部分城市居民食用动物性食物较多,尤其是食入的猪肉过多。应适当多吃鱼、禽肉,减少猪肉摄入。相当一部分城市和多数农村居民平均吃动物性食物的量还不够,还应适当增加。动物性食物一般都含有一定量的饱和脂肪和胆固醇,摄入过多可能增加患心血管病的危险性。

5. 减少烹调油用量,吃清淡少盐膳食 脂肪是人体能量的重要来源之一,并可提供必需脂肪酸,有利于脂溶性维生素的消化吸收,但是脂肪摄入过多是引起肥胖、高血脂、动脉粥样硬化等多种慢性疾病的危险因素之一。膳食盐的摄入量过高与高血压的患病率密切相关。食用油和食盐摄入过多是我国城乡居民共同存在的营养问题。为此,我国居民应养成吃清淡少盐膳食的习惯,即膳食不要太油腻,不要太咸,不要摄食过多的动物性食物和油炸、烟熏、腌制食物。

6. 食不过量,天天运动,保持健康体重 进食量和运动是保持健康体重的两个主要因素,食物提供人体能量,运动消耗能量。如果进食量过大而运动量不足,多余的能量就会在体内以脂肪的形式积存下来,增加体重,造成超重或肥胖;相反若食量不足,可由于能量不足引起体重过低或消瘦。正常生理状态下,食欲可以有效控制进食量,不过有些人食欲调节不敏感,满足食欲的进食量常常超过实际需要。食不过量对他们意味着少吃几口,不要每顿饭都吃到十成饱。由于生活方式的改变,人们的身体活动减少,目前我国大多数成年人体力活动不足或缺乏体育锻炼,应改变久坐少动的不良生活方式,养成天天运动的习惯,坚持每天多做一些消耗能量的活动。

知 识 链 接

每天身体活动 6 000 步

千步为尺是指以日常生活中的中等速度步行,走 1 千步大约需要 10 分钟,每小时大约能走 10 分钟,每小时大约能走 6 km。能量消耗增加 2 倍,以中等速度步行,走 1 千步为一把尺,度量你每天的身体活动。各种活动都可以换算为 1 千步的活动量或能量消耗。不同的活动完成 1 千步活动量的时间不同。

一日基本活动量 =2 千步,自行车 7 分钟 =1 千步,拖地 8 分钟 =1 千步,中速步行 10 分钟 =1 千步,太极拳 8 分钟 =1 千步。

7. 三餐分配要合理,零食要适当 合理安排一日三餐的时间及食量,进餐定时定量。早餐提供的能量应占全天总能量的 25% ～ 30%,午餐应占 30% ～ 40%,晚餐应占 30% ～ 40%,可根据职业、劳动强度和生活习惯进行适当调整。一般情况下,早餐安排在 6：30 ～ 8：30,午餐在 11：30 ～ 13：30,晚餐在 18：00 ～ 20：00 进行为宜。要天天吃早餐并保证其营养充足,午餐要吃好,晚餐要适量。不暴饮暴食,不经常在外就餐,尽可能与家人共同进餐,并营造轻松愉快的就餐氛围。零食作为一日三餐之外的营养补充,可以合理选用,但来自零食的能量应计入全天能量摄入之中。

8. 每天足量饮水,合理选择饮料 水是膳食的重要组成部分,是一切生命必需的物质,在生命活动中发挥着重要功能。体内水的来源有饮水、食物中含的水和体内代谢产生的水。水的排出主要通过肾脏,以尿液的形式排出,其次是经肺呼出、经皮肤和随粪便排出。进入体内的水和排出来的水基本相等,处于动态平衡。 饮水不足或过多都会对人体健康带来危害。饮水应少量多次,要主动,不要感到口渴时再喝水。饮水最好选择白开水,每日约 1 200 ml。

饮料多种多样,需要合理选择,如乳饮料和纯果汁饮料含有一定量的营养素和有益膳食成分,适量饮用可以作为膳食的补充。有些饮料添加了一定的矿物质和维生素,适合热天户外活动和运动后饮用。有些饮料只含糖和香精香料,营养价值不高。有些人尤其是儿童青少年,每天喝大量含糖的饮料代替喝水,是一种不健康的习惯,应当改正。

9. 如饮酒应限量 在节假日、喜庆和交际的场合,人们饮酒是一种习俗。高度酒含能量高,白酒基本上是纯能量食物,不含其他营养素。无节制的饮酒,会使食欲下降,食物摄入量减少,以致发生多种营养素缺乏、急慢性酒精中毒、酒精性脂肪肝,严重时还会造成酒精性肝硬化。过量饮酒还会增加患高血压、中风等疾病的危险,并可导致事故及暴力的增加,对个人健康和社会安定都是有害的,应该严禁酗酒。另外,饮酒还会增加患某些癌症的危险。若饮酒尽可能饮用低度酒,并控制在适当的限量以下,建议成年男性一天饮用酒的酒精量不超过 25 g,成年女性一天饮用酒的酒精量不超过 15 g。孕妇和儿童青少年应忌酒。

10. 吃新鲜卫生的食物 食物放置时间过长就会引起变质,可能产生对人体有毒有害的物质。另外,食物中还可能含有或混入各种有害因素,如致病微生物、寄生虫和有毒化学物等。吃新鲜卫生的食物是防止食源性疾病、实现食品安全的根本措施。正确采购食物是保证食物新鲜卫生的第一关。 烟熏食品及有些加色食品可能含有苯并芘或亚硝酸盐等有害成分,不宜多吃。食物合理储藏可以保持新鲜,避免受到污染。高温加热能杀灭食物中大部分微生物,延长保存时间;冷藏温度常为 4 ～ 8 ℃,只适于短期贮藏;而冻藏温度低达 -12 ～ -23 ℃,可保持食物新鲜,适于长期贮藏。烹调加工过程是保证食物卫生安全的一个重要环节。需要注意保持良好的个人卫生以及食物加工环境和用具的洁净,避免食物烹调时的交叉污染。 食物腌制要注意加足食盐,避免高温环境。有一些动物或植物性食物含有天然毒素,为了避免误食中毒,一方面需要学会鉴别这些食物,另一方面应了解对不同食物去除毒素的具体方法。

(二)特定人群膳食指南

特定人群包括孕妇、乳母、婴幼儿、学龄前儿童、青少年以及老年人,根据这些人群的生理特点和营养需要特制定了相应的膳食指南,以期更好地指导孕期和哺乳期妇女的膳食,婴幼儿合理喂养和辅助食品的科学添加,学龄前儿童和青少年在身体快速增长时期的饮食,以及适应老年人生理和营养需要变化的膳食安排,达到提高健康水平和生命质量的目的。

1. 中国孕期妇女和哺乳期妇女膳食指南

(1)孕前期妇女膳食指南:①多摄入富含叶酸的食物或补充叶酸;②常吃含铁丰富的食物;③保证摄入加碘食盐,适当增加海产品的摄入;④戒烟、禁酒 。

(2)孕早期妇女膳食指南:①膳食清淡、适口;②少食多餐;③保证摄入足量富含碳水化合物的食物;④多摄入富含叶酸的食物并补充叶酸;⑤戒烟、禁酒。

(3)孕中、末期妇女膳食指南:①适当增加鱼、禽、蛋、瘦肉、海产品的摄入量;②适当增加奶类的摄入;③常吃含铁丰富的食物;④适量身体活动,维持体重的适宜增长;⑤禁烟戒酒,少吃刺激性食物。

(4)中国哺乳期妇女膳食指南:①增加鱼、禽、蛋、瘦肉及海产品摄入;②适当增饮奶类,多喝汤水;③产褥期食物多样,不过量;④忌烟酒,避免喝浓茶和咖啡;⑤科学活动和锻炼,保持健康体重。

2. 中国婴幼儿、学龄前儿童及青少年膳食指南

(1)0 ～ 6 月龄婴儿喂养指南:①纯母乳喂养;②产后尽早开奶,初乳营养最好;③尽早抱婴儿到户外活动或适当补充维生素 D;④给新生儿和 1 ～ 6 月龄婴儿及时补充适量维生素 K;⑤不能用纯母乳喂养时,宜首选婴儿配方食品喂养;⑥定期监测生长发育状况。

(2)中国儿童青少年膳食指南:①三餐定时定量,保证吃好早餐,避免盲目节食;②吃富含铁和维生素 C 的食物;③每天进行充足的户外运动;④不抽烟、不饮酒。

3. 中国老年人膳食指南:①食物要粗细搭配、松软、易于消化吸收;②合理安排饮食,提高生活质量;③重视预防营养不良和贫血;④多做户外活动,维持健康体重。

三、中国居民平衡膳食宝塔

为了帮助一般人群在日常生活中实践《中国居民膳食指南》的主要内容,营养专家委员会进一步提出了食物定量指导方案,并以宝塔图形表示,直观展示每日应摄入的食物种类、合理数量及适宜的身体活动量,也就是说它告诉一般人群每日应吃食物的种类及相应的数量,对合理调配平衡膳食进行具体指导,故称之为《中国居民平衡膳食宝塔》。《中国居民平衡膳食宝塔》是结合中国居民的膳食实际情况,把平衡膳食的原则转化成各类食物的重量而修订的,为居民合理调配膳食提供了可操作性指导。

（一）中国居民平衡膳食宝塔说明

1. 膳食宝塔结构　膳食宝塔共分5层（图3-1），包含我们每天应吃的主要食物种类。膳食宝塔各层位置和面积不同，这在一定程度上反映出各类食物在膳食中的地位和应占的比重。

（1）第一层（底层）：谷类、薯类、杂豆类食物和水

谷类包括小麦面粉、大米、玉米、高粱等及其制品；薯类包括红薯、马铃薯等；杂豆包括除大豆以外的其他干豆类，如红小豆、绿豆、芸豆等建议摄入 50～100 g，每周 5～7 次，建议量是以原料的生重计算。谷类、薯类及杂豆类食物的选择应注意多样化，粗细搭配，适量选择的原则。每天摄入 250～400 g。

水是膳食的重要组成部分，是一切生命必需的物质，其需要量主要受年龄、环境温度、身体活动等因素影响。在温和气候条件下生活的轻体力活动成年人每日至少饮水 1 200 ml（约6杯）；在高温或强体力劳动条件下应适当增加。饮水不足或过多都会对人体健康带来危害。饮水应少量多次，要主动，不应感到口渴时再喝水。

（2）第二层：蔬菜、水果类

蔬菜每日建议 300～500 g，深色蔬菜最好占一半以上。深色蔬菜是指：深绿色、深黄色、紫色、红色等颜色深的蔬菜。水果建议每天吃新鲜水果 200～400 g。

（3）第三层：肉类、水产品类、蛋类

肉类每天摄入 50～75 g，水产品建议每天摄入 50～100 g，蛋类建议每天摄入 25～50 g（相当于半个或1个鸡蛋）

（4）第四层：乳类及大豆坚果类

乳类建议每天摄入 300 g 的液态奶，建议每天摄入 30～50 g 大豆（其中包括 5～10 g 坚果类食物）。坚果类食物可以选择花生、瓜子、核桃、杏仁、榛子。

（5）第五层（顶层）：烹调油、盐类

建议每天摄入烹调油不超过 25～30 g，食盐每天不超过 6 g。

宝塔没有建议食糖的摄入量。因为我国居民现在平均吃食糖的量还不多，少吃些或适当多吃些可能对健康的影响不大。但多吃糖有增加龋齿的危险，尤其是儿童、青少年不应吃太多的糖和含糖食品。

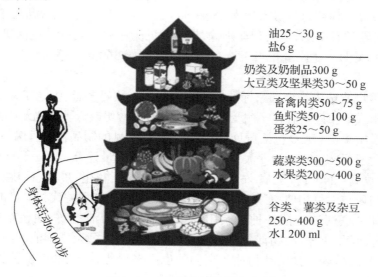

油25～30 g
盐6 g

奶类及奶制品300 g
大豆类及坚果类30～50 g

畜禽肉类50～75 g
鱼虾类50～100 g
蛋类25～50 g

蔬菜类300～500 g
水果类200～400 g

谷类、薯类及杂豆
250～400 g
水1 200 ml

身体活动6 000步

图3-1　中国居民平衡膳食宝塔

2. 膳食宝塔建议的食物摄入量　膳食宝塔建议的各类食物摄入量都是指食物可食部分的生重。各类食物的重量不是指某一种具体食物的重量,而是一类食物的总量,因此在选择具体食物时,实际重量可以在互换表中查询。应用膳食宝塔可把营养和美味结合起来,按照同类互换、多种多样的原则调配一日三餐。同类互换就是以粮换粮、以豆换豆、以肉换肉。膳食宝塔中所标示的各类食物的建议量的下限为能量水平 7 550 kJ(1 800 kcal)的建议量,上限为能量水平 10 900 kJ(2 600 kcal)的建议量。

(1)谷类、薯类及杂豆:谷类包括小麦面粉、大米、玉米、高粱等及其制品,如米饭、馒头、烙饼、玉米面饼、面包、饼干、麦片等。薯类包括红薯、马铃薯等,可替代部分粮食。杂豆包括大豆以外的其他干豆类,如红小豆、绿豆、芸豆等。谷类、薯类及杂豆是膳食中能量的主要来源。建议量是以原料的生重计算,如面包、切面、馒头应折合成相当的面粉量来计算,而米饭、大米粥等应折合成相当的大米量来计算。

谷类、薯类及杂豆食物的选择应重视多样化,粗细搭配,适量选择一些全谷类制品,其他谷类、杂豆及薯类,每 100 g 玉米掺和全麦粉所含的膳食纤维比精面粉分别多 10 g 和 6 g,因此建议每次摄入 50 ～ 100 g 粗粮或全谷类制品,每周 5 ～ 7 次。

(2)蔬菜:蔬菜包括嫩茎、叶、花菜类、根菜类、鲜豆类、茄果、瓜菜类、葱蒜类及菌藻类。深色蔬菜是指深绿色、深黄色、紫色、红色等颜色深的蔬菜,一般含维生素和植物化学物质比较丰富,因此在每日建议的 300 ～ 500 g 新鲜蔬菜中,深色蔬菜最好占一半以上。

(3)水果:建议每天吃新鲜水果 200 ～ 400 g。在鲜果供应不足时可选择一些含糖量低的纯果汁或干果制品。蔬菜和水果各有优势,不能完全相互替代。

(4)肉类:肉类包括猪肉、牛内、羊肉、禽肉及动物内脏类,建议每天摄入 50 ～ 75 g。目前我国居民的肉类摄入以猪肉为主,但猪肉含脂肪较高,应尽量选择瘦畜内或禽肉。动物内脏有一定的营养价值,但因胆固醇含量较高,不宜过多食用。

(5)水产品类:水产品包括鱼类、甲壳类和软体类动物性食物,其特点是脂肪含量低,蛋白质丰富且易于消化,是优质蛋白质的良好来源。建议每天摄入量为 50 ～ 100 g,有条件可以多吃一些。

(6)蛋类:蛋类包括鸡蛋、鸭蛋、鹅蛋、鹌鹑蛋、鸽蛋及其加工制成的咸蛋、松花蛋等,蛋类的营养价值较高。建议每日摄入量为 25 ～ 50 g,相当于半个至 1 个鸡蛋。

(7)乳类:乳类有牛奶、羊奶和马奶等,最常见的为牛奶。乳制品包括奶粉、酸奶、奶酪等,不包括奶油、黄油。建议量相当于液态奶 300 g、酸奶 360 g、奶粉 45 g,有条件可以多吃一些。

婴幼儿要尽可能选用符合国家标准的配方奶制品。饮奶多者、中老年人、超重者和肥胖者建议选择脱脂或低脂奶。乳糖不耐受的人群可以食用酸奶或低乳糖奶及奶制品。

(8)大豆及坚果类:大豆包括黄豆、黑豆、青豆,其常见的制品包括豆腐、豆浆、豆腐干及千张等。推荐每日摄入 30 ～ 50 g 大豆。以提供蛋白质的量计算,40 g 干豆相当于 80 g 豆腐干、120 g 北豆腐、240 g 南豆腐、650 g 豆浆。坚果包括花生、瓜子、核桃、杏仁、榛子等。由于坚果的蛋白质与大豆相似,有条件的居民可吃 5 ～ 10 g 坚果替代相应量的大豆。

(9)烹调油:烹调油包括各种烹调用的动物油和植物油,植物油包括花生油、豆油、菜籽油、芝麻油、调和油等,动物油包括猪油、牛油、黄油等,每天烹调油的建议摄入量为不超过 25 g 或 30 g,尽量少食用动物油。烹调油也应多样化,应经常更换种类,食用多种植物油。

（10）食盐：健康成年人一天食盐（包括酱油和其他食物中的食盐）的建议摄入量为不超过 6 g。一般 20 ml 酱油中含 3 g 食盐，10 g 黄酱中含盐 1.5 g，如果菜肴需要用酱油和酱类，应按比例减少食盐用量。

（二）中国居民平衡膳食宝塔的应用

1. 确定适合自己的能量水平　膳食宝塔中建议的每人每日各类食物适宜摄入量范围适用于一般健康成人，在实际应用时要根据个人年龄、性别、身高、体重、劳动强度、季节等情况适当调整。年轻人，身体活动强度大的人需要的能量高，应适当多吃些主食；年老、活动少的人需要的能量低，可少吃些主食。能量是决定食物摄入量的首要因素，一般说人们的进食量可自动调节，当一个人的食欲得到满足时，对能量的需要也就会得到满足。但由于人们膳食中脂肪摄入的增加和日常身体活动减少，许多人目前的能量摄入超过了自身的实际需要。对于正常成人，体重是判定能量平衡的最好指标，每个人应根据自身的体重及变化适当调整食物的摄入，主要应调整的是含能量较多的食物。

中国成年人平均能量摄入水平是根据 2002 年中国居民营养与健康状况调查的结果进行适当修正形成的。它可以作为消费者选择能量摄入水平的参考。在实际应用时每个人要根据自己的生理状态、生活特点、身体活动程度及体重情况进行调整。

2. 根据自己的能量水平确定食物需要　膳食宝塔建议的每人每日各类食物适宜摄入量范围适用于一般健康成年人，按照 7 个能量水平分别建议了 10 类食物的摄入量，应用时要根据自身的能量需要进行选择。建议量均为食物可食部分的生重量。

膳食宝塔建议的各类食物摄入量是一个平均值。每日膳食中应尽量包含膳食宝塔中的各类食物。但无须每日都严格照着膳食宝塔建议的各类食物的量吃，例如烧鱼比较麻烦，就不一定每天都吃 50 ～ 100 g 鱼，可以改成每周吃 2 ～ 3 次鱼、每次 150 ～ 200 g 较为切实可行。实际上平日喜欢吃鱼的多吃些鱼、愿吃鸡的多吃些鸡都无妨碍，重要的是一定要经常遵循膳食宝塔各层中各类食物的大体比例。在一段时间内，比如一周，各类食物摄入量的平均值应当符合膳食宝塔的建议量。

3. 食物同类互换，调配丰富多彩的膳食　人们吃多种多样的食物不仅是为了获得均衡的营养，也是为了使饮食更加丰富多彩，以满足人们的口味享受。假如人们每天都吃同样的 50 g 肉、40 g 豆，难免久食生厌，那么合理营养也就无从谈起了。膳食宝塔包含的每一类食物中都有许多品种，虽然每种食物都与另一种不完全相同，但同一类中各种食物所含营养成分往往大体上近似，在膳食中可以互相替换。

应用膳食宝塔可把营养与美味结合起来，按照同类互换、多种多样的原则调配一日三餐。同类互换就是以粮换粮、以豆换豆、以肉换肉。例如大米可与面粉或杂粮互换，馒头可与相应量的面条、烙饼、面包等互换；大豆可与相当量的豆制品互换；瘦猪肉可与等量的鸡、鸭、牛、羊、兔肉互换；鱼可与虾、蟹等水产品互换；牛奶可与羊奶、酸奶、奶粉或奶酪等互换。

多种多样就是选用品种、形态、颜色、口感多样的食物和变换烹调方法。例如每日吃 40 g 豆类及豆制品，掌握了同类互换多种多样的原则就可以变换出多种吃法，可以全量互换，即全换成相当量的豆浆或豆干，今天喝豆浆、明天吃豆干；也可以分量互换，如 1/3 换豆浆、1/3 换腐竹、1/3 换豆腐。早餐喝豆浆，中餐吃凉拌腐竹，晚餐再喝碗酸辣豆腐汤。表 3-1 ～表 3-4 分别列举了几类常见食物的互换表供参考。

表 3-1　谷类食物互换表
（相当于 100 g 米、面的谷类食物）①

食物名称	重量（g）	食物名称	重量（g）
大米、糯米、小米	100	烧饼	140
富强粉、标准粉	100	烙饼	150
玉米粉、玉米糁	100	馒头、花卷	160
挂面	100	窝头	140
面条（切面）	120	鲜玉米②（市品）	750～800
面包	120～140	饼干	100

注：①薯类（也属于谷类食物）包括红薯、马铃薯等可替代部分粮食，约 500 g 相当于 100 g 谷类；
　　②一个中等大小的鲜老玉米约重 200 g。

表 3-2　豆类食物互换表
（相当于 40 g 大豆的豆类食物）

食物名称	重量（g）	食物名称	重量（g）
大豆（黄豆）	40	豆腐干、熏干、豆腐泡	80
腐竹	35	素肝尖、素鸡、素火腿	80
豆粉	40	素什锦	100
青豆、黑豆	40	北豆腐	120～160
膨化豆粕（大豆蛋白）	40	南豆腐	200～240
蚕豆（炸、烤）	50	内酯豆腐	280
五香豆豉、千张、豆腐丝（油）	60	豆奶、酸豆奶	600～640
豌豆、绿豆、芸豆	65	豆浆	640～800
豇豆、红小豆	70		

表 3-3　乳类食物互换表
（相当于 100 g 鲜牛奶的乳类食物）

食物名称	重量（g）	食物名称	重量（g）
鲜牛奶	100	酸奶	100
速溶全脂奶粉	13～15	奶酪	12
速溶脱脂奶粉	13～15	奶片	25
蒸发淡奶	50	乳饮料	300
炼乳（罐头、甜）	40		

表 3-4　肉类互换表
（相当于 100 g 生肉的肉类食物）

食物名称	重量（g）	食物名称	重量（g）
瘦猪肉	100	酱牛肉	65
猪肉松	50	牛肉干	45
叉烧肉	80	瘦羊肉	100

食物名称	重量（g）	食物名称	重量（g）
香肠	85	酱羊肉	80
大腊肠	160	兔肉	100
蛋清肠	160	鸡肉	100
大肉肠	170	鸡翅	160
小红肠	170	白条鸡	150
小泥肠	180	鸭肉	100
猪排骨	100	盐水鸭	110

4. 要因地制宜充分利用当地资源 我国幅员辽阔,各地的饮食习惯及物产不尽相同,只有因地制宜充分利用当地资源才能有效地应用平衡膳食宝塔。例如牧区奶类资源丰富,可适当提高奶类摄取量;渔区可适当提高鱼及其他水产品摄取量;农村山区则可利用山羊奶以及花生、瓜子、核桃、榛子等资源。在某些情况下,由于地域、经济或物产所限无法采用同类互换时,也可以暂用豆类替代乳类、肉类;或用蛋类替代鱼、肉;不得已时也可用花生、瓜子、榛子、核桃等干坚果替代肉、鱼、奶等动物性食品。

5. 要养成习惯,长期坚持 膳食对健康的影响是长期的结果。应用平衡膳食宝塔需要自幼养成习惯,并坚持不懈,才能充分体现其对健康的重大促进作用。

四、我国居民膳食结构

膳食结构也称食物结构,是指居民消费的食物种类及其数量的相对构成,它表示膳食中各种食物间的组成关系。一个国家居民的膳食结构,必须与其食用作物的生产、居民的经济收入、饮食习惯协调一致。根据人体营养标准和食物营养成分,结合我国国情提出合理的膳食结构,指导居民合理膳食,是实现中国营养目标的有效途径。

改革开放以来,虽然我国居民膳食结构和营养状况发生了巨大变化,但人们的营养科学意识仍然较低。根据中国营养调查结果和有关疾病状况的统计,发现我国居民中既有因食物品种单调、短缺、搭配不合理和食用方法不科学而引起的缺铁、缺锌、缺钙、缺维生素 A 及核黄素等,又有由于食物成分搭配不合理,甚至于某些营养成分过剩而导致的"富裕病",如心脑血管疾病、恶性肿瘤等。超重和肥胖已经成为我国经济发达地区的一大社会问题。

目前我国居民的膳食结构存在的突出问题:一是城乡居民膳食结构差别较大;二是膳食结构中富含优质蛋白质的奶类、大豆类、鱼类、瘦肉类等以及富含钙、锌、维生素 A 及核黄素的食物摄入不足;三是部分城市居民存在营养过剩和偏远山区居民存在营养不良。营养状况不足与过量并存,营养不良依然存在,"富裕病"持续上升。因此,对居民膳食进行科学的营养指导,已经成为社会迫切需要的一项工作。

第三节 营养调查与评价

营养调查是全面了解和掌握社会各人群或个体某一时间断面营养状况的基本方法。其目的是通过调查：①发现居民膳食中存在的问题，为设计合理的膳食方案和改善人们营养状况提供依据；②为诊断、治疗和预防营养失衡所引起的疾病提供依据；为修订全国营养素供给量标准提供依据。

营养调查是一项比较复杂的工作，不仅要有科学的态度，而且要有科学的方法。在调查开始前应做好充分、周密的准备工作：制定详细的调查计划，明确调查目的和调查对象，确定调查内容和方法，设计调查表格，确定和培训调查人员。

一、营养调查

全面营养调查的内容包括三个部分，即膳食调查、体格检查和生化检查。

（一）膳食调查

膳食调查是营养调查工作中的一个基本组成部分，是通过计算每人每日从膳食中摄取的能量和各种营养素与供给量标准进行比较，来评价机体正常营养需要的满足程度，调查结果可作为指导人群合理膳食的主要依据。膳食调查的主要内容一般包括：膳食中所含的能量和各种营养素；全天食物分配及用膳时间；烹调方法和饮食卫生状况等。膳食调查通常采用以下三种方法：

1. 询问法　是根据被调查对象提供的膳食组成情况，对其膳食营养状况进行估计评价的一种方法。询问法一般调查 4～7 天，通过询问并记录被调查者每天 24 小时内摄取各种主、副食物量的情况，计算出平均每天能量和营养素的摄入量并与供给量标准进行比较。这种方法简便易行，但不够准确。具体步骤如下：

（1）首先为取得调查对象的理解和支持，询问前应详细说明调查的目的、意义和方法。

（2）接着询问摄取的食物种类和数量，并将结果详细填入"食物摄取记录表"（表 3-5）。

表 3-5　食物摄取记录表

日期	餐别	饭菜名称	食物名称	原食物使用量（g）	废弃量（g）	净摄入量（g）

填表人签名：

（3）将调查期间所吃的同类食物相加，除以调查天数，即得到平均每日各类食物的进食量，填入"每人每日营养素摄取量计算表"（表 3-6）。

（4）按照"食物一般营养成分表"计算出各种营养素的量，即得到每人每日营养素的摄取量，然后与供给量标准进行比较，评价膳食状况。

表3-6　每人每日营养素摄取量计算表

类别	食物名称	重量（g）	蛋白质（g）	脂肪（g）	糖（g）	能量（kcal）	钙（mg）	磷（mg）	铁（mg）	维生素A（μg）	胡萝卜素	维生素B₁（mg）	维生素B₂（mg）	维生素PP（mg）	维生素C（mg）

填表人签名：

2. 称量法　是通过对被调查对象在调查期间所消耗的全部食物进行称量，来评价其膳食营养状况的一种方法。一般调查4～7天，调查时包括对所吃各种主、副食物的生重、熟重和每餐剩余食物的量进行准确称量，详细记录（表3-7），并统计每餐用餐人数，从而计算出每人每日平均摄入生食物的重量。这种调查方法比较准确，符合实际，但缺点是费时间、费精力。具体调查步骤如下：

表3-7　食物消耗记录表

日期	餐别	食物名称	生重（g）	熟重（g）	生熟比	熟食剩余量（g）	实际消耗量		就餐人数
							熟重（g）	生重（g）	
	早餐								
	中餐								
	晚餐								

（1）称重：称量每餐烹调前生食的重量、烹调后熟食的重量和用餐后剩余熟食的重量。

（2）计算实际消耗熟食的重量：实际消耗熟食的重量＝烹调后熟食的重量－用餐后剩余熟食的重量。

（3）计算生熟折合率（生熟比）：生熟比＝烹调后熟食的重量/烹调前生食的重量。

（4）计算实际消耗生食的重量：实际消耗生食的重量＝实际消耗熟食的重量/生熟比。

（5）计算每人每日平均消耗生食的重量：每人每日平均消耗生食的重量＝实际消耗生食的重量/总人日数。

（6）根据食物营养成分表计算每人每日平均摄入各种营养素的量，并与供给量标准进行比较，进行膳食评价。

3. 记账法　是指对建立伙食账目的集体食堂，通过查阅或记录一定时期内食物消耗的种类和数量，计算出平均每人每日各种食物的消耗量，按照食物营养成分表推算出每人每日摄取的能量和各种营养素的量，来评价膳食营养状况的一种方法。此法简便快捷，省时省力，但不够精确。为减少误差，记账法一般调查 1 个月。具体调查步骤：①查阅、登记食物消耗量；②计算各种食物营养素含量；③计算平均每人每日营养素摄取量；④与供给量标准比较，进行膳食评价。

（二）体格检查

体格检查主要是检查机体生长发育指标是否正常，以及有无营养缺乏病和与营养过剩有关的肥胖等疾病问题。

1. 生长发育指标　主要包括身高、体重和皮褶厚度。

（1）身高：测量身高可使用身高计。测量时要求被测者赤脚直立于一平面上，挺胸立正，眼睛平视前方，肩放松，上肢自然下垂，左右足跟并拢，脚尖分开呈 40° ～ 60° 角，体重均匀分布于两足，使脚跟、臀部、两肩胛角几个点同时接触立柱。测量者手扶滑板轻轻向下移动，使板底与颅顶点接触，进行读数并记录。

（2）体重：测量体重时可使用体重计。测量时原则上要求被测者在测量前 1 小时不进食，测量前排尿；裸体或着短裤，安定地站立于站板中央进行测量。目前评价机体营养状况及肥胖程度最常用的方法是计算体质指数（BMI）。

$$BMI= 体重（kg）/ 身高（m）^2$$

东方成年人的标准：BMI 在 18.5 ～ 22.99 为正常；BMI 在 17 ～ 18.4 为轻度消瘦；BMI 在 16 ～ 16.9 为中度消瘦；BMI<16 为重度消瘦；BMI 在 23 ～ 24.99 为超重；BMI>25 为肥胖。

（3）皮褶厚度：是用于评价体内脂肪含量的一种方法，采用皮褶厚度计（皮褶卡钳）测量皮褶厚度。肱三头肌（左上臂背侧中点上约 2 cm 处）是测量皮褶厚度最常用的部位，适用于各个年龄组。测量时用左手拇指和食指将皮肤连同皮下脂肪轻轻捏起，然后用皮褶厚度计测拇指下方 1 cm 左右的皮脂厚度。测量时应注意皮褶厚度计与被测部位保持垂直，且不要用力加压，一般要求在同一部位测量 3 次，求平均值。

成年人肱三头肌皮褶厚度（TSF）参考标准值：成年男性 8.3 mm，成年女性 15.3 mm。评价标准见表3-8。

表3-8　肱三头肌皮褶厚度评价标准

营养状况	相当于正常标准值的百分比
正常	>90%
轻度营养不良	80% ～ 90%
中度营养不良	60% ～ 80%
重度营养不良	<60%

2. 营养缺乏病　营养缺乏病的发生是一个渐进的过程,每一种营养素的长期摄入不足都会引起相应的特征性改变。当检查发现营养缺乏病的体征时,表明营养不足已经经历了一个相当长的过程。常见的营养缺乏病主要有以下几种:

（1）蛋白质 - 能量缺乏症:是由于机体蛋白质和能量长期摄入不足,不能满足正常生理需要所致的一种慢性营养缺乏病。患者表现为体重减轻,消瘦,皮下脂肪减少或消失,或有水肿,皮肤干燥、无光泽和弹性,毛发干细发黄,精神萎靡,体力下降,工作效率低下,易疲倦,全身免疫力低下,常并发感染,可伴有各组织器官功能紊乱,小儿生长发育迟滞等症状。

（2）维生素 A 缺乏病:主要表现为:①暗适应能力减退、暗适应时间延长和夜盲;②结膜、角膜干燥,角膜软化甚至穿孔;③皮肤干燥、粗糙、易脱屑,毛发干燥、无光泽,指（趾）甲变脆易折。

（3）维生素 B_1 缺乏病:又称脚气病,主要表现为:①食欲不振,容易疲劳;②多发性神经炎;③心悸、气短、心脏扩大;④水肿。

（4）维生素 B_2 缺乏病:是我国常见的一种营养缺乏病,病变主要表现为:①视力模糊、畏光、眼睑炎;②舌炎;③唇炎、口角炎;④脂溢性皮炎等症状。

（5）烟酸缺乏病:俗称癞皮病,临床上有三个典型症状（三 D 症）,即:①皮炎;②腹泻;③痴呆。

（6）维生素 C 缺乏病:俗称坏血病,临床主要表现为:①齿龈红、肿、痛及出血;②皮下点状或片状出血。

（7）钙缺乏病:俗称佝偻病,是最常见的营养缺乏病,主要表现为:①骨骼、牙齿发育障碍;②手足抽搐症;③骨质软化和骨质疏松。

（8）缺铁性贫血:是常见的营养缺乏病,主要表现为:①疲乏无力、头晕眼花;②心慌、气短;③面色苍白;④匙状指。

（9）锌缺乏症:儿童、青少年长期缺锌临床主要表现为:①食欲不振,味觉减退;②生长发育不良;③性发育延迟或功能障碍;④抵抗力低下,易感冒等。

（10）碘缺乏病:主要发生在缺碘地区,成人主要表现为甲状腺肿大,儿童时期严重缺碘可导致生长发育障碍。

常见营养缺乏病的体征见表3-9。

表 3-9　常见营养缺乏病的体征

部位	体征	缺乏的营养素
全身	消瘦或水肿,发育不良	能量、蛋白质、锌
	贫血	蛋白质、铁、叶酸、维生素 B_{12}、维生素 B_6、维生素 B_2、维生素 C
头发	失去光泽,稀少	蛋白质、维生素 A
皮肤	毛囊角化症	维生素 A
	赖皮病皮炎	烟酸
	脂溢性皮炎	维生素 B_2
	出血	维生素 C、维生素 K
眼	角膜干燥,夜盲,毕脱斑	维生素 A、维生素 B_2

部位	体征	缺乏的营养素
唇	口唇炎,口角炎,口唇裂,口角结痂	维生素 B_2、烟酸
口腔	舌炎,舌腥红,舌肉红	维生素 B_2、烟酸
	地图舌	维生素 B_2、烟酸、锌
	舌水肿	维生素 B_2、烟酸
	牙龈炎、牙龈出血	维生素 C
骨	鸡胸、串珠肋、方颅、骨关节肿大、O 形腿、X 形腿	维生素 D
神经系统	多发性周围神经炎	维生素 B_1
	肌肉无力	维生素 B_1
	四肢末端蚁行感	维生素 B_1
	腓肠肌痛	维生素 B_1
	精神错乱	维生素 B_1、烟酸
循环系统	水肿、右心肥大	蛋白质、烟酸
生殖系统	阴囊炎、阴唇炎	维生素 B_2
其他	甲状腺肿	碘

（三）生化检验

机体营养不良的发生需要一定的时间,才能出现明显的临床表现,而在亚临床状态单凭临床检查是不行的,只有借助于生化检查才能作出判断,并且能比较客观地反映出机体营养缺乏的程度。同时,营养缺乏病的诊断或鉴别诊断也常常离不开生化检测。我国常用的人体营养水平鉴定生化检验参考指标及数值见表 3-10。

表 3-10　人体营养水平鉴定生化检验参考指标及临界值

营养素	项目	正常范围
蛋白质		
	1. 血清总蛋白	60 ～ 80 g/L
	2. 血清白蛋白	37 ～ 55 g/L
	3. 血清球蛋白	20 ～ 30 g/L
	4. 白 / 球（A/G）	1.5 ～ 2.5：1
	5. 空腹血浆必需氨基酸量 / 总氨基酸量	0.3 ～ 0.5
	6. 血液比重	>1.015
	7. 尿羟脯氨酸系数（mmol/L 尿肌酐系数）	2.0 ～ 2.5
	8. 游离氨基酸	40 ～ 60 mg/L（血浆）
		65 ～ 90 mg/L（红细胞）
	9. 每日必然损失氮（ONL）	男 58 mg/kg
		女 55 mg/kg

营养素	项目	正常范围
血脂		
	1. 总脂	4 000 ~ 7 000 mg/L（成人）
		3 000 ~ 6 000 mg/L（儿童）
	2. 血清甘油三脂	0.56 ~ 0.17 mmol/L
	3. 血清总胆固醇	2.84 ~ 5.68 mmol/L（成人）
		3.12 ~ 5.2 mmol/L（儿童）
	4. 高密度脂蛋白胆固醇	0.94 ~ 2.0 mmol/L（沉淀法）
	5. 低密度脂蛋白胆固醇	2.07 ~ 3.12 mmol/L（沉淀法）
	6. 血清游离脂酸	0.2 ~ 0.6 mmol/L
	7. 血酮体	<0.34 ~ 0.68 mmol/L
钙、磷		
	1. 血清钙	2.25 ~ 2.75 mmol/L
		（其中游离钙 1.125 ~ 1.375 mmol/L）
	2. 血清无机磷	1.45 ~ 2.10 mmol/L（儿童）
		0.96 ~ 1.62 mmol/L（成人）
	3. 血清钙 × 磷	>30
	4. 血清碱性磷酸酶	1.5 ~ 4.0 菩氏单位（成人）
		5 ~ 15 菩氏单位（儿童）
铁		
	1. 全血血红蛋白浓度	120 ~ 160 g/L（成年男性）
		110 ~ 150 g/L（成年女性）
		170 ~ 200 g/L（新生儿）
	2. 血清运铁蛋白饱和度（Ta）	33% ~ 35%
	3. 血清铁蛋白（SF）（RIA 或 EIA）	15 ~ 200 μmol/L（男性）
		12 ~ 150 μmol/L（女性）
	4. 血液红细胞比容（HCT 或 PCV）	40% ~ 50%（男性
		37% ~ 48%（女性）
	5. 红细胞内游离原卟啉	<2.34 μmol/L（荧光光度法）
	6. 血清铁（亚铁嗪比色法）	13 ~ 31 μmol/L（成年男性）
		9 ~ 29 μmol/L（成年女性）
	7. 平均红细胞体积（MCV）	80 ~ 90 μm³
	8. 平均红细胞血红蛋白量（MCH）	26 ~ 32 pg
	9. 平均红细胞血红蛋白浓度（MCHC）	320 ~ 360 g/L

营养素	项目	正常范围
锌		
	1. 发锌	125～250 μg/g（临界缺乏 <110 μg/g，绝对缺乏 <70 μg/g）
	2. 血浆锌	10～17.6 μmol/L
	3. 红细胞锌	12～14 mg/L
	4. 血清碱性磷酸酶活性	1.5～4.0 菩氏单位（成人）
		5～15 菩氏单位（儿童）
维生素 A		
	1. 血清视黄醇	>300 μg/L（儿童）
		200～500 μg/L（成人）
	2. 血清胡萝卜素	>800 μg/L

	24 小时尿	4 小时尿	任意一次尿 每克肌酐中	血 红细胞转羟乙醛酶活力
维生素 B$_1$	>100 μg	>80 μg（5 mg 负荷）	>66 μg	TPP 效应 <16%
维生素 B$_2$	>120 μg	>80 μg（5 mg 负荷）	>80 μg	>140 μg/L（红细胞）
烟酸（N-Me）	>1.5 mg	>2.5 mg（50 mg 负荷）	>1.6 mg	>3 mg/L 血浆
维生素 C	>10 mg	>3 mg（500 mg 负荷）	>10 mg	>3 μg/L 血浆
叶酸				0.16 μg/ml（红细胞）
其他	尿糖（-），尿蛋白（-），尿肌酐 0.7～1.5 g/24 h 尿，尿肌酐系数：男 23 mg/kg 体重，女 17 mg/ 体重，全血丙酮酸 4～12.3 mg/L			

二、营养状况评价

根据膳食调查、体格检查和生化检验三个方面的结果，就可以对被调查对象的营养状况作出全面科学的综合评价。在进行综合评价时，可能会遇到下面四种不同情况：

1. 膳食调查、体格检查和生化检验三个方面结果一致。有两种情况：①机体营养素供给正常；②机体营养素缺乏。

2. 膳食调查发现某种营养素供给充足，但体格检查和生化检验表明这种营养素缺乏。这种情况可能是由于：①消化系统疾病引起的营养素吸收障碍，或肾脏疾病导致营养素排出过多；②调查前机体营养素已经长期缺乏，而在调查时膳食已经得到改善；③烹调方法不当造成营养素破坏，机体实际摄入水平低下。

3. 膳食调查发现某种营养素供给正常，生化检验指标正常，但有临床营养缺乏病症状或体征。造成这种情况的原因有：①处于营养素缺乏的恢复期，缺乏病症状的消失需要较长的时间；②其他疾病引起的类似营养缺乏病的症状或体征,应注意鉴别诊断。

4. 膳食调查发现某种营养素供给不足,生化检验指标提示营养缺乏,但没有临床缺乏症状。此种情况是由于营养素缺乏时间还比较短,机体处于亚临床状态,还没有出现临床症状。应立即进行膳食调配,及时纠正营养缺乏,作到早期预防。

知识点归纳

知识点	知识内容
合理营养	是指全面而均衡的营养,即每日膳食中各种营养素种类齐全、数量充足、相互之间的比例适当。基本要求是:满足机体能量和各种营养素的需要,提供的营养素与机体的需要量保持平衡,且营养素之间比例适当;食物多样化,合理调配,合理加工烹调,并具有良好的色、香、味;食物无毒、无害;膳食制度合理
平衡膳食	是指全面达到营养供给量的膳食。膳食中的能量和各种营养素不但能满足机体营养需要,而且各种营养素之间的比例适当,包括三大营养素之间的平衡,能量代谢与其密切相关的维生素之间的平衡,蛋白质中必需氨基酸之间的平衡,饱和脂肪酸和不饱和脂肪酸之间的平衡,钙、磷之间的平衡,动物性食品和植物性食品之间的平衡等等
膳食营养素参考摄入量(DRIs)	包括4项内容:平均需要量(EAR)、推荐摄入量(RNA)、适宜摄入量(AI)和可耐受摄入量(UL)
中国居民膳食指南(2007)	包括一般人群膳食指南、特定人群膳食指南和中国居民平衡膳食宝塔。提出10条合理膳食的基本原则
营养调查与营养状况评价	营养调查包括三个部分,即膳食调查、体格检查和生化检查。根据营养调查三个方面的结果,可对被调查对象的营养状况作出全面科学的综合评价,评断对机体的营养素供给是否正常

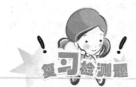

一、选择题

1. 全面评价住院病人的营养状况不包括　　　　　　　　　　　　　　　　　　　　(　)

A. 膳食评价　　B. 人体测量　　C. 生化检查　　D. 临床检查　　E. 用药及疾病情况

2. 下面哪项是中国居民膳食指南中对学龄儿童的特殊建议　　　　　　　　　　　(　)

A. 每日饮奶　　B. 多吃谷类　　C. 养成不挑食、不偏食的良好饮食习惯

D. 少吃零食,饮用清淡饮料,控制食糖摄入　　　　　　E. 参加体力活动,避免盲目节食

3. 农村学龄儿童主要的营养问题不包括　　　　　　　　　　　　　　　　　　　(　)

A. 能量、蛋白质摄入不足　　　　B. 因能量摄入过多而引起的肥胖　　C. 缺铁性贫血

D. 维生素A缺乏　　　　E. 锌缺乏

4. 平衡膳食对病人来说不能　　　　　　　　　　　　　　　　　　　　　　　　(　)

A. 改善症状　　B. 消除病因　　C. 避免临床上出现明显缺乏和不足症的膳食

D. 缩短病程　　　　E. 营养治疗

5. 以下哪项不是膳食调查的常用方法 （　　）

A. 称量法　　　B. 查账法　　　C. 24 小时回顾法　　　D. 化学分析法　　　E. 机体营养状况分析法

6. 目前我国常用的判断儿童青少年营养不良和超重的方法是 （　　）

A. 身高、体重幂指数　　　　　　　B. 总体脂法　　　　　　C. 年龄别体重法

D. 身高别体重法　　　　　　　　　E. 皮褶厚度法

7. 1997 年修订的《中国居民膳食指南》与我国 1989 年版的《膳食指南》相比未着重强调的是 （　　）

A. 常吃奶类、豆类及制品　　　B. 提倡居民注重食物卫生，增强自我保护意识

C. 一日三餐合理分配　　　D. 制定不同人群的膳食指南要点　　　E. 多吃薯类

8. 下列关于营养调查的内容不正确选项有 （　　）

A. 食物支出与家庭总收入　　　B. 营养不足或缺乏的临床分析　　　C. 膳食调查

D. 人体测量资料分析　　　E. 人体营养的生化检验

9. 营养不良包括 （　　）

A. 营养不足　　　B. 营养过剩　　　C. 营养过剩和失调　　　D. 营养失调　　　E. 营养不足、过剩及失调

10. WHO 在膳食目标中建议，饱和脂肪的能量百分比不超过膳食总能量的 （　　）

A. 10%　　　　B. 15%　　　　C. 20%　　　　D. 25%　　　　E. 30%

二、填空题

1. 机体营养状况评价的内容包括 ＿＿＿＿、＿＿＿＿。

2. 机体营养素摄入情况可通过 ＿＿＿＿ 进行，从 ＿＿＿＿ 的摄入量和质，以及 ＿＿＿＿ 等方面进行评价。

3. 皮褶厚度测量的部位通常有 3 处，它们是 ＿＿＿＿、＿＿＿＿ 和 ＿＿＿＿，连续测量 ＿＿＿＿ 次，取其平均值。

4. 评价体重时通常与 ＿＿＿＿ 相比较，被测体重大于 ＿＿＿＿，10% ～ 20% 为 ＿＿＿＿。

5. 身高 – 体重是营养综合评价方法之一，其中体质指数（BMI）正常值为 ＿＿＿＿。

6. 因蛋白质营养不良而出现的干瘦症又称为 ＿＿＿＿（选项：marasmus、kwashiorker）。

7. 母乳与牛乳在营养成分和组成的特点方面有很大差别。其中母乳 ＿＿＿＿ 糖含量高于牛乳，更有利于预防婴儿肠道感染。

8. 食品营养价值的评定主要包括 ＿＿＿＿、＿＿＿＿、＿＿＿＿、＿＿＿＿。

9. 合理膳食的搭配原则有 ＿＿＿＿、＿＿＿＿、＿＿＿＿、＿＿＿＿。

10. 有一女大学生，最近学习成绩下降，平时总感到疲倦、无力，面色苍白，常有头昏眼花。检查发现口角有炎症，舌乳头萎缩，眼睑苍白。该生出现上述症状的原因可能是缺乏 ＿＿＿＿，确诊最需作的检查指标是 ＿＿＿＿，在防治时除了补充该制剂外，提供的膳食原则应是 ＿＿＿＿，食物选择上可选 ＿＿＿＿、＿＿＿＿、＿＿＿＿ 等。

三、简答题

1. 简述合理营养的基本要求。

2. 何谓平衡膳食，平衡膳食的食物构成有哪几种？

3. 简述食谱编制的意义。试为自己或他人编制一份食谱。

4. 从营养调查中可获得哪些信息？

5. 怎样应用《中国居民膳食宝塔》来指导大众的食物选择？

6. 膳食模式的变化对健康有何影响？

7. 简述《中国居民膳食指南》的主要内容。

8. 简述膳食构成。

9. 简述我国居民膳食特点及优缺点。

10. 简述人体营养状况评价的目的及其体格检查。

（李嗣生）

第四章 健康人群的营养

学 习 重 点

1. 不同生理人群的营养需要与膳食原则。
2. 不同生理人群的生理特点。
3. 不同生理人群常见的营养问题及其对策。

人体在生命过程中的不同生理阶段,对营养的需求是不同的,针对不同生理时期采取相应的营养措施,可以有效地提高人们的健康水平。本章将介绍妊娠期、哺乳期、婴幼儿期、儿童青少年期和中老年期的生理特点及营养需求,同时探讨不同生理人群可能发生的营养问题及应采取的对策。

第一节　孕妇和乳母的营养

育龄妇女从妊娠开始到产后哺乳结束,均为有着特殊营养需求的生理过程。在此过程中,孕妇和乳母既要提供胎儿生长发育和乳汁分泌的所需要的各种营养素,同时还要满足自身的营养需求。因此,妊娠期和哺乳期的营养状况,不仅关系到妇女本身的健康,而且直接影响胎儿和婴儿的生长发育,对于预防母体和婴儿可能出现的营养问题有着重大的意义。

一、孕妇的营养与膳食

（一）妊娠期的生理特点

妊娠是一个复杂的生理过程。为满足胎儿的生长发育和维持母体健康,妇女在妊娠期机体需进行一系列生理调整,主要表现为以下几个方面:

1. 代谢的变化　妊娠期间在大量雌激素、孕激素及绒毛膜促性腺激素等激素的影响下,母体的合成代谢和分解代谢均增强,总的来说是合成代谢大于分解代谢。蛋白质的合成代谢十分旺盛,合成的蛋白质用以构成胎儿体组织、胎盘和羊水成分,同时,母体自身也需贮备大量的蛋白质,为分娩失血消耗和产后乳汁分泌作准备。整个妊娠期脂肪的贮存量为 3～4 kg,孕期脂肪的贮存可能是由于孕激素的作用而并非简单的通过增加膳食摄入量所致。脂肪所贮存的能量可以在必要时供给哺乳期增加的能量需求。糖的利用和糖原合成抑制,以节约葡萄糖,保证葡萄糖输送给胎儿,满足胎儿的能量需要。

2. 消化系统功能的变化 孕妇因体内孕激素的变化而引起平滑肌松弛,胃肠蠕动减慢,消化液分泌减少,常出现胃肠胀气及便秘。孕早期孕妇常有恶心、呕吐、食欲反复无常和择食等妊娠反应,可影响某些营养素的摄入。但是由于胃肠蠕动减慢可延长食物在消化道的停留时间,从而有利于食物的消化吸收。随着妊娠的进展,胃肠道对钙、铁、维生素 B_{12} 和叶酸等营养素的吸收能力而逐渐增强,与母体对这些营养素的需要量增加相适应。

3. 循环血量和血液成分的改变 孕妇血容量增加始于妊娠第 6～8 周时,至妊娠第 32～34 周时达到高峰。血液容量比妊娠前增加 35%～40%,其中血浆增加较多,为 40%～50%,而红细胞增加较少为 20%～30%,致使单位血红蛋白水平下降,可出现生理性贫血。孕 20～30 周时,血浆容量上升的速率明显高于红细胞上升的速率,故此时的生理性贫血现象最为明显。此外,由于血液稀释,妊娠早期孕妇血浆总蛋白含量开始下降,主要是白蛋白减少,故在孕晚期白蛋白和球蛋白的比值有时可出现倒置现象。

4. 肾功能的改变 胎儿的代谢产物需经母体排出,故孕期肾功能出现明显的生理性调节,表现为肾小球滤过水平和肾血浆流量增高,肾小球滤过率增加约 50%,肾血浆流量增加约 35%。尿中的蛋白质代谢产物尿素、尿酸、肌酐等排泄明显增多。同时,与孕前相比,某些营养素如水溶性维生素、氨基酸、葡萄糖等排出量亦明显增加,如尿中葡萄糖排出量可增加 10 倍以上,叶酸排出量可增加约 1 倍,但尿钙排出量较孕前减少。

5. 体重的改变 体重的增长是反映妊娠期妇女健康和营养状况的一项综合指标。整个妊娠期,孕妇平均增重 10～12.5 kg。孕早期增加较少为 1～2 kg,孕中期和孕晚期体重增长迅速,平均每周增加 0.3～0.5 kg。孕期体重增加过低或过高对胎儿和母体均不利,体重增加过低可能导致胎儿生长发育迟缓;体重增加过高,易出现巨大儿导致难产,并诱发妊娠并发症。孕前的体重和身高不同,则在孕期的体重增长差别较大。若以体质指数(BMI)为指标,孕期适宜增加的体重见表 4-1。

表 4-1 据孕前 BMI 推荐的孕期体重增长范围

孕前体质指数(BMI)	孕期体重增长值(kg)
< 19.8	12.5～18.0
19.8～26.0	11.5～16.0
26.0～29.0	7.5～11.5
> 29.0	6.0～6.8

(二)妊娠期的营养需要

1. 能量 孕期能量的增加是为了满足胎儿生长发育、母体组织生长、蛋白质和脂肪的贮存及代谢增加的能量需要。但孕期能量的摄入量与消耗量以保持平衡为宜,能量摄入过多对母体和胎儿均无益处。孕早期胎儿生长缓慢,不需要额外增加能量,一般从孕中期开始逐渐增加能量的供给,尤其到孕末期每日需要能量明显增加。中国营养学会建议孕妇能量推荐摄入量(RNI)为:孕中、晚期在非孕妇女能量推荐摄入量的基础上每日增加 0.84 MJ(200 kcal)。由于个体差异以及活动量的不同,一个固定的能量推荐摄入量难以适用于每位孕妇。一般可用定期测量体重的方法来判断能量摄入是否适宜。

2. 蛋白质 整个孕期母体增加蛋白质的储存量可达 900 g 以上,主要用于满足胎儿的生长发育,供给母体子宫、乳房和胎盘的发育等。这些蛋白质均需孕妇在妊娠期从膳食中获得。考虑到中国居民膳食中蛋白质的消化率和利用率较发达国家低,中国营养学会制订的孕妇蛋白质推荐摄入量(RNI)为:在非孕妇女蛋白质推荐摄入量的基础上孕早、中、晚期分别增加 5 g、15 g、20 g。孕妇膳食中优质蛋白质宜占蛋白质总量的 1/2 以上。

3. 脂肪　妊娠过程中孕妇平均需储存 2 ～ 4 kg 脂肪,胎儿储存的脂肪可为其体重的 5% ～ 15%。脂类是胎儿神经系统的重要组成部分,构成其固体物质的 1/2 以上。在脑细胞增殖、发育过程中需要一定量的必需脂肪酸,脑和视网膜中主要的多不饱和脂肪酸是花生四烯酸和廿二碳六烯酸,此外,人体脑细胞髓鞘化过程中,饱和脂肪酸和多不饱和脂肪酸对髓鞘和细胞膜的形成都有重要作用。因此孕妇膳食中应有适量脂肪,包括饱和脂肪酸、n-3 和 n-6 多不饱和脂肪酸,以保证胎儿和自身的需要。但孕妇血脂较平时升高,脂肪摄入总量不宜过多。一般认为脂肪提供的能量以占总能量的 25% ～ 30% 较为适宜。

4. 矿物质　孕期钙、铁、锌、碘的营养状况对孕妇和胎儿的健康特别重要。

(1)钙:胎儿约需储存 30 g 钙,尤其孕晚期钙储存量大大增加,以满足骨骼和牙齿生长发育的需要。如果膳食钙供给不足,将会动用母体骨骼中的钙,以满足胎儿需要。此外,母体亦需储存部分钙以备哺乳期使用。我国孕妇缺钙的现象比较普遍,常在孕 5 月左右开始发生小腿抽搐,可能与血钙降低有关。孕妇钙摄入不足时,可加速母体骨骼中钙盐的溶出。近年的研究还发现孕妇血钙含量与婴儿出生体重呈正相关。我国孕妇钙适宜摄入量(AI)为:孕早期每日 800 mg,孕中期每日 1 000 mg,孕晚期每日 1 200 mg。因此,孕妇应增加含钙丰富的食物,膳食中摄入不足时亦可适当补充一些钙制剂。

(2)铁:孕期缺铁性贫血是一种常见的营养缺乏症,据调查我国妊娠期缺铁性贫血患病率平均为 30% 左右,尤其孕后期更高。妊娠过程中孕妇铁的需要量增加,整个妊娠期铁的总需要量约为 1 000 mg。胎儿在最后的 2 个月中,体内储存铁从 80 mg 增加到 400 mg,这部分铁一般能满足正常婴儿前 4 ～ 6 个月的需要。孕妇铁贮备不足会影响胎儿铁的储备,使婴儿较早出现缺铁性贫血。故膳食中铁的摄入量应增多,中国营养学会制订的孕妇铁的适宜摄入量为:孕早期每日 15 mg,孕中期每日 25 mg,孕晚期每日 35 mg。由于我国膳食中相当一部分铁来源于蔬菜、豆类、蛋类等非血红素铁食物,铁的生物利用率较低,故孕妇应注意补充一定量健康动物的肝脏、血液、瘦肉等含有生物利用率较高的铁的食物。尤其是在妊娠最后 20 周,通过食物或铁剂补铁更为重要,此时肠道对铁的吸收率可增加 2 倍以上。

(3)锌:孕期补充适量的锌可促进胎儿的生长发育和防止先天性畸形。从孕早期起,胎儿锌的需要量就迅速增加。锌的推荐摄入量为孕中、后期每日 16.5 mg。动物性食品为锌的可靠来源。

(4)碘:由于妊娠期胎儿和孕妇本身新陈代谢率提高,孕期碘需要量增加。妊娠期碘缺乏可以导致胎儿严重智力发育和生长发育迟缓。孕妇膳食中应多选用海产品如海带、紫菜、鱼和贝类等含有丰富的碘,尤其在饮水和食物中缺碘的地区更应注意给孕妇补碘。我国孕妇碘的推荐摄入量为每日 200 μg。

5. 维生素　维生素对保持孕妇正常生理代谢、促进胎儿正常发育有重要作用。

(1)维生素 A:能促进胎儿的生长发育和增强孕妇的抗病能力。维生素 A 缺乏可能导致早产、发育迟缓和低出生体重,但摄入过多会引起中毒,还可能引起胎儿畸形。我国维生素 A 的推荐摄入量(RNI):孕早期每日 800 μgRE,孕中、晚期每日 900 μgRE。

(2)维生素 D:能促进钙、磷的吸收与利用,防止孕妇软骨病和保证胎儿骨骼的正常发育。我国维生素 D 推荐摄入量（RNI）：孕中、晚期每日 10 μg。

（3）叶酸：叶酸可促进胎儿的正常生长发育，并防止巨幼红细胞性贫血。叶酸缺乏可使胎儿神经管畸形发生率增高。育龄妇女若在围孕期注意叶酸的补充可有效预防胎儿的神经管畸形的发生，我国建议孕妇叶酸推荐摄入量（RNI）：每日 600 μgDFE。

（4）维生素 C：能增强机体抵抗力，孕期膳食中如果缺乏维生素 C，不仅能使孕妇易患贫血、坏血病，也可引起早产、流产，新生儿出血倾向等，中国营养学会建议维生素 C 推荐摄入量（RNI）：孕中、晚期每日 130 mg。

（5）维生素 B_1、维生素 B_2、维生素 B_{12} 和烟酸：为保证孕妇有良好的食欲，有利于分娩时子宫的收缩力，并促进产后乳汁分泌，对孕妇要供给充足的维生素 B_1、维生素 B_2、维生素 B_{12} 和烟酸。孕早期有恶心、呕吐、食欲不振等现象时，可增加维生素 B_6 的供给。

（三）孕妇的常见营养问题及合理膳食

1. 孕妇的常见营养问题　孕妇常见的营养问题是孕期营养不良，营养不良包括营养不足和营养过剩。营养不足影响胎儿正常发育和母体健康；营养过剩同样对母体和胎儿不利，一则易出现巨大儿，增加难产的危险性；二则孕妇体内可能有大量水潴留和易发生糖尿病、慢性高血压及妊娠高血压综合征。此外，孕妇吸烟、饮酒、饮茶或咖啡过多等均对胎儿和母体的健康有不良影响。

（1）营养不良对胎儿的影响：①低出生体重：指新生儿出生体重 <2 500 g。低出生体重儿围生期死亡率比正常婴儿高出 3～5 倍。低出生体重不仅影响婴幼儿的生长发育，还可影响儿童期和青春期的体能及智力发育，还可能与成年后心血管疾病、糖尿病等有关。低出生体重的影响因素较多，常见的营养因素是妊娠期妇女偏食、妊娠剧吐、能量和蛋白质及维生素摄入不足、妊娠贫血等。②早产：早产儿系指妊娠少于 37 周出生的婴儿。③脑发育受损：胎儿脑发育始于妊娠 10～18 周，孕 30 周至出生后 1 年是脑细胞数量快速增长期，随后脑细胞数量不再增加而细胞体积增大。妊娠期营养不良特别是孕后期母体蛋白质摄入量不足，将会影响胎儿脑细胞的数量增殖和大脑的发育，并影响到以后的智力发育。④先天性畸形：孕期某些营养素缺乏或过多，可能导致出生婴儿先天性畸形。可能与先天性畸形有关的营养素主要有锌、碘、叶酸缺乏，维生素 A 过多等。

（2）营养不良对母体的影响：①营养性贫血：主要指缺铁性贫血或缺叶酸和维生素 B_{12} 引起的巨幼红细胞性贫血。②缺乏钙和维生素 D 引起的骨质软化症。③蛋白质摄入量不足和维生素 B_1 缺乏引起的营养不良性水肿。④妊娠并发症：研究发现营养不足特别是热能和蛋白质摄入量不足的孕妇易出现孕期并发症如流产、早产及婴儿死亡率增高等。⑤妊娠高血压综合征：母体肥胖、钠摄入过高及营养不良均是妊娠高血压综合征的危险因素。⑥肥胖：妊娠期能量摄入过多，可使孕妇体重增加过多，甚至引起肥胖。肥胖易导致糖尿病、高血压、高脂血症等慢性疾病。同时母体肥胖，易形成巨大儿，增加难产的危险。

2. 孕妇的合理营养

（1）孕早期合理膳食：孕早期胎儿生长发育相对缓慢，孕妇所需营养与孕前差别不大。但许多孕妇常出现早孕反应而影响食欲。因此孕早期膳食应以清淡、易消化为原则。早餐可用些烤馒头、烤面包、苏打饼干等无油腻的干食为主，可采用"少食多餐"的方式以防食物过量。若下午情况好转，宜趁机增添富含营养的乳、蛋、鱼、肉、新鲜蔬菜和水果等。并建议每日服用适量的叶酸制剂，以预防胎儿神经管畸形发生。

《中国居民膳食指南（2007）》对孕早期妇女膳食指导：①膳食清淡、适口。②少食多餐。③保证摄入足量富含碳水化合物的食物。④多摄入富含叶酸的食物并补充叶酸。⑤戒烟、禁酒。

（2）孕中、晚期膳食：孕中、晚期胎儿生长迅速，母体本身开始储存脂肪及蛋白质，同时孕妇贫血和缺钙的现象增多，对能量和各种营养素的需要量增加，因此合理的营养和平衡膳食十分重要。膳食中应注意在肉类食品中选用肝或血以增加铁的摄入量，同时多食用富含维生素 C 的食物，以促进铁的吸收；选用奶类及奶制品、虾皮等补钙食物；广泛 选择和食用新鲜的蔬菜和水果、鱼、禽、蛋、瘦肉及海产品等。

《中国居民膳食指南（2007）》对孕中、晚期妇女膳食指导：①适当增加鱼、禽、蛋、瘦肉、海产品的摄入量。②适当增加奶类的摄入。③常吃含铁丰富的食物。④适量身体活动，维持体重的适宜增长。

二、乳母的营养与膳食

哺乳期的合理营养，既有利于母体自身健康的恢复，又为婴儿的生长发育提供最佳的食物。母乳中营养素的浓度受母亲营养状况的影响，乳母营养素摄入不足，则动用体内营养素贮备以维持乳汁营养成分的恒定。如果乳母长期营养不良，不仅影响母体健康，还可导致乳汁分泌量减少及所分泌的乳汁质量下降，影响婴儿的生长发育。

（一）乳母的营养需要

1. 能量　乳母对能量的需要量增加，以满足泌乳的能量消耗和提供乳汁本身的能量。以乳母每天分泌乳汁为 600 ～ 800 ml，每 100 ml 母乳中约含能量 280 kJ（67 kcal），乳母膳食能量转化为乳汁中能量的转换率为 80% 计，则乳母每日因分泌乳汁应增加能量为 2 100 ～ 2 800 kJ（502 ～ 669 kcal）。此外，乳母的基础代谢较非妊娠妇女约高 20%，除妊娠期间积蓄的脂肪可以提供每日约 837 kJ（200 kcal）的能量外，其余的能量需从膳食中补充。中国营养学会推荐乳母较非妊娠妇女增加能量摄入每日 2 092 kJ（500 kcal）。

2. 蛋白质　乳母膳食中蛋白质的供给量是影响乳汁分泌量的主要因素，当膳食中蛋白质供给不足时，乳汁分泌量会减少。母乳蛋白质平均含量为 1.2 g/100 ml，正常情况下乳母每日分泌乳量约 800 ml，蛋白质含量在 10 g 左右，但母体膳食蛋白质转变为乳汁蛋白质的有效率为 70%，若膳食蛋白质的生物学价值不高，则转变为乳汁蛋白质的效率将更低。因此乳母除满足正常需要外，每日需额外补充蛋白质 20 g 左右以保证乳汁中蛋白质的含量。我国营养学会推荐：乳母较非妊娠妇女增加蛋白质摄入每日 20 g，其中优质蛋白质应在 1/3 以上。

3. 脂肪　乳母膳食中脂肪供给量过少，不仅影响乳汁的分泌量，而且乳汁中脂肪含量也降低。必需脂肪酸除可促进乳汁的分泌以外，还能促进婴儿中枢神经系统的发育，且有助于脂溶性维生素的吸收。所以乳母膳食中的脂肪供给量应充足，尤其是必需脂肪酸。我国营养学会建议乳母每日脂肪的摄入量以占总能量的 20% ～ 30% 为宜。

4. 无机盐　乳母膳食中的无机盐应注意钙和铁的补充。

（1）钙：乳汁中钙的含量较为稳定，一般为 35 mg/100 ml。以每日泌乳量 800 ml 计算，乳母每日因分泌乳汁而需要的钙约为 300 mg。当乳母的钙供给不足时会动用体内储备，从而造成乳母出现钙缺乏症如骨质软化症等，所以乳母应增加钙的摄入量。我国营养学会建议乳母钙的适宜摄入量为每日 1 200 mg。当食物的钙不能满足机体需要时，应适当补充钙制剂。

（2）铁：乳汁中的铁含量极少，仅为 0.05 mg/100 ml，因铁不易通过乳腺输送到乳汁，乳母每日因分泌乳汁而丢失的铁总量为 0.3 ～ 0.4 mg。由于膳食中铁的吸收率仅为 10% 左右，因此每日从膳食中增加的供给量应在 4 mg 以上。中国营养学会建议乳母铁的适宜摄入量为每日 25 mg。

5. 维生素　大多数水溶性维生素能自由通过乳腺，但乳腺可调控其进入乳汁的含量，因此乳母膳食中各种水溶性维生素的摄入量会直接影响乳汁中的含量。维生素 A 只能少量通过乳腺进入乳汁，乳母通过膳食补充维生素 A 可提高乳汁中维生素 A 的含量，一般来说初乳维生素 A 的含量远高于成熟乳。维生素 D 几乎不能通过乳腺。因此母乳中维生素 D 含量很低，不能满足婴儿的需要，故婴儿出生 1 个月后，应适当补充维生素 D。

6. 水分　乳母每日摄入的水量与乳汁量密切相关。为了增进乳汁分泌，乳母的膳食应充分补充流汁食物及汤类，并多饮水，以利于乳汁的形成。

（二）乳母的合理营养

乳母对各种营养素的需要量都有所增加，故尽量精心选择营养价值丰富的食物进行合理的搭配，保持各营养素之间的合适比例，在整个哺乳均应做到平衡膳食。

1. 食物种类齐全，品种多样化　乳母的膳食包括谷类、鱼、肉、蛋、奶、豆类、蔬菜和水果等，并进行合理搭配，以保证摄入充足的营养素。膳食以少量多餐的方式为宜，应注意搭配一些粗粮、杂粮。

2. 保证充足的优质蛋白质的摄入　动物性食物如鱼、肉、蛋、奶类和豆类等可提供优质蛋白质，宜多采用。

3. 多食含钙丰富的食物　奶类含钙量高且易吸收利用，每日最少摄入 250 g。此外，小鱼、小虾（皮）含钙丰富，深绿色的蔬菜、豆类也可提供一定数量的钙。

4. 多食含铁丰富的食物　动物的肝脏、全血、瘦肉、鱼类、豆类、某些蔬菜（如油菜、菠菜等）都含有较丰富的铁，宜多食用。

5. 多吃新鲜蔬菜和水果　新鲜蔬菜和水果中含多种维生素、无机盐、膳食纤维等，可增进食欲、预防便秘、促进乳汁分泌。

6. 注意烹调方法　对于动物性食物如畜、禽、鱼类的烹调，以清炖和煮为主，多汤水；烹调蔬菜时，应注意尽量减少维生素 C 等水溶性维生素的损失。

7. 乳母应保持心情愉快　因乳汁反射会受情绪压力、紧张和焦虑而减缓，因此乳母保持良好的情绪有利于乳汁分泌。

《中国居民膳食指南（2007）》对哺乳期妇女膳食指导：①增加鱼、禽、蛋、瘦肉及海产品的摄入量。②适当增饮奶类，多喝汤水。③产褥期食物多样，不过量。④忌烟酒，避免喝浓茶和咖啡。⑤科学活动和锻炼，保持健康体重。

知　识　链　接

产褥期也要均衡营养

产褥期是指分娩结束至全身各个器官除乳腺外恢复或接近孕前状态的这段时间，一般为 6 ～ 8 周。正常分娩的产妇，产后 1 ～ 2 天应进食易消化的流质或半流质食物，如牛奶、粥、肉汤面、鸡蛋羹等，随后可根据产妇具体情况，进食软食或普通饮食。为补充身体消耗、准备哺乳，产妇应多食富含优质蛋白质的鱼汤、鸡汤、肉汤等，同时因产褥期活动较少，应多选择富含膳食纤维及维生素的蔬菜和水果，以防便秘。此时还要适当补充铁剂。我国传统习惯很重视产褥期的营养和膳食，但应注意摄入的食物要适当，因为产妇也要均衡营养，切不可进食过多或不吃某些食物，如鸡蛋每天4～6个即可，过多会增加肝肾负担，不吃荤食、蔬菜、水果也不符合平衡膳食的要求。

（三）乳母常见的营养问题

我国城乡普遍存在产妇过分重视产褥期（产后1～2个月）的营养，往往过多摄入高能量、高脂肪、高蛋白质的食物以保证乳汁的分泌，导致产褥期营养过剩，乳母超重或肥胖，甚至出现血脂异常和脂蛋白异常血症。乳母产后出血较多，由于没有补充铁剂和叶酸，易导致不同程度的缺铁性贫血。此外，乳母营养中的缺陷多数情况下还与与各地区不良的饮食风俗有关，如有些地区产褥期要求乳母限制食用一些食物或限制户外活动，禁吃生冷蔬菜、水果等，这些不符合乳母营养要求的饮食习惯应通过宣传教育加以纠正。

第二节　婴幼儿营养

婴儿是指出生至1周岁的孩子，婴儿期是人的一生中第一个生长发育高峰期，也是婴儿完成从子宫内生活到子宫外生活的过渡期。幼儿指1～3岁的儿童，该阶段是养成良好饮食习惯的关键期，也是完成以母乳为营养到以其他食物为营养的过渡期。婴幼儿期良好的营养，是人的一生体格和智力发育的基础，而且对于某些成年或老年疾病的发生有预防作用，所以婴幼儿期科学喂养尤为重要。

一、婴幼儿的生理特点

（一）生长发育

正常婴儿出生时平均体重 3.3 kg，1 岁时增至 9 kg 左右，约为出生体重的 3 倍，3 岁时可达出生体重 4 倍左右；出生时身长平均 50 cm，1 岁时身长比出生时增长约 50%，到 3 岁时增长约 1 倍，达 100 cm 左右。此外，婴幼儿期大脑和智力、心理、感知、运动、语言等也迅速发育，并逐渐出现个性特征和独立性。

（二）消化与吸收功能

婴幼儿期虽生长旺盛，但胃肠道消化、吸收功能尚未发育成熟，胃容量很小，婴儿仅30～50 ml，幼儿逐渐增至 300～500 ml。消化功能亦差，对母乳以外的食品不易耐受，容易发生营养不良和腹泻。此外，婴幼儿时期牙齿仍处于生长过程，咀嚼功能尚未发育完善，故影响营养物质的消化和吸收。

二、婴幼儿的营养需要

婴幼儿的机体发育非常迅速、代谢旺盛，需要供给足量优质的营养素，以满足正常生理功能活动和生长发育的需要。婴幼儿的营养需要主要体现在以下几个方面：

（一）能量

婴幼儿对能量的需要相对较高。能量的需要主要包括基础代谢、生长发育、体力活动、食物的热效应及排泄消耗。婴儿期基础代谢所需能量约占总能量的 60%，比成年人高10%～15%，以后能量的单位需要量随年龄增长而逐渐减少。我国营养学会建议婴幼儿能量的推荐摄入量（RNI）：0～1岁（不分性别）每日 0.4 MJ（95 kcal）/kg；1～2岁男孩为每日 4.60 MJ（1 100 kcal），女孩为每日 4.40 MJ（1 050 kcal）；2～3岁男孩为每日 5.02 MJ（1 200 kcal），女孩为每日 4.81 MJ（1 150kcal）。

（二）蛋白质

婴幼儿期所需蛋白质要满足生长发育的需要，为正氮平衡。年龄愈小，生长发育愈快，对蛋白质的需要也愈多。一般要求蛋白质供能应占总能量的 12%～15% 以上，所需优质蛋白质应占总蛋白质的 50%。若膳食中蛋白质供应不足，婴幼儿易发生蛋白质缺乏症，表现为生长发育迟缓或停滞、消化吸收障碍、肝功能障碍、抵抗力下降、消瘦、腹泻、水肿、贫血等。但应注意的是婴儿的肾脏及消化器官仍未发育完全，过高的蛋白质摄入，会增加脏器的负担。我国营养学会建议婴幼儿蛋白质的推荐摄入量为：0～1岁每日 1.5～3 g/kg；1～3岁每日 35～45 g。

（三）脂肪

婴幼儿对脂肪的需要量相对高于成年人。脂肪为婴幼儿能量和必需脂肪酸的重要来源，同时，脂肪有利于脂溶性维生素的吸收和利用。母乳和牛奶中的脂肪均能满足婴儿的需要，母乳中的脂肪更易被婴儿消化吸收。我国营养学会推荐婴儿的脂肪摄入量占总能量的比例为：从初生至 6 个月占 45%，7～12 个月占 30%～40%。

（四）碳水化合物

碳水化合物作为主要的供能物质，有助于完成脂肪氧化供能和节约蛋白质，同时还是脑能量供应的主要物质。婴儿每日由碳水化合物供给的能量应占总能量的 40%～50%，2 岁以后，碳水化合物供给的能量应占总能量的 50%～60%。婴幼儿长期碳水化合物不足可致营养不良。

（五）无机盐

1. 钙　新生儿体内的钙含量约占体重的 0.8%，到成人时约为 1.5%，生长发育过程中体内需贮存大量的钙。婴儿所需的钙主要来源于乳汁，钙营养状况良好的乳母所分泌的乳汁基本能满足婴儿的钙需要。幼儿所需的钙主要来源于奶及其制品。婴幼儿钙的适宜摄入量为：0～0.5 岁每日 300 mg，0.5～1 岁每日 400 mg，1～3 岁每日 600 mg。

2. 铁　正常出生的新生儿体内有足够的铁贮备，可满足婴儿 4～6 个月的需要。由于乳汁内含铁量较低，当 4～6 个月婴儿体内贮存的铁逐渐耗尽时，应及时添加含铁辅助食品。人工喂养儿 3 个月后，早产儿和低出生体重儿 2 个月后应补充含铁辅食。铁的适宜摄入量为：0～0.5 岁每日 0.3 mg，0.5～1 岁每日 10 mg，1～3 岁每日 12 mg。

3. 锌　锌与婴幼儿的健康关系密切，当锌摄入不足时，会引起生长发育迟缓、性器官发育不良致性幼稚症、食欲不振、味觉异常、伤口愈合缓慢、免疫力下降，缺锌还会影响智力发育。母乳中的锌含量与牛乳中的相近。锌的推荐摄入量为：0～0.5 岁每日 1.5 mg，0.5～1 岁每日 8.0 mg，1～3 岁每日 9.0 mg。

4. 碘　虽机体对碘的需要量极少，但碘对婴幼儿生长发育十分重要，缺碘可致甲状腺功能低下，影响智力发育。由于我国已在食盐中普遍加碘，碘缺乏病已较少发生。碘的推荐摄入量为 0～3 岁每日 50 μg。

（六）维生素和水

维生素对婴幼儿的生长发育都极为重要。婴幼儿期新陈代谢旺盛，维生素供给量应相对比成人高，除经母乳提供外，还必须通过食物的补充满足需要。维生素 A 与上皮组织功能、视觉、生长发育和免疫力等有关，缺乏可引起婴幼儿生长发育障碍。维生素 D 与钙、磷代谢有关,缺乏会引起佝偻病。母乳及牛乳中维生素 A 和 D 含量较低,应通过维生素 A 丸和鱼肝油来补充。其他维生素如维生素 B₁、维生素 B₂、维生素 C 等婴幼儿也往往比成年人容易缺乏,应注意补充。

婴儿体内含水占体重的 70% ～ 75%,一般婴儿每日需水量为 100 ～ 150 ml/kg,年龄越小,需要量越大,因此一旦发生腹泻或呕吐,容易出现脱水和电解质紊乱。

三、婴幼儿常见的营养问题及合理营养

(一)婴幼儿常见的营养问题

1. 蛋白质热能营养不良 多见于断奶前后的婴幼儿。根据病因,蛋白质热能营养不良分为原发性和继发性两种。原发性蛋白质热能营养不良是由于长期蛋白质、热能摄入不足,常见于喂养知识缺乏,喂养过少,母乳不足,不添加或少添加辅助食品,或早产儿先天不足;继发性蛋白质热能营养不良多由于胃肠疾病如慢性胃炎、肠炎、腹泻等原因引起营养素消化吸收障碍,或由于长期发热、慢性消耗性疾病而未能及时补充营养等造成。

预防:①合理喂养:提倡出生后 4 ～ 6 个月纯母乳喂养,及时合理地为婴儿添加断奶食品。②做好婴幼儿的生长发育监测工作,定期进行体格检查。③积极预防和治疗各种感染性或传染性疾病。

2. 佝偻病 佝偻病是一种常见的婴幼儿营养缺乏病,多见于 3 ～ 18 个月婴幼儿,我国北方地区发病率高于南方。佝偻病发生原因是由于钙和维生素 D 摄入不足所引起。我国儿童钙的摄入量普遍存在不足,而维生素 D 的不足是导致佝偻病的最主要原因,在冬季出生的婴儿由于缺乏阳光的照射或阳光中紫外线过少,易造成维生素 D 缺乏。

预防:①婴幼儿除了提倡多饮奶及奶制品以增加钙的供给以外,还应补充其他钙剂或钙强化食品。②人体维生素 D 的主要来源是靠日光照射皮肤所产生,因此适当晒太阳可达到预防效果。

3. 缺铁性贫血 缺铁性贫血是各年龄人群中普遍存在的营养缺乏病,3 岁以下儿童为贫血的高发人群,早产、双胎及低体重儿更容易且更早发生。婴儿出现缺铁,是因为乳类为贫铁食品,4 ～ 6 月龄时婴儿体内储备铁已耗竭,若未及时添加含铁丰富的断奶食品,则极易发生缺铁性贫血。幼儿膳食不平衡,偏食、挑食等易导致膳食中的铁摄入不足,也是引起缺铁性贫血的原因。此外,铁缺乏还与膳食中维生素 A、维生素 C、维生素 B₂ 以及叶酸等不足有关。

预防:①婴儿从 4 个月以后应补充含铁丰富的食品如肝泥、动物血、肉末等,同时补充富含维生素 C 的食物,如果汁、菜汁等。②幼儿应注重膳食平衡,多食含铁丰富的动物性食物和深绿色新鲜蔬菜和水果,也可用铁强化食品。③加强营养教育,纠正幼儿偏食、挑食的不良饮食行为。

4. 锌缺乏 锌缺乏在我国儿童中有较高的发生率,多为边缘性缺乏。锌缺乏可能与婴幼儿摄入富含锌的动物类食物不足有关,如婴儿长期单纯母乳或牛乳喂养,未及时添加含锌丰富的辅助食品;幼儿偏食、挑食或者膳食中动物性食物比例过少,而植物性食物过多,也容易导致缺锌。

预防:①婴幼儿应选择性摄入含锌高的动物性食物如鱼类、畜、禽类和海产品,植物类食品含锌量极少。②膳食中钙和铁过高可妨碍锌的吸收,故食用钙和铁强化食品时应注意锌的供给。③应注意对于锌缺乏的婴幼儿实施补锌治疗时,不能过量,大剂量锌会导致锌

中毒。

（二）婴幼儿的合理营养

1. 母乳喂养　母乳喂养无论从生理和心理上都能满足母子双方的需要。正常情况下，母乳所提供的营养成分可满足 4～6 个月婴儿的营养需要（除维生素 D 以外），是 4～6 个月以内的婴儿最适宜的天然食物。母乳喂养可促进婴儿的体格、认知功能的发育与健康。母乳喂养儿的发病率、死亡率及食物过敏的发生均较低。此外，母乳喂养还可能对婴儿今后健康产生深远的影响。

（1）母乳喂养的优点：①营养成分最适合婴儿的生长发育需要：母乳中含有婴儿所需要的几乎全部营养成分。出生后应尽快让婴儿吃到初乳（产后最初 3～5 天分泌的乳汁）。初乳富含营养成分如含牛磺酸高，类胡萝卜素含量是成熟乳的 5 倍，且能增进婴儿免疫力。②母乳具有增进婴儿免疫力的作用：母乳含有保护婴儿的免疫物质，这是任何其他食物所不具有的。母乳尤其是初乳中含有如淋巴细胞、各种免疫因子、溶菌酶及免疫球蛋白等，可增强婴儿对疾病的抵抗力。③母乳喂养经济、方便、卫生：母乳喂养儿极少发生母乳过敏或不耐受性，从而避免了许多疾病的发生和许多不必要的麻烦。健康的母乳几乎是无菌的，母乳的温度对婴儿也是合适的，又可直接喂哺，因而母乳喂养是最方便、可行的。④母乳喂养有利于母婴间的感情交流，促进婴儿的智力发育及母体的复原：母乳喂养时婴儿有温暖感、安全感和信任感，喂养时通过拥抱、抚摸以及面部和眼的活动等使母婴之间建立亲密的感情，促使婴儿的感知和认知水平发展，从而促进智力发育。哺乳行为也可使母亲心情愉悦，婴儿的吸吮可反射性引起催乳素分泌并有利于子宫的收缩和恢复。

（2）母乳喂养方法：母乳喂养方法十分重要，方法不当，将影响母乳喂养的质量，或导致母乳喂养不能进行下去。婴儿开奶的时间越早越好，不少专家建议在分娩后 10～30 分钟开奶。提倡母婴同室，按需哺乳，即按婴儿的需要来哺乳，不应严格规定哺乳的间隔时间。大多数婴儿每 2～3 小时需哺乳一次，一般每日需 8～10 次。此外，哺乳时，乳母的哺乳姿势应正确，哺乳时应待一侧乳房吸空后再换另一侧，两乳先后顺序交替进行。哺乳完毕后将婴儿抱起，轻拍其背，以排空胃内空气，防止溢奶。

2. 断乳过渡期喂养　断乳过渡期是指母乳喂养从婴儿 4～6 个月开始，持续至 10～12 个月或更长，直到断奶。在此期间为满足婴儿的营养需要，应逐渐添加母乳以外的食物，直至完全停止哺乳而过渡到幼儿膳食。断奶食品添加的原则、方法和种类：①添加断奶食品应根据婴儿本身的需要按月龄大小逐渐增加，同时应遵循从一种到多种，由少到多量的原则。②在食物品种上，首先添加的食品应为谷类及其制品，然后是蔬菜与水果、蛋黄、鱼类，再后是肉类、全蛋、豆类等。③添加食物应具有天然口味，不含致病生物及有害化学残留物，不含人工调味剂或增味剂、防腐剂及人工色素。④添加的时间应在哺乳之后或在两次哺乳的间隙进行，避免添加食物过量，注意少盐、少糖。

3. 人工喂养　因各种原因不能对婴儿母乳喂养，全部用其他食品代替的，称为人工喂养。常用的母乳代乳品有牛乳、马乳、羊乳及其制品等，完全人工喂养的婴儿最好选择婴儿配方奶粉，因其营养成分与母乳相似。

4. 混合喂养　由于母乳分泌量不足或母亲因工作或其他原因不能按时哺乳时，采用婴儿配方奶粉或其他代乳品替代部分母乳称为混合喂养。混合喂养的原则是先喂母乳，不足时再喂乳品或代乳品。每日哺乳的次数不应少于 3 次，每次哺乳时让婴儿吸空乳汁，以保证乳房受到吸吮刺激,从而维持乳汁的分泌。

5. 幼儿的膳食

（1）以谷类为主的平衡膳食:幼儿膳食应以谷类为主的多样化食物组成,每日膳食还包括鱼、禽、肉、蛋、豆类及其制品、蔬菜和水果等。应继续供给奶类及其制品,每日供给量不应少于 350 ml。

（2）合理烹调,少量多餐:食物烹调应符合幼儿的消化功能,食物宜切碎煮烂,避免用质地粗硬的、刺激性或过于油腻的食物。食物烹调时须注意色、香、味、形俱全,不宜添加味精等调味品。膳食安排,每日除早、中、晚三餐外,可增加 1 ~ 2 次点心,即三餐二点制,加餐的品种可多用牛奶、水果和坚果类食品,少用含糖高的食物。

（3）培养良好饮食习惯:幼儿期是一个人饮食习惯形成的关键期,要培养良好饮食习惯,首先要引导幼儿自己进食。每次就餐时要为幼儿提供合适的进餐用具、位置和就餐环境,以培养他们吃饭时集中注意力。按时进餐,做到不挑食、偏食,合理进食零食,并注意饮食卫生。

（章艳珍）

第三节　学龄前和学龄儿童营养

儿童包括学龄前期（4 ~ 6 岁）和小学阶段的儿童（6 ~ 12 岁）。儿童时期是人一生中体格和智力发育的关键时期,均衡营养对于保证儿童身体和智力的正常发育以及预防疾病,提高健康水平起着重要作用。

一、生理特点

儿童期较婴幼儿期相比,生长发育速度减缓,处于稳步增长阶段。学龄前儿童身高每年增长 5 ~ 7 cm,体重增长 1.5 ~ 2 kg,学龄儿童身高每年增长 4 ~ 7.5 cm,体重每年增长 2 ~ 2.5 kg。到学龄期末,除生殖系统外,其他器官、系统的发育已接近成人水平。神经系统发育持续并逐渐成熟,脑的形态基本与成人相同,智能发育较前成熟,主动性、独立性意识增强,有较强的模仿能力。消化系统的功能逐步完善,咀嚼和消化吸收能力逐渐增强,但仍不及成人,不宜过早进入家庭成人膳食行列。由于儿童机体肝脏糖原储备有限,相对比成人容易发生饥饿感,对能量和营养素的缺乏或不足十分敏感。

二、营养需要

（一）能量

为满足儿童的生长发育和各种活动的需要,我国推荐儿童摄入的合理能量为:学龄前男童每天 5 700 ~ 6 700 kJ,女童每天 5 400 ~ 6 300 kJ;学龄期 7 ~ 10 岁男童每天 7 100 ~ 8 800 kJ,女童每天 6 700 ~ 8 400 kJ;10 ~ 12 岁男童每天 8 800 ~ 9 600 kJ,女童每天 8 400 ~ 9 200 kJ。

（二）蛋白质

儿童正值生长发育期,对蛋白质的需要较成年人高,我国推荐儿童摄入合理蛋白质量为:3 ~ 6 岁每天 45 ~ 55 g;7 ~ 9 岁每天 60 ~ 65 g;10 ~ 13 岁每天 70 ~ 80 g;并保证优质蛋白质的供给占蛋白质来源的 30% ~ 40%,蛋白质供能比应达 12% ~ 14%。

（三）脂肪和碳水化合物

脂肪和碳水化合物摄入不宜过多，膳食脂肪的能量比达 25%～30%，碳水化合物为 50%～60%，应从小避免能量摄入过高，防止超重和肥胖，预防成年时慢性退行性疾病的发生。

（四）矿物质

儿童时期由于骨骼生长迅速，对矿物质尤其是钙的需要量较大。每天需在体内储留钙 75～150 mg。我国推荐儿童每天供给钙量 7～9 岁 800 mg；10～12 岁 1 000 mg。随着儿童肌肉组织的发育和造血功能的完善，儿童对铁的需要量相对高于成人，我国推荐儿童每天供给铁量 7～9 岁 12 mg；10～12 岁为：男性 16 mg，女性 18 mg。其他微量元素如锌、镁、碘等也应有充足的供应，以保证儿童期的营养。

（五）维生素

维生素类对促进儿童的生长发育，保证儿童的健康非常重要，5 岁以上儿童维生素 A、维生素 D、维生素 C 及 B 族维生素的供给量应与成人相当。

三、常见的营养问题及合理营养

（一）常见的营养问题

1. 早餐摄入不足和早餐质量偏低　儿童时期较为多见的营养问题，导致小学生在第二、三节课出现饥饿感，此时大脑的兴奋性随之减低，表现为反应迟钝，注意力不集中，影响学习效率。研究发现，不吃早餐或早餐搭配不合理的儿童体内的胆固醇水平上升，经常不吃早餐，尤其是儿童，更易引起肥胖。

2. 零食无节制　吃零食在儿童中是一种普遍的饮食行为，它们能提供一定能量和营养素。但零食往往营养成分单一，不能提供均衡全面的营养，过多、无节制的零食会降低正餐的食欲，经常食用能量密度高而营养素密度低的零食，会增加肥胖及相关疾病的危险性。

3. 偏食和挑食　偏食和挑食等会使营养素的摄入比例失调，易造成儿童各种不同程度的营养不足，如蛋白质、能量、维生素 A、维生素 B_2、钙、锌、铁和季节性维生素 C 不足；同时亦存在能量过剩的情况，如城市肥胖儿童比例逐渐增加，因此应给予充分重视，供给合理平衡的膳食以避免营养不足或过剩。

（二）合理营养

1. 膳食种类多样，合理搭配　儿童膳食的组成应多样化，膳食搭配应注意食物品种的选择和变化，每日膳食应有适宜数量的谷类、乳类、肉类（或蛋或鱼类）、蔬菜和水果等食物组成，做到荤素合理搭配，粗、细粮交替使用。建议每周进食一次富含铁的肝脏或猪血，一次富含碘、锌的海产品。

2. 膳食应专门烹调，不能成人化　学龄前儿童咀嚼和消化能力不及成人，不能进食一般的家庭膳食和成人膳食。此外，家庭膳食中过多调味品也不适宜儿童使用。因此，食物制备要求细软、易消化。色、香、味、形要能引起儿童的兴趣，以促进食欲。

3. 制定合理的膳食制度，保证早餐　学龄前儿童胃容量小，肝脏中糖原贮备量少，又活泼好动，容易饥饿，应适当增加餐次以适应学龄前儿童的消化能力。学龄前儿童以"三餐二点"制为宜，正餐之间加适量点心，但加餐不应影响正餐。在合理膳食的基础上，尤其应注重早餐供给足够的能量和蛋白质。学龄儿童除三餐外，可适当安排课间餐，饮用一杯牛奶或豆奶，再加上适当的点心，以满足对钙和其他营养素的需求。晚餐不宜过分油腻,不宜过饱。

4. 培养良好的饮食和卫生习惯 包括不挑食、不偏食或暴食、少零食、少吃含热量高的食物,如油炸和快餐食品,养成定时定量、细嚼慢咽、饮食清淡等健康习惯,鼓励适当增加体力活动,保持适宜体重。儿童行为具有很大的可塑性,是培养良好生活行为习惯的重要时期。

第四节　青少年营养

青少年指 12 ～ 18 岁的孩子,是个体从童年向成年逐渐过渡的时期。在这一时期,孩子在心理上和生理上都会发生一系列的变化,思维能力活跃,各个器官逐渐发育成熟,身高、体重迅速增长,并逐渐出现第二性征。青少年期是人一生对营养需要最多的时期,对能量、营养素缺乏或不足也最为敏感。营养对其生长发育、身体健康和智力发展以及学习、运动成绩有重要影响。

一、生理特点

在青春期中,体重与身高迅速增加,特别是体重,人体 50% 的体重、15% 的身高在该期获得。在这一时期,身高的增长从平时每年增长 4 ～ 6 cm 激增至每年 8 ～ 10 cm;体重从每年平均增加 1.5 ～ 2 kg 增至每年 5 ～ 6 kg。青春期体内脂肪开始积累,骨骼增长加速,肩宽和骨盆宽开始增大,从少年体态开始转变为青年、成年人体态。青春期开始的早晚、生长发育的速度和持续时间受遗传和环境因素尤其是营养状况的影响,个体差异较大。营养不良的儿童青春发育期可以推迟 1 ～ 2 年,原有营养不良的儿童,如在该期获得足够的营养,可改善其营养状况,达到正常发育的青年;相反,原营养状况较好的儿童,若在该期营养摄入不足亦可发展成营养不良。

二、营养需要

由于青春期生长发育速度加快,因此对各种营养素的需求增加。

（一）能量

青少年对能量的需要高于成人,女性发育较早,故 13~15 岁的女性热能需要接近男性,而 16 岁以后男性则明显高于女性。其热能需要均接近成年人的轻体力劳动或中等体力劳动者。如热能长期供给不足可出现疲劳、消瘦、抵抗力降低和学习效率下降。因此应增加能量的供给,且这种对能量需要的增加与生长发育速度和活动量相适应。

（二）蛋白质

青春发育期对蛋白质需要的增加尤为突出,每日达 80 ～ 90 g,其中优质蛋白质应占 40% ～ 50%,蛋白质能量比应达 12% ～ 15%。所以,膳食中应有充足的动物性食物和大豆类食物。

（三）矿物质

处于青春发育期青少年为满足骨骼、肌肉等组织的迅猛增长,对矿物质需要增加,尤其是对钙、铁、锌的需要。但调查显示,此类矿物质的摄入量却往往低于其供给量。每日钙、磷供给均应达到 1 000 ～ 1 200 mg;铁:男性为 15 mg,女性为 20 mg;锌:男性为 15 mg,女性为 11.5 mg;碘 150 μg。

（四）维生素

维生素 A、维生素 D、维生素 C 及 B 族维生素对青少年的发育具有重要的作用,青少年维生素 A 与维生素 C 的供给量与成年人相同,均为 800 μgRE 和 100 mg;B 族维生素随能量摄入及代谢的增加而需及时补充,尤其在食品中含量较少的维生素 B_2 更应注意补充。

三、常见的营养问题及合理营养

（一）营养问题

1. 超重和肥胖　超重和肥胖是我国儿童青少年常见的营养问题之一,其发生率逐年攀升。我国 20 世纪 80 年代儿童青少年肥胖检出率低于 1%;90 年代检出率为 1.50% ~ 5.53%;2005 年 7 ~ 22 岁城市男生超重和肥胖检出率分别为 13.25% 和 11.39%,7 ~ 22 岁城市女生超重和肥胖检出率达到了 8.72% 和 5.01%（第五次全国学生体质与健康调查结果）。儿童青少年的肥胖不仅增加成年期肥胖的危险性,还与肥胖有关的成人疾病的早期发生有关。根据调查数据显示,目前我国儿童和青少年糖尿病的发生率有明显增高趋势,糖尿病患者人数已达 250 万,其患病率已占糖尿病总人数的 5%。另一个重要的值得关注的趋势是,在 2 型糖尿病患者中,儿童和青少年的发病率也在迅猛增长。这除了与年轻群体生活方式有关外,还与家族遗传、出生时的体重、孕妇妊娠期间的血糖情况等诸多因素有着密切关联。

2. 厌食症　厌食症以青春期少女最多见,其次为年轻妇女。其表现为食欲不振,对食物没有兴趣,食量明显下降,回避或拒绝进食,如强迫进食,可引起呕吐。厌食症常为心理异常所致,常常从节食开始,如青春期少女由于担心肥胖而过分节食、拒食,进一步发展为厌食症。厌食症的营养治疗应遵循少量、多次、易消化的原则,循序渐进添加食物,逐步恢复患者的胃肠道功能。对病情严重者需住院治疗。

（二）青少年的合理营养

青少年生长发育迅速,对热能和各种营养素的需求较高,同时青少年处于求学、升学的关键时期,学习任务繁重。因此,充足、全面和均衡的营养对保证青少年健康发育非常重要。据调查,我国青少年因不良的饮食行为和饮食习惯导致的营养问题比较突出,膳食中某些营养素,如蛋白质、铁、钙、锌、碘摄入不足的现象在某些地区时有发生,其他营养素的不足也会在特定条件下发生。青少年的膳食应在平衡膳食的基础上应注意以下几点:

1. 注意早餐质量　早餐摄入不足或质量偏低除影响营养素摄入以外,还影响学习,因为饥饿导致大脑供氧不足,使学习注意力下降,学习效率下降。经常不吃早餐或质量偏低问题在我国比较突出,原因各种各样,主要原因是没有足够的时间、无人准备早餐、没有食欲、节食减肥等。吃好早餐是良好饮食习惯的重要组成部分,青少年应吃好早餐。营养学会推荐早餐的数量和营养素摄入应相当于全日量的 1/3,并建议优质早餐应包括四类食物:谷类、肉类、蔬菜和水果。

2. 保证优质蛋白的摄入　膳食中最好有 50% 的蛋白质来自优质蛋白,以满足快速生长和智力发展的需要,并提高抗病能力。优质蛋白富含于动物性食物和豆类食物中,可多选用瘦肉、蛋、牛奶、鱼虾、豆腐、豆浆等。这些食物不仅含有丰富的优质蛋白,还富含钙、铁、维生素 A、B 族维生素、维生素 D。

3. 保证钙、铁、碘、锌等元素和维生素的供给　钙、铁、锌元素是青少年在青春发育期需要较多也最易缺乏的,牛奶或豆浆可提供较多的钙,动物肝脏、肉类、水产品可为青少年提供丰富的铁和锌。青少年用眼多,维生素 A 应供应充足,既有助于保护视力,又可预防呼吸道感染;B 族维生素与补充能量消耗有关;维生素 C 有利于铁的吸收,均须充分供给;寒冷季节还应考虑维生素 D 制剂的补充,以提高钙的吸收。

4. 应考和考试期间的营养　应考和考试期间学习任务繁重,体能和脑力消耗大,大脑处于高度紧张状态,氧耗增加。大脑对缺氧非常敏感,大脑缺氧时(如长时间学习),大脑组织活动减慢,出现思维迟钝,注意力和记忆力下降等表现,甚至强迫休息。除氧耗增加外,大脑对某些营养素如蛋白质、磷脂、碳水化合物、维生素 A、维生素 C、B 族维生素以及铁的消耗也有所增加,因此要注意补充这些营养素。备考期间应吃好早餐,高质量的早餐可以使青少年拥有更好的状态及体力。保证足够量的优质蛋白供给,以便供应青少年的用脑消耗。保证蔬菜瓜果的摄入,以便提供青少年对维生素和矿物质的需要。同时营造轻松愉快的学习氛围,减少青少年的心理压力。

第五节　中老年人的营养

随着社会经济和医学保健事业的发展,人类平均寿命的延长已成为总的趋势。世界上许多国家和地区,包括我国已进入老龄化社会。按我国现阶段的年龄划分标准,一般 40 ～ 60 岁称为中年,60 岁以上为老年。一般在 50 岁以后,机体的形态和功能出现不同程度的衰退,对慢性非传染性疾病敏感性增加。中老年人的健康问题,尤其是营养和合理膳食问题,应引起高度重视。

一、中年人的营养

(一)生理特点

中年期是人生的黄金时代,肩负重任,工作压力较大,工作节奏快,家庭负担也较重,时间安排较紧。在生理上,中年即是生理功能全盛时期,也是开始进入衰老的过渡时期,身体经历着从全盛到稳定、再到走向衰老的巨大变化过程。中年与青年相比生理上有以下特点:中年人基础代谢率随着年龄的增加逐渐下降 10% ～ 20%,肌肉等实体组织随年龄增加而减少,脂肪组织随年龄增加而增多。中年人易患肥胖症、心脑血管疾病、糖尿病、骨质疏松等问题,应增加优质蛋白质、膳食纤维、维生素,低盐,脂肪和碳水化合物不宜过高。

(二)营养需要

现代医学理论认为,老年病的发生与发展大多与营养因素有关,中年时期若能达到合理营养,对延长中年期、抗衰老和延年益寿有重要意义。中年人的营养要求如下:

1. 能量　根据不同性别和不同劳动强度,中年人对能量摄入要适当,随年龄增高,应适当减少能量摄入, 45 ～ 50 岁减少 5%, 50 ～ 59 岁减少 10%,以维持标准体重为原则。超重者更应注意适当控制能量摄入,并增加活动以消耗过多能量,减少脂肪蓄积。

2. 蛋白质　在保证蛋白质供给量的基础上,适当选择优质蛋白质,如畜禽肉、奶、豆类等,以适应高强度的劳动和活动所需。蛋白质供能比以 12%,约每日 1.0 g/kg 为宜,优质蛋白质应占蛋白质来源的 30% 左右。

3. 脂肪和碳水化合物的摄入要适当,过量脂肪摄入常易诱发肥胖、高血压和结肠癌、乳腺癌等,脂肪供能比维持在 25% ～ 30% 为宜,胆固醇的摄入量以每天不超过 300 mg 为宜。还应少食食糖,主食不应过精过细,以避免水溶性维生素及膳食纤维摄入不足。

4. 其他营养素　中年人应注意膳食中铁、钙的摄入，以预防缺铁性贫血及骨质疏松症的发生。同时还应注意摄入足量的维生素 E、β - 胡萝卜素以及维生素 C，以减少过氧化物对机体的损害。

（三）中年人的合理营养

中年人的合理营养应该做到每日增加膳食蛋白质的摄入，少食食糖及脂肪类食品，食不过饱，控制体重，多食蔬菜水果以增加维生素和膳食纤维的摄入。每日饮牛奶或豆奶一杯，补充钙质。主食应粗细搭配，注意多吃粗杂粮，避免多食加工过精的食品。膳食安排以三餐制为宜，早餐能量占总能量的 30%、午餐占 40%、晚餐占 30%。注意保持合理的膳食习惯，少饮酒或不饮酒，饮食清淡，食盐应少食，每日不超过 6 g。

二、老年人的营养

（一）生理特点

1. 基础代谢　老年人的基础代谢率较年轻时为低。美国调查表明，75 岁老年人的基础代谢率较 30 岁时下降 26%，基础代谢率随年龄的增长而降低；40 岁以后人群的能量供给量每增加 10 岁下降 5%。因此，老年人的能量供给应适当减少，如能量摄入过多，会发生超重和肥胖，也易发生恶性肿瘤（如结肠癌、乳腺癌、前列腺癌、胰腺癌等）、心脑血管疾病、糖尿病等；但能量供给不足易发生消瘦，易患呼吸道疾病等，故应保持正常的体重，保持能量的平衡。

2. 心血管系统　老年人的脂质代谢能力降低，易出现血甘油三酯和总胆固醇升高，低密度脂蛋白胆固醇（LDLC）升高，高密度脂蛋白胆固醇（HDLC）下降的现象，加之老年人的抗氧化能力下降，LDLC 易被氧自由基氧化成氧化型的低密度脂蛋白胆固醇（LDLC），它能损伤动脉内皮细胞，造成动脉粥样硬化，使血管壁弹性降低，管腔变窄，血流阻力增加，肺活量及心搏输出量减少，组织供血供氧减少。老年人在营养素的供给上应适当控制脂肪、胆固醇的摄入量，重视脂肪酸的比例。

3. 消化系统　老年人味觉功能减退、味蕾减少。老年人味蕾数 75 岁比 30 岁下降 36%，因此老年人易不自觉地偏重盐口味。味蕾的生长与微量元素锌和维生素 A 有关，老年人容易缺乏这两种营养素，应当重视补充。胃、肠、胰的消化酶分泌均趋减少，消化功能降低。宜选择柔软、易消化的食物。胃肠运动功能减退易引起老年性便秘；肠平滑肌纤维的萎缩易形成（食管、小肠、结肠）憩室，尤以结肠憩室为多见。增加膳食纤维的摄入，能增加食物容量和水分，刺激肠蠕动，防止便秘，减少憩室发生，亦有利于胆汁的分泌和排泄。肝脏的衰老主要是肝细胞数的减少，老年人的肝功能容易发生异常。重视抗氧化营养素的补充，可延缓肝细胞的衰老。胆囊黏膜肥厚、肌层肥厚而弹力纤维弱化，储藏含高胆固醇的稀薄胆汁，易发生胆石，继而引起胆囊炎。胆汁分泌减少，会使食物消化过程缓慢，对过多的脂肪不易消化，亦影响脂溶性维生素的吸收，因此老年人需控制脂肪的摄入量。

4. 免疫功能　老年人随着年龄的增加，免疫功能亦逐渐下降，所以老年人易感冒，且呼吸道感染不易治愈，抵抗能力下降，体液免疫功能及细胞免疫功能均有所下降，血中的抗体减少；T 细胞亚群 CD4 细胞减少，CD4/CD8 比例下降；自然杀伤细胞（NK）亦减少，易发生肿瘤。因此老年人提高免疫功能尤为重要。老年人可在日常饮食中增加食用菌类食物，它们不仅低脂、富含维生素及膳食纤维，且含有丰富的菌类多糖，如香菇含香菇多糖，有提高人体免疫功能的作用。

5. 神经系统　神经细胞自出生后就不可再生,随着年龄的增长,神经细胞数逐渐减少。脑重以 20～30 岁时为最重,以后渐渐减轻,60 岁以后明显减轻。老年人的脑细胞一般减少 10%～17%,有的甚至减少 25%～30%,神经的传导速度也下降 10%。因此老年人易出现精神活动能力降低、记忆力减退、易疲劳、动作缓慢等。脑电图可出现 α 波节律减慢,并可出现散在性的慢波。

6. 骨骼系统　老年人骨密度也在不断降低。据上海市老年医学研究所对 2 000 例老年人群调查发现,随着年龄增高,骨质疏松的发生率增高,尤其在女性,40～50 岁发生率为 15%～30%,60 岁以上达 60%。由于骨质疏松、牙槽骨的萎缩,老年人的牙齿容易松动、脱落,骨质疏松的原因与内分泌激素的减少、钙与维生素 D 的摄入不足以及缺少体育锻炼等多种因素有关。

（二）营养需要

根据老年人的器官功能逐渐减退,消化、代谢都有不同程度下降的生理特点,对各种营养需要也有其自身特点。

1. 能量　老年人基础代谢率降低,活动量减少,所需的能量亦相应减少。能量摄入过多,则可能转变为脂肪使身体超重甚至肥胖。老年人若能维持恒定的标准体重则表示能量摄入恰当。我国营养学会推荐,以 20～39 岁平均体重男性 65 kg 或女性 55 kg 的能量供给量为基础,50～59 岁老年男、女相应减少 10%,60～69 岁减少 20%,70 岁以上减少 30%。一般情况下 65 岁以上老年人每日摄入能量应在 6 720～8 400 kJ（1 606～2 007 kcal）。

2. 蛋白质　老年人体内蛋白质合成率降低,分解代谢往往高于合成代谢,较易发生负氮平衡。老年人由于消化功能紊乱常易发生低蛋白血症、水肿和营养性贫血。但用氮平衡方法研究老年人维持氮平衡的蛋白质需要量与青年人无差别。因此,老年人对蛋白质的需要量不应低于成年人,尤其是必需氨基酸如蛋氨酸、赖氨酸的需要量还应增加,一般老年人供给蛋白质可按每日 1.0～1.2 g/kg 计算,优质蛋白质占 1/3,蛋白质供能比以 12%～14% 为佳。

3. 脂肪　老年人胆汁酸合成减少,胰酶活性降低,消化脂肪能力降低,高脂肪膳食易引起消化不良。老年人血脂、血低密度脂蛋白升高可能与脂肪的分解代谢迟缓有关。故老年人脂肪的摄入量不宜过高,以占总能量的 20%～25% 为宜。食用油以植物油为好,膳食胆固醇应控制在每日 300 mg。

4. 碳水化合物　老年人糖耐量低,胰岛素对血糖的调节作用减弱,食用糖和淀粉过多易发生血糖增高,且过多的糖在体内可转变成脂肪,使血脂尤其甘油三酯升高,引起动脉粥样硬化等心脑血管疾病和糖尿病发病率升高,故老年人不宜摄入过多的蔗糖和淀粉。果糖易被老年人利用,且转变为脂肪的能力小于葡萄糖,老年人宜多食水果等含果糖的食品。膳食纤维能促进肠蠕动,降低胆汁酸的肝肠循环并使之排出,有降低血脂水平和稀释肠内有毒物质的作用,从而防止结肠癌的发生。老年人每日以摄入 10～20 g 膳食纤维为好。

5. 矿物质　老年人容易发生腰背酸痛,主要与缺钙引起的骨质疏松症有关,绝经期前后的妇女患病率较高,我国某些地区可达 60% 以上。主要原因是由于老年人对钙的吸收率降低,加之含钙丰富的食品例如牛奶摄入不足,户外活动较少,日照机会减少,皮肤合成维生素 D 的量降低;肾脏功能减退,形成 1, 25（OH）$_2$D$_3$ 的量减少,老年人对钙的吸收和储备能力差,容易发生缺钙而导致骨质疏松,故老年人补充钙和维生素 D 是必要的。老年人也容易发生缺铁性贫血，这与老年人进食量少，蛋白质和膳食铁的摄入量不足有关；膳食中维生素 C、维生素 B_{12}、叶酸的供给量不足，影响了对铁的吸收利用，老年人应注意补充含血红素铁较高的食品，以纠正膳食蛋白质和铁的不足。老年人较易缺乏的其他微量元素有锌、硒、铬，膳食中也应注意补充。高钠是高血压的危险因素，老年人应降低食盐的摄入，以每日不超过 6 g 为宜。

6. 维生素　老年人对各种维生素的需要量与成年人相同，尤其是维生素 A、维生素 E、维生素 C、维生素 B_2 和叶酸。老年人维生素 A 的摄入量普遍不足而导致暗适应缓慢、上皮组织干燥、增生、过度角化等症状，可通过适当补充维生素 A 制剂而得到改善。近年来对维生素 E 的抗衰老作用研究较多，维生素 E 在体内具有抗氧化作用，能保护脂质过氧化对生物膜造成的损伤，减少脂褐素的生成，提高机体的免疫功能，因而具有延缓衰老的进程的作用。维生素 C 能与维生素 E 起协同作用，对防止衰老具有一定的作用。老年人因牙齿脱落，摄食水果蔬菜的量较少，其他维生素例如维生素 B_{12}、叶酸、维生素 B_2 的摄入量也相对不足，膳食中也应注意补充。

（三）老年人的合理膳食

由于老年人的生理特点的变化，营养需求和成年期大不相同，因此必须供给符合老年人生理状况的营养素。老年人的合理膳食原则应注意：①合理的膳食结构，供给适当的能量以维持标准体重，供给足够的优质蛋白质，适当限制膳食脂肪的摄入，增加富含膳食纤维、各种维生素、钙、铁、锌、硒、铬等微量元素的供应。故老年人的膳食应注意粗细搭配、科学地烹调，既要保持营养素的均衡，又要注意适合老年人的消化功能，使其容易消化吸收。②适度参加体育活动，保持能量平衡。③合理的用膳制度，避免暴饮暴食。④在专业人员的指导下合理应用保健食品。

三、中老年人常见的营养问题

中老年人随着年龄的增长，人体的组织器官及相应的生理功能出现不同程度的退化。由于中老人生理变化的特点，加上老年人退休和劳动能力减退，经济收入也有明显下降，因此容易发生各种营养健康问题。中老年人营养中应注意营养不良和营养过剩，特别是同营养密切相关的慢性非传染性疾病的防治以及抗衰老问题。中老年人常见的健康问题如肥胖症、高血压、血脂异常、心脑血管疾病、糖尿病和肿瘤、骨质疏松症等，这些疾病的发生往往与膳食结构不合理、营养素摄入不平衡有关。

1. 肥胖症　当实际体重超过标准体重的 20% 或体重指数超过 25，可诊断为肥胖症。通过测量三头肌、二头肌等部位的皮褶厚度来推算体脂，男性明显超过体重的 20%，女性超过 30% 可认为是肥胖。除内分泌和遗传因素外，多数老年人肥胖是由饮食不平衡造成脂肪蓄积过多所致。肥胖可导致多种疾病，如影响呼吸循环，引起高血压、高脂血症、心脑血管疾病、糖尿病等。老年人应适当减少能量摄入，保持标准体重。控制膳食能量的摄入和增加能量的消耗是治疗肥胖最安全、最有效的方法。

2. 骨质疏松症　骨质疏松症是以骨质变稀疏为特征的代谢性骨病。一般老年人骨质疏松程度较轻时无临床症状，严重时常因脊椎发生压迫导致腰背酸痛，久站后腿麻腿痛，身体缩短，驼背等，并易发生骨折。这主要与老年人户外活动少，光照不足，膳食钙、维生素 D、蛋白质等摄入不足有关。

3. 高血压　同膳食有关的高血压危险因素包括超重或肥胖、膳食中食盐含量过多、吸烟和大量饮酒等。防治高血压饮食措施主要有：控制膳食总能量，适当运动，保持适宜的体重；限制食盐摄入，增加钙、钾、镁等矿物质摄入；限制总脂肪及胆固醇，适宜的脂肪比例；适当的优质蛋白，增加植物优质蛋白的摄入；不喝或少饮酒，不吸烟。

4. 冠心病 同膳食有关的冠心病最主要危险因素有高血压、高胆固醇血症和吸烟，其次是肥胖，糖尿病及精神紧张因素。上述危险因素同饮食营养因素有直接或间接的关系。防治冠心病的饮食原则主要有：限制胆固醇和高脂肪的膳食；多吃粗杂粮和水果，适当增加膳食纤维的摄入；注意能量平衡，保持理想体重。胆固醇摄入每日应少于 300 mg，膳食中脂肪总量占总能量比例控制在 20% ～ 25%，减少饱和脂肪酸的摄入，适当增加对心脏有保护作用的含单不饱和脂肪酸多的植物油摄入。

5. 糖尿病 糖尿病的发病同膳食因素关系最为密切，大多数 2 型糖尿病伴有超重或肥胖，膳食干预是糖尿病的主要治疗措施之一，糖尿病病人必须终身执行膳食控制。通过合理控制总能量、控制脂肪和胆固醇的摄入、选用吸收较慢的多糖、合理的膳食制度等措施，达到提供均衡营养，维持理想体重，控制血糖水平，避免或延缓并发症的目的。

（荣　峰）

知识点归纳

知识点	知识内容
孕妇、乳母的合理膳食	食物种类多样，数量充足；多选用高蛋白质、高钙和富含维生素的食物如蛋类、肉类、奶类、豆类、新鲜蔬菜和水果、海产品等；乳母应多喝鱼汤、肉汤等，促进乳汁分泌
婴儿的合理膳食	婴儿在不同的阶段及不同条件下，应选择合理的喂养方式，包括母乳喂养、人工喂养和混合喂养；合理添加辅食
幼儿的合理膳食	食物多样化，谷类为主，并注意各种食物的合理搭配，食物加工宜碎、软、细、烂，少食多餐，尽早养成良好的饮食习惯
学龄前和学龄儿童营养	儿童时期是人一生中体格和智力发育的关键时期，要均衡营养，保证儿童身体和智力的正常发育以及预防疾病；膳食应专门烹调，不能成人化；不挑食、不偏食或暴食，少零食，少吃含热量高的食物；养成定时定量、细嚼慢咽、饮食清淡等健康习惯；适当增加体力活动，保持适宜体重
青少年营养	青少年期是人一生对营养需要最多的时期，各个器官逐渐发育成熟，身高、体重迅速增长，对各种营养素需要量大；注意早餐质量，保证优质蛋白的摄入，钙、铁、碘、锌等元素和维生素的供给；要防止超重和肥胖，或厌食症
中老年人的营养	中年人基础代谢率随年龄增高逐渐下降10% ～ 20%，肌肉等实体组织随年龄增加而减少，脂肪组织随年龄增加而增多。消化、循环系统功能逐渐减退，易出现消化系统疾病，易患心脑血管疾病、肿瘤等。人体各组织器官功能衰退，容易出现内分泌紊乱、骨质疏松等问题。而老年人的器官功能逐渐减退，消化、代谢都有不同程度下降。中老年人常见的健康问题如肥胖症、高血压、血脂异常、心脑血管疾病、糖尿病和肿瘤、骨质疏松症等，与膳食结构不合理、营养素摄入不平衡有关

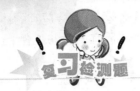

一、填空题

1. 婴幼儿期良好的营养,是人一生 _____ 和 _____ 发育的基础。

2. 幼儿每日饮奶应不少于 _____ 毫升。

3. 促进乳汁分泌的营养素有 _____、_____、_____、_____、_____。

4. 我国营养学会建议孕妇从第 4 个月起每日膳食能量推荐摄入量在非孕妇女的基础上增加 _____。

二、单项选择题

1. 孕妇出现巨幼红细胞贫血,主要是由于缺乏 ( )

A. 铁　　　　　B. 蛋白质　　　　C. 叶酸　　　　D. 维生素 B_1　　　E. 维生素 B_2

2. 我国营养学会建议乳母每日膳食能量摄入量在非孕妇女的基础上增加 ( )

A. 837 kJ（200 kcal）　　　　B. 1 255.5 kJ（300 kcal）　　　　C. 1 674 kJ（400 kcal）

D. 2 092.5 kJ（500 kcal）　　　E. 2 511 kJ（600 kcal）

3. 母乳中含量最低的维生素是 ( )

A. 维生素 A　　　B. 维生素 C　　　C. 维生素 D　　　D. 维生素 B_1　　　E. 维生素 B_2

4. 不会导致胎儿畸形的是 ( )

A. 维生素 A 过多　　B. 叶酸缺乏　　　C. 饮酒过多　　　D. 锌缺乏　　　E. 摄盐过多

5. 婴儿开始添加辅食的适宜时间是 ( )

A. 1～3 月龄　　B. 4～6 月龄　　C. 5～8 月龄　　D. 6～7 月龄　　E. 7～8 月龄

6. 婴儿在断奶过渡期,应首先添加的辅食种类是 ( )

A. 蛋类　　　　B. 谷类　　　　C. 豆类　　　　D. 鱼类　　　　E. 肉类

7. 蛋白质供能比占学龄儿童全天总能量的百分之 ( )

A. 12~15　　　B. 15~20　　　C. 20~25　　　D. 25~30　　　E. 30~35

8. 根据老年人的代谢特点,其营养选择应是 ( )

A. 低蛋白、低脂肪、能量较低　　　　　　　　B. 高蛋白、高脂肪、能量较高

C. 高蛋白、低脂肪、能量较低　　　　　　　　D. 低蛋白、高脂肪、能量较低

E. 高蛋白、低脂肪、能量较高

三、名词解释

断奶过渡期

四、简答题

1. 妊娠期营养不良对胎儿的生长发育有哪些影响?

2. 母乳喂养有哪些优点?

3. 儿童及青少年的营养应注意哪些问题?

4. 中年人应该注意的营养问题是什么?

5. 老年人常见的营养问题及膳食措施是什么?

（章艳珍　荣峰）

第五章　医院的营养与膳食

学 习 重 点

1. 营养治疗的意义与基本原则。
2. 试验代谢膳食和治疗膳食的种类和适用范围。
3. 肠内营养和肠外营养的适应证、并发症。
4. 医院基本膳食的适用范围和膳食原则。
5. 食谱编制的原则和方法。

医院的营养与膳食主要是针对各种疾病的特点和患者的具体情况,通过合理的膳食安排,科学的食物搭配、烹调加工和良好的膳食制度,调整肠内、外营养支持的途径,合理供给病人所需的能量和各种营养素,以达到预防和治疗疾病的目的。实践证明,合理的营养供给有利于改善患者的营养状况和免疫功能,预防营养性疾病的发生,改善某些疾病的症状,为缩短病程、提高治疗效果创造条件,还可以起到疾病诊断、辅助治疗和提供营养的作用。

第一节　营养治疗在医疗上的意义及基本原则

营养治疗是根据病人临床治疗需要并结合病人的生理、病理和心理的基本特点,通过摄取符合要求的医院膳食,提供病人所需要的能量和营养素,以增强机体抵抗力,满足病人基本的营养需要,促进组织的修复,减轻器官负担。营养治疗是临床综合治疗的重要组成部分。

一、营养治疗在医疗上的意义

在临床上通过调整病人能量和营养素的供给量,以配合临床治疗疾病的需要,使病人早日恢复健康;控制营养素的摄入,以纠正水电解质紊乱而产生的矛盾。在医院中合理的饮食不但可以改善病人的一般状况,促进疾病的治愈及健康的恢复,而且营养治疗作为一种积极的治疗方式与药物治疗、手术治疗、理疗及其他疗法具有同等的重要性。如大面积创伤病人在很大程度上需要依靠营养作为主要的治疗方法。

（一）营养治疗的重要性

营养治疗在促进组织修复、改善代谢机能、影响病情变化方面起到独特的作用。《医宗金鉴》说："伤饥失饱即伤脾"，意即调节饮食对脾胃的健康有很重要的关系，而胃和脾是对食物起腐熟、运化作用的。通过消化吸收食物的成分以营养机体的需求，这说明营养治疗在临床综合治疗中的作用。

《素问》提出"毒药攻邪，五谷为养，五果为助，五畜为益，五菜为充，气味合而服之，以补益壮气"。说明药物主要是清除病邪，而以五谷、五果、五畜、五菜这些富有营养的食物来补益精气。这样邪气去，正气才可早日恢复。另外还指出"饮食有节，饮食有时，饥饿得中"、"虚则补之，药以祛之，食以随之"，即指出了疾病不要仅靠药物治疗，应重视饮食营养治疗的重要性。因此住院病人既需要合理的医药治疗，同时也不能忽视营养膳食的配合。合理的营养膳食能够保证食物最大限度地发挥作用，使病人由疾病状态向健康方向转变，有着极其重大的意义。

为了使病人得到有效的营养治疗，必须根据病情特点和病人的机体状态，合理地调整饮食营养的方案和膳食组成，尽量使食品多样化，通过合理搭配食物，采用科学的烹调方法，使食物的色、香、味、形满足病人的需要，以增强其食欲，保证食物的充分利用。

对于危重病人的营养支持也是十分必要的，通过给予要素膳食或静脉营养，可以纠正患者出现的负氮平衡状态，防止体重下降，从而延长其寿命。如严重烧伤病人就需要在整个临床过程中实施营养治疗；对恶性肿瘤患者给予静脉营养，可增强对化疗和放疗的耐受性。利用试验膳食还有助于对某些疾病作出临床诊断。如给予病人潜血试验膳食可以协助诊断其有无消化道出血。通过对膳食组成的特殊调整来辅助诊断疾病，也是临床营养工作的一项内容。

（二）营养治疗的作用

从食物中获得能够满足机体需求的能量和营养素是人体的基本需要，各种食物提供的营养素对机体产生综合性的作用。因此，一般健康人群需要的是平衡膳食。给病人实施营养治疗，则是通过对食物成分或膳食组成进行调整，即能量和（或）某些营养素增多或减少，使病人获取能够满足其需要的治疗膳食，可见营养治疗是综合治疗的重要组成部分，在临床上可以达到以下的作用：

1. 治疗营养性疾病　营养性疾病（nutrition-relateddisease）是指因体内能量和营养素过少或过多而不能适应生理需求，营养素之间比例不当和以营养因素为主要病因、营养疗法为主要治疗手段的一些疾病。包括营养缺乏和营养过剩两种情况。对营养性疾病可以通过增加或控制某种营养素的摄入量，达到治疗目的。例如对各种原因导致的蛋白质 - 热能缺乏，可给予含蛋白质丰富的食物。而对高血压患者则要适当限制食盐的摄入，减少钠盐的摄入量，以降低血压，从而使血压恢复正常水平。

2. 减轻器官负担　机体各器官分别具有特殊的生理功能，在疾病状态下不注意调整饮食，必然会加重其负担。如对慢性肾小球肾炎导致水肿严重及高血压的病人，应给予低盐饮食或无盐饮食；对慢性肾衰竭病人，应提供高能量、高必需氨基酸、低蛋白、低磷饮食。这都可以减轻病理状态下肾脏的负担。肝硬化伴腹水的病人应严格限制钠、水的摄入量，目的是减轻肝肾代谢的负担；病人肝昏迷时，受损肝细胞无力清除血液中有毒物质，故应给予低蛋白质饮食，减少体内代谢氨的产生。

3. 去除病因　疾病的发生、发展、预防、治疗与营养关系密切，合理营养可预防疾病的发生,去除病因。如临床上糖尿病的基本治疗方法还是饮食疗法和运动治疗;对高脂血症、急慢性肝炎、胃肠道疾病等多以饮食治疗为主;小儿佝偻病在补充富含钙、维生素 D 食物的基础上,多晒太阳,症状可消除,取得较满意的治疗效果。单纯营养性贫血可通过纠正不良饮食习惯,补充富含铁、维生素 C 和蛋白质的膳食可治愈疾病。

4. 改善症状,控制病情发展　临床上许多疾病的发病原因是复杂的,但是病情的发展与转归与膳食营养有密切的关系。通过合理的营养治疗,增加或减少膳食中能量或某些营养素的摄入量,可改善疾病的症状,控制病情的进一步发展或恶化,提高治疗的效果。低脂肪膳食可减轻或消除胆囊炎的症状;高膳食纤维可减轻或消除便秘的症状;低苯丙氨酸的饮食可减轻或消除苯丙尿酮的症状;低嘌呤膳食可减轻或消除痛风的症状;糖尿病患者,由于机体碳水化合物、脂肪、蛋白质的代谢发生紊乱,不能正常利用膳食中的蛋白质、脂肪和碳水化合物,故需合理调整膳食中碳水化合物、脂肪、蛋白质的含量,达到改善症状、控制病情发展的效果。

5. 观察疗效,辅助临床诊断　在临床诊断或治疗的过程中,短时间内暂时限制或添加某种或几种营养素,观察或测定机体的反应,达到观察疗效、辅助临床诊断的目的。如给予维生素治疗可确诊维生素缺乏病;胆囊造影试验膳食可检查胆囊胆管浓缩的功能;大便隐血试验膳食可确诊消化道是否出血;口服糖耐量试验膳食可检测机体对葡萄糖的耐量,辅助诊断糖尿病。

6. 促进消化吸收,利于疾病痊愈　食物的性质对有的疾病有着直接的影响,需用烹调加工的方法来改变食物的性质,以提高患者的消化吸收能力。如对患有急慢性胃炎和消化性溃疡的患者,应通过合理选择食物和适宜的烹调方法,摄取细、烂、软、无刺激性的食物,以减轻胃黏膜的刺激,利于食物的消化吸收,促进炎症的恢复或溃疡面的愈合。对肝、胆、脾手术的患者,营养治疗的原则是供给低脂、高蛋白易消化吸收的半流膳食,以减轻肝脏代谢的负担,促进疾病的痊愈。对大面积创伤伴大量出血的患者,营养治疗原则是供给高能量和高蛋白膳食,以纠正负氮平衡,达到正氮平衡,促进伤口愈合。

7. 提高耐受性和抵抗能力　营养治疗是疾病的一种基本的支持疗法。合理全面的营养能提供能量和营养素,全面调节机体新陈代谢,增强机体免疫功能和抵抗能力,是提高健康水平的基本需要。许多疾病可以导致新陈代谢发生改变,主要是分解代谢增强,表现为能量和营养素的损耗加大,需要量增加,及时给予并全面补充能量和营养素才能满足机体的需要,提高机体对治疗方法的耐受性和机体的抵抗能力。如发烧、手术后、烧伤、大量出血的患者就需要大量的能量和营养素,应鼓励病人经口摄取多种食物,或通过管饲、静脉供给特殊食物和营养物质,进而降低分解代谢,促进合成代谢,纠正营养缺乏,维持内环境的稳定,增强机体对临床治疗措施的耐受能力和机体对疾病的抵抗能力,取得较满意的治疗效果。

二、营养治疗的基本原则

为了对临床患者实施有效的营养治疗,取得较满意的治疗效果,进行营养治疗时必须优先考虑以下基本原则。

(一)营养治疗应与其他治疗及护理措施相互配合

临床治疗病人的方法有多种,营养治疗是一种基本的治疗手段,也是其中的重要组成部分。一方面,营养治疗必须与其他治疗密切配合。这要求临床医师和营养师之间加强联系,通过查房和会诊,共同根据疾病诊断、病情及有关营养状况,及时制订营养治疗计划,并依据病情变化更改饮食医嘱。营养专业人员则要根据饮食医嘱设计食谱,制备膳食并按时为病人供应膳食。另一方面,营养治疗需要取得护理人员的支持与配合。众所周知,护理人员与病人联系最为密切,既了解病人的药物或手术治疗情况,也了解病人的饮食情况,他们能据此提出有益的建议,并能督促病人自觉配合营养治疗。护理人员在营养治疗过程中,起着关键的协调衔接作用。营养治疗、其他治疗和护理措施三方面密切配合的综合治疗才能获得最好的疗效。

(二)重视营养健康教育

许多住院病人不清楚,也不了解营养治疗的重要意义,营养专业人员和医护人员都要有为病人负责的态度,开展营养健康教育。在营养治疗前和实施过程中,耐心细致地向病人包括其家属宣传营养学知识,使其了解食物与健康的关系,重点向他们讲解营养治疗的目的、有关食物或其中成分影响病情的原理,普及营养与疾病、营养与健康的相关知识,从而使他们理解并自觉地采用合理的膳食结构,接受相应的治疗膳食,采纳健康的生活方式和行为,从而达到预防疾病、治疗疾病、促进健康、延年益寿、提高生命和生活质量的目的。

(三)膳食选配要切合病人实际,符合营养要求

病人治疗膳食的选配必须和病人的实际情况结合起来,不同病人的家庭情况、经济条件、生活状况、地位、职业、以前患过疾病、是否手术、药物过敏、住院治疗等都有所不同,只有这样才能有针对性地为病人选配合适的治疗膳食。另外,饮食医嘱也不是一成不变的,需要在不同的病情阶段及时给予更改,使之符合病人病情的需求。在营养治疗时,有关膳食配制,无论是食物的选择搭配,还是供给方式的取舍必须符合合理营养的要求,保证达到营养治疗目的。要根据季节变换食物品种,力求多样化;根据病人的病情采用适宜的烹调方法,使主副食色、香、味、形达到最佳状态,以增进病人的食欲,促进消化吸收;按照病人需要制备相应的膳食种类,对危重病人实施营养支持治疗尤其重要,这需要营养师经常深入病房,掌握病情变化,合理选择营养支持的途径,尽可能达到最好的营养治疗效果。膳食配制过程中还要时刻注意食品卫生状况,避免发生食物中毒。

(四)适当照顾病人饮食习惯

每个人在长期生活过程中会形成自己的饮食习惯和饮食爱好,可能会出现喜欢吃某些食物,不喜欢吃另外一些食物,在患病短时期内难以适应新的饮食条件。因此,一般要求在不影响营养治疗原则的前提下,尽可能对病人的饮食习惯加以照顾,目的在于保证使其能摄取能量和营养素数量适当、比例适宜的治疗膳食。当然,对病人的某些不良饮食习惯则要进行劝导,促其逐步改正。

(五)做好出院病人的饮食指导

有些病人尤其是慢性病患者在出院后要继续治疗,在其出院前要向他们说明出院后继续进行营养治疗的必要性,并根据其家庭情况、经济条件、生活工作特点等因素制定有利于家庭、亲戚及社区护士护理的饮食方案并参照执行,同时希望病人经常到医院营养科室或门诊进行咨询,及时解决饮食中存在的问题。

第二节　试验与代谢膳食

试验膳食是指在临床诊断、治疗疾病过程中,用来配合进行某些特殊功能检查,短时间内暂时限制或添加某种或几种营养素,观察或测定机体的反应,并以此辅助临床诊断或观察

疗效的一种医院膳食。代谢膳食是按试验要求提供摄入量而制备的一种称重膳食，是用来诊断疾病、观察疗效或研究机体代谢反应等情况的一种手段。

一、试验膳食

（一）葡萄糖耐量试验膳食

1. 适应证　配合诊断糖尿病及糖尿病分型。

2. 原理　临床上常采用口服葡萄糖耐量试验（oral glucose tolerance test, OGTT）。在空腹时给受试者一定量的碳水化合物，一般一次口服 75 g 葡萄糖，分别测空腹血糖及进食后 30 分钟、60 分钟、90 分钟、120 分钟血糖，观察血糖上升和下降变化来推测糖耐量是否正常。糖尿病病人空腹血糖正常或高于正常范围，进食后血糖升高且高峰出现早，同时持续时间长，进食后 2 小时仍不能恢复到进食前水平。

对空腹血糖明显增高的重型显性病例，不宜做该试验，口服葡萄糖耐量试验前 3 天必须有足够的碳水化合物进量，并排除体力活动、情绪激动、升糖药物等干扰因素。

3. 膳食原则

（1）试验前 3 天每日食用碳水化合物量 ≥ 300 g。试验前晚餐后禁食（10 ~ 12 小时）直至翌晨试验。

（2）试验日早晨服用特别馒头一个（用面粉 100 g 制成，使含碳水化合物量为 75 g）。

（二）胆囊造影膳食

1. 适应证　配合胆囊造影术的一种膳食，有助于观察胆囊及胆管的形态与功能是否正常。

2. 原理　口服造影剂后，在小肠吸收一部分并蓄积于肝内，与胆汁同时分泌入胆管及胆囊，再经胆囊收缩，然后由 X 线显影。为配合胆囊造影术，造影前，避免摄入刺激胆汁分泌的食物。显影后进食高脂肪膳食，大量的脂肪摄入可引起胆囊的收缩和排空。一般 5 分钟后胆囊开始收缩，1 ~ 2 小时收缩明显。反之，若胆囊不缩小，则表示其功能不正常。

3. 膳食原则

（1）为了提高胆囊的显影效果，可于造影前一日午餐进食高脂肪膳食，膳食中脂肪含量不少于 50 克，使贮存于胆囊内的陈旧、浓缩胆汁排空，胆囊内压降低，便于新分泌的含造影剂的胆汁进入胆囊，使显影效果更明显。可用的食物有较肥猪肉、鸡蛋、牛奶、黄油、植物油（花生油、豆油、菜油或玉米油）、奶油巧克力糖等。这一措施尤其适用于慢性胆囊炎胆石症患者。晚餐采用不含脂肪的高糖少渣无脂膳食，以免刺激胆汁分泌和排出。可用的食物有稀饭、馒头、藕粉、果酱、土豆、荸荠、芋头、山药及水果汁等。晚餐后（晚上 8 时左右）进造影剂碘番酸，每 5 分钟服 0.5 g，共 3 g，以后禁食和禁烟。

（2）造影当日禁用早餐。服造影剂 14 小时后开始摄片。胆囊显影后，再进食高脂肪膳食，膳食中的脂肪量不低于 50 g，刺激胆囊收缩排空，再次胆囊造影，观察胆囊、胆管变化。

（3）静脉注射胆囊造影和超声波胆囊收缩功能检查，所用的高脂肪膳食内容与口服胆囊造影相同。

（三）潜血试验膳食

1. 适应证　配合大便潜血试验的一种膳食，有助于检查消化道出血情况。

2. 原理　粪便中含有肉眼和显微镜见不到的血称为潜血（隐血）。常用的潜血试验方法是联苯胺法。血红蛋白与联苯胺试剂生成蓝色化合物，根据蓝色的深浅来决定潜血的多少。为防止膳食中含铁丰富的食品影响检查结果,受试者膳食应短期禁用含铁丰富的食品。

3. 膳食原则

（1）膳食中主食不受限制,副食中三天内禁用肉类、肝、动物血、蛋黄、绿色蔬菜及其他含铁丰富的食物。

（2）可用的食物有牛奶、蛋白、豆制品（如豆腐、粉条、粉皮、豆腐干、油豆腐、豆芽菜）、冬瓜、白菜、藕、土豆、白萝卜、花菜、梨、苹果等。

4. 食谱举例　见表5-1。

表5-1　潜血试验膳食参考食谱

早餐	牛乳　面包
午餐	米饭　韭菜炒豆芽粉丝　白菜汤
晚餐	馒头　大米粥　酱豆腐　炒土豆丝　去皮苹果

（四）肌酐试验膳食

1. 适应证　检查内生肌酐清除率,评价患者的肾小球滤过功能;测定肌酐系数,了解肌无力患者的肌肉功能。

2. 原理　肌酐是体内蛋白质和含氮物质代谢的终产物,随尿液经肾脏排出体外。内生肌酐主要是由肌肉肌酸转化而来,在机体内有较恒定的内生量,在血浆中的浓度较为稳定,由肾小球滤过后排出体外,肾小管既不重吸收又不分泌,因此其清除率是反映肾小球滤过功能十分灵敏的指标,也是检测早期肾损害的简便有效的方法。受试者先进低蛋白质膳食三天,以清除体内外源性肌酐,然后测定全日24小时尿中内生肌酐含量和血浆肌酐浓度,计算内生肌酐清除率。

3. 膳食原则　试验期为三天,前两天是准备期,最后一天为试验期。每天均进食低蛋白质膳食。每天膳食中蛋白质总量限制在40 g内,避免用各种肉类。在蛋白质限量范围内可选用牛乳、鸡蛋和豆类食物,蔬菜、水果不限。全日主食不超过300 g,以免蛋白质超量,但可用蔬菜、藕粉、甜点心、果汁等含碳水化合物的低蛋白质食物充饥,忌饮茶和咖啡。留置最后一天24小时的尿液。

4. 食谱举例　见表5-2。

表5-2　肌酐试验膳食参考食谱

早餐	大米粥（粳米50 g）	面包（富强粉50 g）	
午餐	米饭（粳米100 g）	蚝油生菜（生菜150 g）	炒土豆丝（土豆100 g）
晚餐	馒头（粳米100 g）	白菜汤（白菜50 g）	酱菜少许
蛋白质摄入量	37 g		

（五）尿浓缩功能膳食

1. 适用范围　适用于检查肾小管的浓缩功能、做尿浓缩功能试验的患者。

2. 原理　尿浓缩试验能反映肾远曲小管及集合管功能。正常人的肾脏有尿浓缩的功能,即在饮水少的情况下各种代谢物能在较少的尿中排出,故尿比重高（可达1.026～1.035）,当肾功能受到损害时,这一功能受到影响,尿比重范围缩小,严重时尿比重固定在1.010～1.012。据此原理,在一定时间内限制病人的饮水量,同时收集尿液,测其比重,可观察肾脏对原尿的浓缩功能。诊断试验期为一日,试验当日上午 6:00 至下午 6:00,严格限制水分,全日饮食中水分总量控制在 500～600 ml,此外不再饮水,以利尿液浓缩。将晚 8:00 至次日晨 8:00 及上午 10:00、12:00 的尿液分别收集和测定其比重。

3. 膳食原则

(1)膳食内容:可食炒米饭、米饭、馒头、烤馒头片、油条、面包、烙饼、炒鸡蛋、烧牛肉、炒肉丝、豆腐干等,烹调时尽量不加水或少加水。

(2)以正常需要量供给蛋白质:每日可按 1 g/kg 体重供给,不宜过高或过低,否则会影响尿比重。

(3)避免过甜或过咸:因摄糖过多造成血糖浓度大于肾糖阈时,可出现尿糖,影响尿比重,而食盐过多可引起口渴,故饮食口味不宜过甜或过咸。

(4)限制水量:禁食含水多的食物,如饮料、汤类、粥、新鲜水果和蔬菜、豆腐等。

(六)胃肠运动试验膳食

1. 目的　了解胃肠运动情况。

2. 原理　吞服 20 根钡条经 X 射线摄片,观察胃肠排空状况。

3. 膳食原则

(1)试验前一天晚餐于 18:00～19:00 进餐,饮食清淡,不吃粗纤维和油腻食物。

(2)试验当日清晨 7:00～8:00,在进食过程中分 10 次服用小钡条 20 根,同时进食馒头,馒头与钡条交换摄入。餐后 4 小时内禁烟、禁食、禁水,从吞第 1 根钡条开始计时,4 小时后透视摄片,计数胃内残留钡条数。

$$胃排空率 = [(20-胃内残留钡条数)/20] \times 100\%$$

胃排空率 >60% 为正常。

(七)同位素吸碘试验膳食

此试验用于检查甲状腺功能亢进。人体甲状腺具有浓缩碘的功能,膳食中的碘主要贮存在甲状腺。如果膳食中的碘过多就会影响放射性碘的吸收,从而干扰同位素试验的结果。膳食要求在试验前一个月即开始禁用含碘丰富的食物,如海产品、水产品或加碘食盐等。

(八)高脂肪试验膳食

1. 目的　24 小时粪脂的定量测定是评价脂肪吸收不良的主要方法和金标准。有公式推荐粪脂排泄的正常值,即:

$$24 小时粪脂排泄量(g) = 0.21 \times 24 小时膳食脂肪摄入量(g) + 2.93(g)$$

试验开始时和结束时均需标记,以便粪便的收集,收集须在进食试验餐 3 天后进行。接受 100 g 脂肪餐 3 天以后,患者粪脂均超过 5～7 g/24 h,可以认为患者有脂肪吸收不良。慢性胰腺炎粪脂排泄可以大于 10 g,腹腔疾病 24 小时粪脂排泄量可以在 10～40 g。用于检查有无脂肪吸收障碍。

2. 膳食原则　用试验膳食 2 天或 3 天,每天膳食中的脂肪量 100 g 左右。为控制膳食脂肪量的恒定,每天应按所需用量称出肉和烹调油备用。留粪便测定每日粪脂量。若粪脂量超过 7 g 或脂肪吸收率低于 90%,即可确定为脂肪泻或脂肪吸收不良。

(九)嗜铬细胞瘤试验

1. 目的　香兰扁桃酸(VMA)分泌试验用来进行有不明原因高血压的嗜铬细胞瘤的诊断。

2. 膳食原则　试验前以及在收集尿样的过程中禁止进食咖啡、茶、巧克力、坚果、香蕉、柑橘、葡萄干以及香草等,以免受到香兰素或其代谢产物的影响。高特异性的荧光方法已经取代了老的特异性较差的儿茶酚胺测定法。3,4-二羟基苯基葡萄糖(DHPG)的测定是当前最好的测定尿中儿茶酚胺浓度的方法。新方法不受膳食影响,也无需膳食控制。

（十）高钙试验膳食

1. 目的　用于高钙尿(尿石)筛选。

2. 膳食原则　有潜在高钙尿症的患者需要一种条件促使其症状的表现,摄入低钙膳食患者(有结石者)与正常人(无结石者)的尿钙分泌只有微小差异。1 000 mg 钙摄入量中 400 mg 来自膳食,另外 600 mg 来自口服钙剂,以保证试验要求。男性尿钙分泌超过 300 mg,女性超过 250 mg 或超过 4 mg/(kg·d)即被诊断为高钙尿。许多尿路结石的患者有意识地减少膳食钙摄入量,在这种条件下进行试验可能造成假阴性。以下公式可以评价低钙摄入对尿钙排泄的影响：

$$预期的钙排泄（mg/d）=0.056×钙摄入（mg）+2.19×体重（kg）$$

如果钙排泄量超过预期排泄的 15% 以上则可诊断钙排泄过多。

（十一）限组胺膳食

1. 目的　测定尿中组胺的含量,用于诊断系统性肥大细胞瘤或类癌。

2. 膳食原则　收集尿样前一天的下午起应开始限制含组胺高的食品,直至收集完成。禁食的食物包括奶酪、肉类(如鸡肝、肉排)、茄子、西红柿、红酒、菠菜等。可以使用的食物是指那些组胺含量在 0.9 μg/g 以下的食品。

（十二）5-羟色胺(5-HIAA)试验膳食

1. 目的　用于诊断某些分泌大量 5-HIAA 的胃肠道恶性肿瘤。

2. 膳食原则　需要收集 24 小时尿样,正常范围是每天 2～8 mg,而肿瘤患者可上升至每日 30 mg 以上。进食含 5-HIAA 高的食物或药物如利血平、退热冰、麦酚生、美索巴莫愈创甘油醚、L-多巴等会导致假阳性。含 5-HIAA 高的食物包括香蕉、胡桃、灰胡桃、山胡桃、菠萝、菠萝汁、李子、大蕉等。

（十三）纤维结肠镜(或钡灌肠)检查用膳食

1. 目的　减少肠道残留的食物残渣,用于检查肠道疾患。

2. 适应证　不明原因的便血或疑有肠道恶性病变者,采用普通乙状结肠镜或 X 线钡灌肠检查后不能确诊时,需要进行纤维结肠镜检查的病人。

3. 膳食原则

（1）在钡灌肠前一天(或两天)进食少渣低脂半流质 2 天,无渣半流质 1 天。

（2）饮食中免用牛奶、蔬菜、水果、肉类和油煎炸食物。

（3）每天超过 2 L 的清洁饮料,特别是在进行试验前一晚 18:00 左右使用渗透性泻药(如枸橼酸镁),20:00 服用接触性泻药。

（4）在钡灌肠的当天早餐进食少量清流质。

（5）需要取活体组织检查者,术后仍需进食流质 1～2 天;未取活体组织者可以进食半流质食物。

（6）少渣低脂清淡膳食的主食以面包、馒头为宜。

二、代谢膳食

代谢膳食是用来诊断疾病、观察疗效或研究机体代谢反应等情况的按试验要求提供摄入量而制备的一种称重膳食。该膳食要求在做代谢平衡试验前应安排几天适应期,一般为3～5天,让受试者按照试验要求先吃几天规定的膳食,然后再进入试验期,这样所得结果可靠,在试验阶段患者除规定的膳食外,不得随意吃其他食物,若做无机盐代谢,还要饮用蒸馏水,而且不能用牙膏刷牙;食物和称量应准确可靠,凡做无机盐试验时,切好的菜最后应用蒸馏水再冲洗一遍;烹调时除许可的调料外,不得加入其他调料。烹调完毕后直接倒入专用食具中,不留残余。

(一)钙、磷代谢试验膳食

1. 目的　钙、磷代谢试验膳食主要用于辅助诊断甲状旁腺功能亢进症。

2. 原理　甲状旁腺素分泌过多可作用于骨骼引起溶骨,释放骨钙、骨磷,引起血钙过高、尿钙排出增多。同时甲状旁腺素作用于肾小管抑制磷的重吸收,尿磷增加,血磷随之降低。蛋白质的摄入量也影响尿钙的排出,通过调整膳食钙、磷和蛋白质供给量,测定病人血和尿中钙、磷和肌酐等含量及肾小管对磷的重吸收率,有助于诊断甲状旁腺功能亢进症。临床常用的钙、磷代谢膳食有两种。

3. 膳食原则

(1)低钙、正常磷膳食:试验期5天,前3天为适应期,后2天为代谢试验期。每日膳食含钙量少于150 mg,磷600～800 mg,收集最后一天24小时尿液,测尿钙排出量。正常人进食这种膳食后,尿钙排出量减少,每日不超过150 mg,如果超过200 mg,可辅助诊断甲状旁腺功能亢进症。膳食宜选择低钙高磷的食物,如米、面粉(富强粉)、番茄、马铃薯、莴笋、黄瓜、冬瓜等,也可少量选用蛋、肉和豆类食物,不用牛乳。食盐选用精盐,不用酱油。

(2)低蛋白质、正常钙磷膳食:试验期5天,前3天为适应期,后2天为代谢试验期。每日膳食蛋白质含量不超过40 g,忌用肉类,每日摄入钙500～800 mg,磷600～800 mg。最后一天测空腹血磷和血肌酐含量,并留24小时尿测尿磷和尿肌酐,计算肾小管磷重吸收率。膳食宜选用含蛋白质低的谷类,含钙高的蔬菜,如油菜、小白菜、芹菜等,在蛋白质限量范围内可适量选用牛乳、鸡蛋和豆制品。患者饮用和膳食烹调均用蒸馏水,最好不选择用碱制作的食品,如馒头、饼干,因为其含钙量不易掌握。

(二)醛固酮增多症的钾、钠代谢膳食

1. 目的　诊断醛固酮增多症。

2. 膳食原则　用试验膳食10天。前3～5天为适应期,后5～7天为试验期。适应期结束,测血钾、钠、二氧化碳结合力与尿钾、钠、pH。然后服安体舒通,每天300 mg,分5次口服。于最后2天再测上述生化检查,如血钾上升,症状有所纠正,可诊断为醛固酮增多症,但不能鉴别原发与继发。

第三节　营养治疗性膳食

用营养的手段进行疾病的治疗和康复,这是现代医院的最基本要求。营养治疗性膳食就是根据疾病的诊断、病情及其他有关情况,在正常生理需要量的基础上,恰如其分地调整和提出临床需要的营养方案,并通过合理的膳食安排、食物的调配、科学的烹调方法和适宜

的膳食制度,对病人进行营养支持和治疗,以改善代谢紊乱、增强抗病能力,达到促使疾病好转或痊愈的目的的膳食。营养对于疾病有全方位的作用和影响,同一种疾病有时需要不同的营养措施。因此,医院应根据病人的病情需要,供给相应的膳食。营养治疗性膳食的种类很多,一般分为基本膳食、治疗膳食两大类。因住院患者病情有轻重之分、原因各异、消化吸收功能不一样,以及有些需手术治疗,有的则行一般疗法等,故必须根据不同情况供给不同的膳食,尽量做到既适合病情需要又符合营养原则。治疗膳食是营养治疗的重要环节,基本膳食是医院中的一般形式的膳食。

一、营养治疗性膳食的类型和配制要点

随着现代医学、营养学的迅速发展,营养在医疗中的作用越来越受到重视,成为临床综合治疗的重要组成部分。医院治疗膳食是营养治疗的重要环节,通过营养治疗的手段,增强病人的抵抗力,供给或补充疾病消耗或组织再生所必需的营养物质,纠正机体代谢紊乱,改善或治疗疾病,促进机体的康复。营养治疗性膳食的种类很多,根据不同的病情,采用不同的治疗膳食。

(一)高能量膳食

由于基础代谢增高、机体组织修复或体力消耗增加,导致机体能量消耗量增加,机体对能量的需要量大幅度升高,需从膳食中补充。因此高能量膳食的能量供给量高于正常人膳食标准。

1. 适用对象 代谢亢进者,如甲状腺功能亢进症、癌症、严重烧伤和创伤、高热患者、消瘦或体重不足者、营养不良和吸收障碍综合征者;体力消耗增加者,如运动员、重体力劳动者等。

2. 配制要点

(1)尽可能增加食物摄入量:高能量膳食主要通过增加主食量和调整膳食内容来增加能量的供给。增加摄入量应循序渐进,少量多餐,避免造成胃肠功能紊乱。除三次正餐外,可分别在上午、下午或晚上加 2～3 餐点心,视病情和患者的喜好选择点心的品种。

(2)供给量应根据病情调整:病情不同对能量的需要量也不同。如成年烧伤患者每日约需 16 800 kJ(4 000 kcal)能量,远高于正常人的推荐摄入量 。一般患者以每日增加1 250 kJ(300 kcal)左右为宜。

(3)膳食要平衡:为保证能量充足,膳食应有足量的碳水化合物、蛋白质和适量的脂肪,同时也需要相应增加矿物质和维生素的供给,尤其是与能量代谢密切相关的维生素 B_1、维生素 B_2 和烟酸的供给量应明显增加。由于膳食中蛋白质的摄入量增加,易出现负钙平衡,故应及时补充钙。为防止血清脂质升高,在膳食设计内容中,尽可能降低饱和脂肪酸、胆固醇和精制糖的摄入量。

3. 食物选择

(1)宜用食物:各类食物均可食用,加餐以面包、馒头、蛋糕、牛乳、藕粉、马蹄粉等含能量高的食物为佳。

(2)限用食物:无限用食物,只需注意应用高能量食物代替一部分低能量食物。

(二)低能量膳食

低能量膳食是指饮食中所提供的能量低于正常需要量。目的是减少体脂贮存,降低体重,或者减轻机体能量代谢负担,以控制病情。

1. 适用对象 需要减轻体重的患者,如单纯性肥胖;为了控制病情减少机体代谢负担,

如糖尿病、高血压、高脂血症、冠心病等。

2. 配制要点 低能量治疗膳食的配膳原则是除了限制能量供给外,其他营养素应满足机体的需要。能量供给要适当地逐步减少,以利于机体消耗储存的体脂,并减少不良反应。

（1）减少膳食总能量:根据医嘱规定计算总能量后配制膳食,成年患者每日能量摄入量比平日减少 2 090 ~ 4 180 kJ（500 ~ 1 000 kcal）,减少量视患者情况而定,但每日总能量摄入量不宜低于 3 340 ~ 4 180 kJ（800 ~ 1 000 kcal）,以防体脂动员过快,引起酮症酸中毒。

（2）蛋白质供给量应充足:由于限制能量供应而使主食的摄入量减少,故膳食中蛋白质含量相应提高,至少占总能量的 15% ~ 20%,蛋白质供应每公斤体重不少于 1 g,优质蛋白质应占 50% 以上,以减少机体组织的分解。

（3）碳水化合物和脂肪相应减少:减少总能量的供给又保证蛋白质的摄入量,就必须相应减少膳食中碳水化合物和脂肪的供给量。碳水化合物约占总能量的 50%,一般为每日 100 ~ 200 g,尽量减少精制糖的供给。限制脂肪的摄入,主要是减少动物脂肪和含饱和脂肪酸高的油脂,但要保证必需脂肪酸的供给,膳食脂肪一般应占总能量的 20% 左右。胆固醇的摄入量也应减少。

（4）适当减少食盐摄入量:患者体重减轻后可能会出现水钠潴留,故应适当减少食盐的摄入量,清淡饮食对降低血压和减少食欲也有利。

（5）矿物质和维生素充足:由于进食量减少,易出现矿物质（如铁、钙）、维生素（如维生素 B_1）的不足,必要时可用制剂补充。

（6）尽量避免患者产生饥饿感:膳食可多采用富含膳食纤维的蔬菜和低糖的水果,必要时可选用琼脂类食品,以满足患者的食欲。

3. 食物选择

（1）宜用食物:谷类、水产、瘦肉、禽类、蛋、乳（脱脂乳）、豆类及豆制品、蔬菜、水果和低脂肪富含蛋白质的食物等,但应限量选用。宜多选择粗粮、豆制品、蔬菜和低糖的水果等,尤其是叶菜类。烹调宜用蒸、煮、拌、炖等方法。各种菜肴应清淡可口。

（2）限用食物:肥腻的食物和甜食,如肥肉、动物油脂（猪油、牛油、奶油等）、花生油、花生、糖果、甜点心、白糖、红糖、蜂蜜等。烹调忌用油煎、油炸等方法。

（三）高蛋白质膳食

高蛋白质膳食是指蛋白质含量高于正常人的膳食。感染、创伤或其他原因引起机体蛋白质消耗增加或机体处于康复期需要更多的蛋白质用于组织再生、修复时,需在原有膳食的基础上额外增加蛋白质的供给量。为了使蛋白质更好地被机体利用,往往需要同时适当增加能量的摄入量,以减少蛋白质的分解供能。

1. 适用对象 明显消瘦、营养不良、肾病综合征、手术前后、烧伤、创伤患者,慢性消耗性疾病患者,如结核病、恶性肿瘤、贫血、溃疡性结肠炎等疾病,或其他消化系统炎症的恢复期。此外,孕妇、乳母和生长发育期儿童、青少年也需要高蛋白膳食。

2. 配制要点 高蛋白质膳食一般不需单独制备,可在原来膳食的基础上添加富含蛋白质的食物。

（1）提高蛋白质供给量:蛋白质摄入量为 1.5 ~ 2.0 g/kg,成人每日摄入量为 100 ~ 120 g。

（2）供能营养素比例适宜:碳水化合物宜适当增加,以保证蛋白质的充分利用,每日碳水化合物摄入量 400 ~ 500 g 为宜。脂肪适量,以防血脂升高,脂肪摄入量每日 60 ~ 80 g。

每日总能量摄入量约 12 540 kJ（3 000 kcal）。

（3）矿物质、维生素供应充足：高蛋白质膳食会增加尿钙的排出，长期摄入此类膳食，易出现负钙平衡。故膳食中应增加钙的供给量，如选用富含钙的乳类和豆类食品。长期高蛋白质膳食，维生素 A 的需要量也随之增多，且营养不良者一般肝脏中维生素 A 贮存量也下降，故应及时补充。与能量代谢关系密切的维生素 B_1、维生素 B_2 和烟酸应充足，贫血患者还应注意补充富含维生素 C、维生素 K、维生素 B_{12}、叶酸、铁、铜等的食物。

（4）增加摄入量应循序渐进，并根据病情及时调整，视病情需要可与其他治疗膳食结合使用（如高能量高蛋白质膳食），以利于减少蛋白质用于能量需要的消耗，防止负氮平衡。

3. 食物选择　膳食中可多选用含蛋白质高的食物，如瘦肉、动物内脏、蛋类、乳类、鱼类、豆类，以及含碳水化合物高的食物，如谷类、薯类、山药、荸荠、藕等，并选择新鲜蔬菜和水果。

（四）低蛋白质膳食

蛋白质和氨基酸在肝脏分解产生的含氮代谢产物需经肾脏排出体外。肝、肾等代谢器官功能下降时，出现排泄障碍，代谢废物在体内堆积会损害机体。低蛋白质膳食是指蛋白质含量较正常膳食低的膳食，其目的是尽量减少体内氮代谢废物，减轻肝、肾负担。

1. 适用对象　急性肾炎、急慢性肾功能不全、慢性肾衰竭、尿毒症、肝性脑病或肝性脑病前期患者。

2. 配制要点　此种膳食的原则是以低水平蛋白质摄入量维持机体接近正常生理功能的需要，防止过多的含氮化合物在体内积聚，其他营养素供给尽量满足机体的需要。

（1）控制蛋白质的摄入量：每日蛋白质摄入量一般不超过 40 g，在蛋白质限量范围内尽量选用优质蛋白质食物，如蛋、乳、瘦肉类等，以增加必需氨基酸含量，避免负氮平衡。限制蛋白质供给量应根据病情随时调整，病情好转后逐渐增加摄入量，否则不利于康复，这对生长发育期的患儿尤为重要。

（2）供给充足的能量：供给充足的能量才能节省蛋白质的消耗，减少机体组织的分解。可采用麦淀粉、蛋白质含量低的薯类，如马铃薯、甜薯、芋头等代替部分主食以减少植物性蛋白质的来源。根据病情决定能量供给量。若供给量难以满足时，可通过输液补充。

（3）合理摄入矿物质和维生素：供给充足的蔬菜和水果，以满足机体矿物质和维生素的需要。矿物质的供给应根据病种和病情进行调整，如急性肾炎患者，除低蛋白质外，还应限制钠的供给。

（4）合适的烹调方法：低蛋白质膳食往往不易引起食欲，加之患者病情和患病心理的影响，食欲普遍较差，故应注意烹调的色、香、味、形和食物的多样化，以促进食欲。

3. 食物选择

（1）宜用食物：蔬菜类、水果类、食糖、植物油以及麦淀粉、藕粉、马铃薯、芋头等低蛋白质的淀粉类食物。谷类食物含蛋白质 6%～11%，且为非优质蛋白质，根据蛋白质的限量标准应适当限量使用。

（2）限用食物：包括含蛋白质丰富的食物，如豆类、干果类、蛋、乳、肉类等。但为了适当供给优质蛋白质，可在蛋白质限量范围内，适当选用蛋、乳、瘦肉、鱼类。

（五）低碳水化合物膳食

1. 适用对象　胃全部或部分切除患者；血清甘油三酯升高患者应同时限制饮酒，限制胆固醇和饱和脂肪酸的摄入，有低血糖趋势的人，可使血糖稳定，因膳食中糖过多致胰岛素分泌过量引起的肥胖症患者；儿童糖尿病患者及成年期发作性糖尿病患者。

2. 配制要点　在症状的早期如及时调整膳食内容,病情较易控制。

（1）调整膳食构成:膳食应低碳水化合物、高蛋白质和适量脂肪。碳水化合物以多糖为主,忌用富含精制糖的甜食,如甜点心、甜饮料、糖果、巧克力等。

（2）膳食先流质,后"干样",少量多餐:手术后应有一逐渐适应过程,术后初期只进食无精制糖和低碳水化合物的流质,进餐时及进餐后 20 ～ 30 分钟内应平卧,以减慢食物进入肠道的速度。适应数日后,若无症状发生,膳食转为以干样食物为主,少量多餐,循序渐进,细嚼慢咽,三次主餐避免液体类食物,餐后 0.5 ～ 1 小时后再摄入液体类食物。每次进餐时及进餐后仍需平躺 20 ～ 30 分钟,以减轻症状。

（3）根据病情及时调整膳食:由于手术创伤,机体分解代谢增加,应补充优质蛋白质和足够能量促进机体组织的修复。根据患者康复情况逐渐增加膳食中碳水化合物含量。但合并心血管疾病、高脂血症、肾病或尿毒症的患者,其膳食中的蛋白质、脂肪含量和食物的选择应慎重。术后应注意避免含高胆固醇、高饱和脂肪酸的食物,以防止出现高脂血症。

（4）此种膳食的蛋白质含量较高,对合并肾功能不全的患者不利,应注意调整膳食蛋白质的含量和质量。低碳水化合物膳食一般含脂肪（不饱和脂肪）和胆固醇也较高,高脂血症患者应调整饮食内容。

3. 食物选择

（1）宜用食物:蛋类、鱼、畜肉和禽类,不加糖的乳制品,新鲜蔬菜和水果,适量不加糖的谷类食物,各种油脂类,坚果和花生酱。

（2）限用食物:忌（少）用食物各种加糖的甜食、果汁、饮料、酒类、蜂蜜、果酱、果冻等。

（六）低脂肪膳食

1. 适用对象　Ⅰ型高脂蛋白血症,多见于胆囊、胆道、胰腺 疾病患者,如急性胰腺炎、慢性胰腺炎、胆囊炎、胆结石,脂肪消化吸收不良;表现为脂肪泻（脂肪痢）的患者,如肠黏膜疾患、胃切除和短肠综合征等所致的脂肪泻;肥胖症。

2. 配制要点

（1）减少膳食中脂肪的含量:根据我国实际情况,建议将脂肪限量程度分三种:①严格限制脂肪膳食:膳食脂肪供能占总能量的 10% 以下。不论脂肪的来源如何,限制膳食中脂肪的总量每日不超过 20 g,包括食物所含脂肪和烹调油。必要时采用完全不含脂肪的纯碳水化合物膳食。②中度限制脂肪膳食:限制膳食中各种类型的脂肪,使之达总能量的 20% 以下,相当于成人每日脂肪摄入总量不超过 40 g。③轻度限制脂肪膳食:限制膳食脂肪供能不超过总能量的 25%,相当于每日摄入脂肪总量在 50 g 以下。

（2）膳食中营养素的供给量视病情而定:一般除脂肪外,其他营养素供给应力求平衡。可适当增加豆类、豆制品、新鲜蔬菜和水果的摄入量。脂肪泻易导致多种营养素的丢失,包括蛋白质、碳水化合物、必需脂肪酸、脂溶性维生素,以及易与脂肪酸共价结合随粪便排出的矿物质,如钙、铁、铜、锌、镁等,因此,应注意在膳食中及时补充。随病情好转,脂肪摄入量应逐渐递增。如急性胰腺炎患者宜供应无脂肪富含碳水化合物的膳食,随病情转归,脂肪由每日 10 g 以下逐渐递增至 40 g。

（3）选择合适的烹调方法:为了达到低脂肪的膳食要求,除选择含脂肪少的食物外,还应减少烹调用油。禁用煎、炸食物,可选择蒸、煮、炖、煲、熬、烩、烘、烤等。

3. 食物选择

（1）宜用食物:根据病情、脂肪减少程度选择各种食物,包括谷类、不用油煎炸的瘦肉类、禽类、鱼类、脱脂乳制品、蛋类、豆类、薯类、各种蔬菜和水果。

（2）限用食物：含脂肪高的食物，如肥肉、肥瘦肉、全脂乳及其制品、花生、芝麻、松子、核桃、蛋黄、油酥点心及各种油煎炸的食品等。

（七）低胆固醇膳食

此种膳食所用的脂肪（饱和脂肪酸）和胆固醇均限制在较低水平。目的是降低血清胆固醇、甘油三酯和低密度脂蛋白的水平，以期减少动脉粥样硬化的危险性。

1. 适用对象　高胆固醇血症、高甘油三酯血症、高脂蛋白血症、高血压、动脉粥样硬化、冠心病、肥胖症、胆结石等。此类膳食不适用于正在生长发育期的儿童、孕妇和创伤恢复期的患者。

2. 配制要点

（1）控制总能量：膳食应控制总能量的摄入量，使之达到或维持理想体重。成年人每日能量供给量最低不应少于 4 185 kJ（1 000 kcal），这是较长时间能坚持的最低水平，否则不利于健康。碳水化合物占总能量的 60% ～ 70%，并以复合碳水化合物为主，少用精制糖，因为精制糖会升高血脂尤其是甘油三酯。

（2）减少膳食中胆固醇供给量：胆固醇摄入量控制在 300 mg 以下。忌用或少用富含胆固醇的食物，如肥肉、动物内脏、蛋黄、动物脑、鱼子等。食物中的胆固醇全部来源于动物性食物，因此，在减少胆固醇时应注意保证优质蛋白质的供给，可选择一些生物学价值高的植物性蛋白质（如大豆及其制品）代替部分动物性蛋白质。

（3）减少脂肪摄入量和调整脂肪酸的构成：减少脂肪总量，不论脂肪的来源如何，由脂肪供能不应超过总能量的 20% ～ 25%，成年人每日脂肪摄入量为 40 ～ 50 g。因饱和脂肪酸易引起血脂升高，增强血小板凝集和促进血栓形成，从多种途径促进动脉粥样硬化的形成，应减少膳食饱和脂肪酸的含量，使其不超过膳食总能量的 10%。因此，应少选用富含饱和脂肪酸的动物性食品，尤其忌用猪油、牛油、肥肉、奶油等动物油脂。

（4）充足的维生素、矿物质和膳食纤维：适当选用些粗粮、杂粮、新鲜蔬菜和水果，以满足维生素、矿物质和膳食纤维的供给量。可配给适量的脱脂乳和豆制品以供给足量的钙。因膳食中多不饱和脂肪酸增加，故应相应增加维生素 E、维生素 C、胡萝卜素和硒等抗氧化营养素的供给。伴高血压的患者，食盐的用量应减少。

（八）限钠膳食

限钠膳食是指限制膳食中钠的含量，以减轻由于水、电解质代谢紊乱而出现的水、钠潴留。食盐是钠的主要来源，每克含钠 393 mg，故限钠实际上是限食盐为主。临床上限钠膳食一般分为三种：

（1）低盐膳食：水肿和病情较轻者，每日供钠 2 000 mg 左右。每日烹调用盐限制在 2 ～ 4 g 或酱油 10 ～ 15 ml。忌用一切咸食，如咸蛋、咸肉、咸鱼、酱菜、面酱、腊肠等。

（2）无盐膳食：水肿和病情较重者，每日供钠 1 000 mg 左右。烹调时不加食盐或酱油，可用糖醋等调味。忌用一切咸食（同低盐膳食）。

（3）低钠膳食：水肿和病情较重者，每日供钠不超过 500 mg。除无盐膳食的要求外，忌用含钠高的食物，如油菜、芹菜等含钠 100 mg/100 g 可食部以上的蔬菜及松花蛋、豆腐干、猪肾等。禁止食用加碱（$NaHCO_3$）制作的食物如馒头、糕点和饼干等。

1. 适用对象　心功能不全，急慢性肾炎，肝硬化腹水，高血压，水肿，先兆子痫等患者。

2. 配制要点

（1）根据病情变化及时调整钠盐限量：如肝硬化腹水患者，开始时可用无盐或低钠膳食,然后逐渐改为低盐膳食,待腹水消失后,可恢复正常饮食。对有高血压或水肿的肾小球肾炎、肾病综合征、妊娠子痫的患者,使用利尿剂时用低盐膳食,不使用利尿剂而水肿严重者,用无盐或低钠膳食。不伴高血压或水肿及排尿钠增多者不宜限制钠摄入量。最好是根据 24 小时尿钠排出量、血钠和血压等指标确定是否需限钠及限钠程度。

（2）根据食量合理选择食物：有时为了增加患者食欲或改善营养状况,对食量少者可适当放宽食物选择范围。

（3）改变烹调方法以减少膳食含钠量,并增进食欲：食盐是最重要的调味剂,限钠（盐）膳食比较乏味,因此,应合理烹调以提高患者食欲。可采用番茄汁、芝麻酱、糖醋等调味。烹调时注意色、香、味、形,尽量引起食欲。必要时可适当选用市售的低钠盐或无盐酱油。

（九）低膳食纤维膳食

低膳食纤维膳食亦称少渣膳食,是一种膳食纤维（植物性食物）和结缔组织（动物性食物）含量极少,易于消化的膳食。可以尽量减少膳食纤维对胃肠道的刺激和梗阻,减慢肠蠕动,减少粪便量。

1. 适用对象 消化道狭窄并有阻塞危险的患者,如食管或肠狭窄、某些食管静脉曲张；肠憩室病,各种急、慢性肠炎,痢疾,伤寒,肠道肿瘤,肠道手术前后,痔疮患者等；全流质饮食之后,软食或正常饮食之间的过渡膳食。

2. 配制要点

（1）限制膳食中膳食纤维的含量：尽量少用富含膳食纤维的食物,如蔬菜、水果、粗粮、整粒豆、硬果,以及含结缔组织多的动物肌腱、老的肌肉。选用的食物应细软、渣少、便于咀嚼和吞咽,如肉类应选用嫩的瘦肉部分,蔬菜选用嫩叶、花果部分,瓜类应去皮,果类用果汁。

（2）脂肪含量不宜过多：腹泻患者对脂肪的消化吸收能力减弱,易致脂肪泻,故应控制膳食脂肪量。

（3）烹调方法：将食物切碎煮烂,做成泥状,忌用油炸、油煎的烹调方法,禁用烈性刺激性调味品。

（4）少量多餐,注意营养素的平衡：由于食物选择的限制,膳食营养难以平衡,如由于限制蔬菜和水果,易引起维生素 C 和一些矿物质的缺乏,有些果汁含较多的有机酸,易刺激肠道蠕动。必要时可补充维生素和矿物质制剂。

3. 食物选择

（1）宜用食物：精细米面制作的粥、烂饭、面包、软面条、饼干；切碎制成软烂的嫩肉、动物内脏、鸡、鱼等；豆浆、豆腐脑；乳类,蛋类；菜水、菜汁,去皮制软的瓜类、番茄、胡萝卜、马铃薯等。

（2）限用食物：各种粗粮、老玉米,整粒豆、硬果,富含膳食纤维的蔬菜、水果,油炸、油腻的食品,辣椒、胡椒、咖喱等浓烈刺激性调味品。

（十）高膳食纤维膳食

1. 适用对象 需要刺激肠道蠕动促进粪便排出的患者,如习惯性便秘,无肠道蠕动力的便秘,无并发症的肠道憩室者,误食异物需刺激肠道蠕动使异物排出者,都应给予高膳食纤维膳食。对冠心病、高血脂、糖尿病等患者亦提倡用高膳食纤维膳食。

2. 配制要点

（1）增加膳食纤维的摄入量：每日膳食中的膳食纤维含量应达 35 g 以上。应多摄入富含膳食纤维的蔬菜、新鲜水果、粗制谷类制品,如粗粮、红薯、芹菜、韭菜、黄豆芽、圆白菜、大白菜、笋类、萝卜、魔芋等。

（2）多饮水,每日应饮6～8杯,提倡清晨饮淡盐水,并多采用产气食物如蜂蜜、果酱、豆类等,可促进肠蠕动,协助排便。

（3）注意维持营养平衡:膳食纤维的摄入量不宜过多,否则会造成某些维生素的缺乏。

知 识 链 接

便秘的营养防治

便秘(constipation)是多种疾病的一种症状,也可以作为一个独立疾病的诊断,如慢性便秘。对不同的病人来说,便秘有不同的含义。常见症状是排便次数明显减少,每周排便次数少于3次,粪质干硬,常伴有排便困难感(包括排便费力、排出困难、排便不尽感、排便费时及需手法辅助排便)的病理现象。

便秘是老年人的常见病。防治便秘在营养与膳食方面要做到:①调整饮食:老年人平时应多吃些含纤维素多的食物,如粗制面粉、糙米、玉米、芹菜、韭菜、菠菜和水果等,以增加膳食纤维,刺激和促进肠道蠕动。芝麻和核桃仁有润肠作用,老年人也可适当多吃一点。②适当多饮水:老年人每天早晨空腹时最好能饮一杯温开水或蜂蜜水,以增加肠道蠕动,促进排便。老年人平时也应多饮水,不要等到口渴时才喝水。

二、临床营养治疗的途径

病人在疾病的影响下,出现了食物的摄入不足,营养素吸收障碍,营养素需要增加或营养素丢失过多等现象,造成了营养不良。营养支持是有计划、有目的、有步骤地针对病人营养不良进行治疗,纠正疾病中发生的或可能发生的营养缺乏症,以改善其代谢功能,提高机体的免疫力,促进疾病治愈。营养支持在临床治疗上发挥着十分重要的作用,已成为现代疾病治疗中不可分割的一部分,也广泛被人们所认识。临床营养治疗的途径可分为胃肠内的营养支持和胃肠外的营养支持。

（一）胃肠内的营养支持

胃肠内的营养支持是指患者通过口服或管饲摄入不需消化或只需化学性消化的营养物质,从而提供机体所需能量和营养素的营养支持方法。多用于不能经口进食或有消化吸收障碍的患者。在发达国家,目前胃肠内营养的应用率已占全部营养支持的80%左右,在我国胃肠内营养支持治疗也日渐受到关注。胃肠内营养支持应用范围广,方法简便,易于管理,且能保持对消化道适当负荷,维持消化道功能,避免肠道黏膜失用性萎缩对机体免疫功能及营养素代谢产生的不良影响。

1. **胃肠内营养的种类**　胃肠内营养按照供给方式可分为口服营养和管饲营养。在临床实践中,应尽可能选择口服的方法,当不能口服时才选择管饲的方法。

（1）口服营养:口服营养是指经口摄入胃肠道营养制剂。适用于意识清醒、无口腔、咽喉疾病,但存在一定程度消化吸收障碍,或因疾病造成营养素缺乏,需进行胃肠内营养支持者。口服的胃肠内营养液可为非等渗液,可随患者的口味加入调味剂或冰镇、加热后服用。口服剂量应能满足疾病状态下机体对营养素的需要或纠正营养素的缺乏。

（2）管饲营养:管饲营养是指经鼻 - 胃、鼻 - 十二指肠、鼻 - 空肠置管,或经食管、胃、空肠造瘘置管,输注胃肠内营养制剂的营养支持方法。管饲营养支持时应遵循数量由少到多、浓度由低到高、速度由慢到快的原则。

1）适应对象:①昏迷,脑血管意外,脑肿瘤,严重抑郁症,神经性厌食,神经精神疾病患者;②肿瘤,外伤手术,头颈部放疗等口、咽喉、食管疾病患者;③急、慢性胰腺炎,肠道炎症性疾病,短肠综合征,肠瘘,肠道手术前准备等胃肠道疾病患者;④重度烧伤或食管烧伤患者;⑤化疗和放疗的辅助治疗;⑥肝、肾衰竭患者;⑦各种应激感染抢救时。

2）禁忌证:①胃潴留或肠梗阻;②消化道活动性出血;③肠道感染,严重腹泻。

3）管饲方法的分类:按供给次数分类,管饲营养方法可分为一次性输注、间歇性输注和持续性输注三种。

①一次性输注:是补充性经肠供给营养物质的方法。适用于已由其他途径供给大部分营养物质的患者,如由肠外营养向肠内营养过渡者,或补充特定营养素者。用该法进行营养支持时,输注剂量不宜过多,通常为 250 ～ 500 ml ,浓度亦不宜过高。

②间歇性输注:是将每日所需营养制剂分成若干次,每次限量输注的管饲方法。对于有大部分消化吸收功能的患者,每日可输注 4 ～ 6 次,每次 250 ～ 400 ml。对于消化道受损的患者,每日宜输注 8 ～ 10 次,先以每次 50 ～ 75 ml 的剂量输注,8 小时后增至每次 100 ～ 125 ml,16 小时后增至每次 150 ～ 175 ml, 24 小时后可增至每次 200 ～ 250 ml 。初次输注时浓度不宜过高,剂量不宜过大,否则患者易出现胃潴留、腹胀等症状。递增速度也不宜过快。待患者适应后可逐渐增加营养液浓度和输注剂量,减少管饲次数。

③持续性输注:指将营养制剂持续 12 ～ 24 小时输注入患者体内。适用于危重患者及十二指肠或空肠近端喂养的患者。输注速度可根据病情调整,初期宜缓慢,以使患者适应,多由 50 ml/h 开始,以 25 ml/h 的速度递增。患者一般 3 ～ 4 天后才可适应,若肠道旷置 2 周以上,则适应期还应适当延长。用该法进行营养支持时,营养液消化吸收率较高,且不易出现腹胀、腹泻、胃潴留、反流等症状。

4）置管原则:进行管饲营养支持时,应根据预期营养支持的时间、肠道功能的受损程度、发生吸入性肺炎的危险性及患者营养水平等因素,决定置管方式。

①选择对患者侵入最小、简单安全的方法:这是置管最重要的原则。目前临床应用最广泛的是经鼻置鼻胃管、鼻十二指肠管或鼻空肠管。有肠内营养指征,患者口、咽、食管无梗阻,营养支持后仍可恢复自然口服饮食,应尽可能采用经鼻置管,否则应考虑造瘘置管。

②根据预期营养支持所需时间选择:需长期管饲者宜用胃造口或空肠造口置管。估计需时较短可应用经鼻置鼻胃、鼻十二指肠或鼻空肠管。管饲时间长短受患者疾病、营养状况、医疗监护条件等因素影响。患者能耐受而无并发症者则应尽量使用。胃肠功能差、需持续滴入营养液以及有较大吸入性肺炎危险者,宜用胃或空肠造口置管。腹部术后的患者,如营养状况差,手术创伤重,有胰腺炎、腹膜炎可能,或估计术后发生胰瘘、胆瘘、胃肠吻合口瘘等可能性大者应在术中做空肠造口置管,这样既不增加创伤,又可早期经肠供给营养液,即使出现并发症也可较长时间供给患者营养物质。

2. 胃肠内营养制剂举例

（1）混合奶:是一种不平衡的高营养饮食,能量主要取自牛乳、鸡蛋和白糖。全日的营养素中偏重动物蛋白,缺乏植物蛋白、偏重单糖、双糖,缺乏多糖。常用混合奶有 2 种:① 普通混合奶:把乳、蛋、糖、油、盐按比例做成流质状,蛋白质按每日 1.0 g/kg 供给,或占总能量 15% ~ 20%。脂肪可按每日 1 ~ 2 g/kg 供给,或占总能量 30% 左右。② 高能量高蛋白混合奶:在普通混合奶基础上增加蛋白质和能量。每天供给蛋白质 90 ~ 100 g、脂肪 100 g、碳水化合物 300 g,总能量为 10 460 kJ(2 500 kcal)。

(2)匀浆膳:匀浆膳是采用天然食物去骨去刺后,用高速组织捣碎机研磨成糊状搅拌后制成、所含营养成分与正常饮食相似,可调制成能量充足、各种营养素齐全的平衡饮食,渗透压不高,对胃肠无刺激。因含有较多膳食纤维,可预防便秘。故适用于肠道功能正常但不能经口进食的患者。在医院或家庭中均可长期使用,且无副作用。

(3)要素膳:要素膳是一种营养素齐全、溶于水后不需或少经消化即可吸收的无渣膳食。目前已广泛应用于临床,分为高脂肪和低脂肪两种。高脂肪要素膳脂肪含量达 18% ~ 30%,碳水化合物和蛋白质含量分别为 61% ~ 74% 和 8% ~ 17%;低脂肪要素膳脂肪仅占 0.2% ~ 2.0%,碳水化合物和蛋白质含量分别为 80% ~ 90% 和 8% ~ 17%。此外要素制剂中还含有丰富的矿物质和维生素。

3. 胃肠内营养并发症及预防　肠内营养的并发症主要有:胃肠道并发症、代谢并发症、感染并发症和置管并发症等四个方面。

(1)胃肠营养的并发症

1)胃肠道并发症:肠内营养多采用鼻饲或胃、空肠造口管输入肠内营养制剂,因此肠内营养最常见的并发症是腹泻、恶心、呕吐。

①腹泻:引起腹泻的原因主要有:a. 营养制剂选择不当;b. 营养液高渗且滴速过快;c. 营养液温度过低;d. 严重营养不良、低蛋白血症;e. 乳糖酶缺乏;f. 医源性感染;g. 其他如胰腺疾病、胃部手术、肠道梗阻、回肠切除或广泛性肠炎的患者肠内可能缺乏足够的脂肪酶,造成脂肪吸收不良。

②恶心、呕吐:要素制剂由于氨基酸和短肽多有异味,即使增加调味剂仍有 10% ~ 20% 患者会引起恶心或呕吐。

2)代谢并发症:由于营养液配方很难适应所有个体,危重、年老、意识障碍的患者有可能发生代谢并发症。最常见的是脱水和高血糖症。

①水和电解质平衡紊乱:患者可出现脱水、高钾血症、低钾血症、低钠血症及矿物质缺乏等水和电解质平衡紊乱症状。

②高血糖:营养液渗透压高引起高血糖,其发生率可达 10% ~ 30%。此时应该减慢营养液输注速度或降低浓度,并应用胰岛素使血糖接近正常。

③维生素 K 缺乏:营养制剂配方中维生素 K 一般含量较低或缺乏,肠内营养时间长则易发生维生素 K 缺乏,致凝血酶原时间延长。

④必需脂肪酸缺乏:长期应用含脂肪少的营养液,则易发生必需脂肪酸缺乏。

⑤肝酶谱异常:某些患者应用要素制剂可能发生转氨酶升高,引起肝脏酶谱异常改变。

⑥生物素缺乏可引起皮炎、肌痛、厌食。

3)感染并发症

①营养液被污染:营养液配制过程中未严格执行无菌操作可造成污染,营养液配制后在室温放置时间过长可致细菌繁殖,从而导致在输注过程中带入细菌。

②滴注容器或管道污染:要求配液用容器严格进行灭菌处理,输液管道应是无菌管道系

统,每日更换一次,并定期进行细菌培养监测。

③吸入性肺炎:易出现吸入性肺炎的主要是幼儿和老人、呼吸困难者、吞咽反应迟钝以及昏迷患者。

4)置管并发症

①经鼻置管:经鼻置管长期放置后可引起鼻翼部糜烂、咽喉部溃疡、声音嘶哑、鼻窦炎、中耳炎等并发症。

②胃造口:主要为胃与腹前壁固定不严密致胃内容物漏出,造成腹腔内感染。造口处出血,应查明原因,若用药止血无效则需再次手术止血。

③空肠造口:并发症主要为造口管周围渗漏、梗阻,前者主要由于技术疏漏,造口周围固定不严密,后者则因异常肠蠕动所致。

(2)胃肠内营养并发症的预防:应根据各种并发症产生的原因采取相应的预防措施。

1)开始管饲时,要使患者确信这是促进康复的暂时措施,使患者配合和乐于接受。

2)保证管饲营养液的新鲜卫生。

3)一般情况下,肠内营养制剂能量密度应控制在 1 kcal/ml 左右,不宜过高。

4)不要同时增加输液速度和营养液浓度,可先增加输入速度,然后逐渐增加浓度,这样可减少腹痛、腹泻以及水电解质失衡。

5)营养液渗透压不宜过高。

6)间歇性管饲时,每次管饲前应检查胃潴留,如抽吸液达 150 ml 应停止管饲,抽出的潴留液应缓慢地注入胃内,减少胃液内有效成分及电解质丢失。

7)如采用间歇性管饲,较适宜的输注速度是 20 ～ 30 分钟内输入 400 ～ 600 ml。

8)注意防止脱水,特别是婴幼儿应增加水的摄入,过高的蛋白质和电解质浓度可致体液高渗而带来危害。

9)十二指肠和空肠对输注的营养液容量和渗透压敏感性比胃高,营养液中能量含量必须逐步增加,输注要素制剂时更应注意。

10)胃肠道消化吸收功能极差时,可用单体成分明确的配方制剂,或使用多聚体营养配方。

11)多不饱和脂肪酸提供的能量不足 2% 时,可发生必需脂肪酸缺乏,需增加脂肪输入。

12)管饲患者若不进食和饮水,舌、口、咽易发生炎症,应注意口腔卫生及护理。

13)输注黏稠配方营养液或碾成粉状药物时,细孔径鼻饲管易堵塞,可每 2 小时注入 20 ml 液体,冲去黏稠物以保持管道通畅。

4. 胃肠内营养的护理监测　在进行胃肠内营养时,必须严密监测代谢与营养指标,使并发症减少到最低限度。为了防止监测项目的遗漏,应建立一套基本的护理管理制度及监测项目,以保证肠内营养的顺利实施。

(1)肠内营养剂名称、体积、浓度、输注速度。

(2)鼻饲管位置在喂养以前,必须确定管端的位置。胃内喂养以吸出胃内容物证实。如胃内无内容物或管端在十二指肠或空肠,则依靠 X 线片证实。

(3)胃内喂养时,床头要抬高 30° ～ 45°。

(4)胃内喂养开始时,每隔 3 ～ 4 小时检查胃残留物的体积,其量不应大于前 1 小时输注量的 2 倍。当肠内营养液浓度与体积达到可满足需要及能耐受时,每日检查胃残留物 1

次,其量不应大于 150 ml,如残留物过多,宜停止输注数小时或降低滴速。

（5）每次间歇输注后或投给研碎药物后,以 20 ml 水冲洗鼻饲管。

（6）每日更换鼻饲管及肠内营养剂容器。

（7）开始管饲的前 5 日,每日应记录能量及蛋白质（氮）的摄入量。肠内营养液输注恒定后,每周记录 1 次。

（8）记录每日液体出入量,肠内营养液的体积与另外摄入的水分分开记录。

（9）每周称体重。

总之,胃肠内营养护理监测开始每周 2 次,至管喂营养定量稳定后改为每周 1 次。应定期检查血钠、钾、钙、磷、镁、总蛋白、白蛋白、转铁蛋白、胆红素、甘油三酯、胆固醇、血糖、尿糖、尿素氮和凝血酶原时间。定期记录体重、氮平衡、出入量及营养参数。还应密切观察患者对管饲的反应,及时发现可能出现的并发症,对腹泻、恶心、呕吐、肠痉挛和腹胀等消化道不能耐受的症状,应及时记录并给予相应的处理。

（二）胃肠外的营养支持

胃肠外的营养支持是通过胃肠道外通路（即静脉途径）输注足够的能量和各种营养素,以纠正或预防营养不良,维持营养平衡的营养治疗方法。适用于暂时或永久不能经消化道进食、进食后不能吸收或胃肠道需充分休息的患者。

1. 胃肠外营养的种类　胃肠外营养分为中心静脉营养和周围静脉营养两种。

（1）中心静脉营养:中心静脉营养用于预计肠外营养治疗 2 周以上的患者。

1）插管:多选用上腔静脉。可穿刺锁骨下静脉、颈内静脉、颈外静脉,将静脉导管送入上腔静脉;或切开这些静脉的属支插入导管,一般插入 13～15 cm 即达上腔静脉。

2）导管:硅胶管刺激性小、保留时间长,正常维护可用三个月甚至更长时间。必要时,可用 X 线透视检查导管位置。

3）穿刺:患者平卧,双肩后垂,头后仰 15°,使静脉充盈,头转向对侧。按手术要求对局部皮肤进行消毒,铺消毒巾,穿刺方法根据不同静脉略有差异。有 4 种途径:① 锁骨下静脉锁骨上入径;② 锁骨下静脉锁骨下入径;③ 颈内静脉颈前下方入径;④ 颈内静脉颈后方入径。

4）导管护理内容:① 导管进皮处保持干燥,每天更换敷料,如有污染应及时更换;② 静脉导管与输液器接头应牢固,并用无菌敷料包裹,以防导管脱落与污染;③ 按无菌操作要求,每天更换输液管;④ 防止管道扭曲、导管堵塞、输液瓶内气体进入输液管;⑤ 输液瓶进气管的前端应装有无菌棉过滤装置,使进入输液瓶内的空气经过过滤;⑥ 不可经肠外营养管道输血、抽血,测试中心静脉压及加压时,应绝对细心,以防止污染输液管道;⑦ 必要时用肝素抗凝;⑧ 拔管时,应按无菌技术进行操作,并剪下导管尖端做细菌培养。

（2）周围静脉营养:周围静脉营养疗程一般在 15 天以内,主要是改善患者手术前后的营养状况,纠正疾病所致的营养不良。可以在普通病房内实施,比中心静脉营养操作方便、容易。操作时应注意:

1）尽可能采用手背静脉,如穿刺失败再改用前臂静脉。

2）宜选择管径较粗的静脉,减少静脉炎等并发症。

3）选择静脉分叉处穿刺,以避免插管时血管移位。

4）不宜选择紧靠动脉的静脉,以防形成动静脉瘘。

5）插管不要跨关节,防止插管弯曲及移位。

6）尽量避免选用下肢静脉,以防活动减少而诱发血栓形成。

2. 胃肠外营养制剂 胃肠外营养制剂含有全部人体所需的营养物质。应根据患者的年龄、性别、体重或体表面积及病情需要等制备。其组成成分包括蛋白质(氨基酸)、脂肪、糖类、多种维生素、多种微量元素、电解质和水等,均为中小分子营养素。

(1)营养液成分

1)葡萄糖溶液:葡萄糖在体内利用率高,是人体的主要供能物质,为了提供足够的能量,在配方中常应用高浓度的葡萄糖作为肠外营养的能量来源。每日补充葡萄糖100 g可起到节省蛋白质的作用。肠外营养配方中常需用高浓度葡萄糖溶液(25%～50%)。所需能量根据患者的体重、消耗量、创伤及感染程度而定。一般占总能量的60%～70%,每日提供糖为200～250 g,最多不超过300 g。这些溶液的渗透压很高,只能经中心静脉途径输入。若经周围静脉输入容易导致血栓性静脉炎。

2)脂肪乳剂:肠外营养中所应用的脂肪是以大豆油或红花油为原料,经卵磷脂乳化制成的脂肪乳剂。与人体内的乳糜颗粒相似,只是缺少载脂蛋白外壳。静脉输注脂肪乳剂需注意调节输注速度。临床上应用的有10%、20%和30%的脂肪乳剂。输入太快可能出现急性反应如发热、畏寒、心悸、呕吐等。通常10%溶液在输入最初15～30分钟内,输入速度不要超过1 ml/min,半小时后逐渐加快,成人每天用量为1～2 g/kg。现常与葡萄糖联合使用,提供总能量的30%～50%。对于脂肪代谢紊乱、动脉硬化、肝硬化、血小板减少等患者应慎用。

3)氨基酸溶液:包括必需氨基酸与某些非必需氨基酸。复方氨基酸溶液是肠外营养的基本供氮物质,除可提供能量外,主要是用于提供氮源,维持正氮平衡、促进体内蛋白质合成、组织愈合及合成酶和激素。具有高纯度、含氨量低、副反应少、利用率高等特点。

4)水与电解质:肠外营养的液体需要量基本上是1 ml/4.18 kJ(1 ml/kcal),成人以每天3 000 ml左右为宜。电解质在无额外丢失的情况下,钠、镁、钙等按生理需要量补给即可。常用的肠外营养的电解质溶液有10%氯化钠、10%氯化钾、10%葡萄糖酸钙、25%硫酸镁等。

5)维生素与微量元素:维生素参与糖、脂肪、蛋白质代谢及人体生长发育、创伤修复等。肠外营养时,除维生素D外,一般提供生理需要量。否则,可出现神经系统与心血管系统的损害和维生素缺乏症。

(2)营养液配方:肠外营养的临床实施,最主要的是掌握好营养液的用量。用量不足则效果不明显,用量过大则致副反应发生。根据病情,可按下列程序制定当天营养液用量:① 确定当天拟补充的总能量、总氮量及总入水量;② 根据总能量、入水量,确定葡萄糖液的浓度及量,若加用脂肪乳剂,通常占能量的30%左右;③ 选用合适的氨基酸液,根据总氮需要量,确定其用量;④ 加入适量电解质溶液、复合维生素及微量元素。前者需按病情而定,后两者则常规给予每天正常需要量。

(3)胃肠外营养的适应证与并发症

1)胃肠外营养的适应证

①不能口服者,如无法吞咽、食管梗塞、幽门梗阻、肠梗阻等。

②不宜口服者,如胃肠瘘、节段性肠炎、溃疡性结肠炎、短肠综合征、急性胰腺炎、复杂的胃肠手术后(尤其当伴有并发症时)。

③口服不能满足需要者,如慢性感染、短肠综合征、吸收不良综合征、严重灼伤、恶性肿瘤化疗或放疗期间、神经性厌食等。

④特殊情况,如急性肾衰竭、肝衰竭、心力衰竭等。

2）胃肠外营养的并发症：胃肠外营养的并发症可根据其性质和发生的原因归纳为技术性并发症、感染性并发症和代谢性并发症。现将一些较常见的并发症分别介绍如下：

①技术性并发症：这类并发症多与置管操作不当有关。细致和熟练的操作可防止发生。常发生的并发症为：血气胸、血肿形成、纵隔积液、动脉损伤、静脉损伤、继发血栓形成、导管栓塞、导管位置不当、胸导管损伤、颈交感神经链损伤、空气栓塞、胸腔积液、臂丛神经损伤、膈神经损伤等。血气胸是临床上最常见的胃肠外营养的插管并发症。此外，护理不当也可引起导管脱出、导管扭折或导管折断、导管漏液、衔接部脱开、导管堵塞等。

②感染性并发症：多与导管和输液护理不注意无菌技术有关。致病菌可经皮肤穿刺点、导管和输液系统的衔接处或输用污染的溶液进入体内，可引起严重的败血症、感染性休克等危及生命的并发症。

③代谢性并发症：这类并发症多与对病情的动态监测不够、治疗方案不当或未及时纠正有关。可通过加强监测并及时调整治疗方案予以预防和纠正。常见并发症可归纳如下：a. 高血糖；b. 高渗性非酮性昏迷；c. 低血糖；d. 代谢性酸中毒；e. 低磷血症；f. 电解质紊乱；g. 必需脂肪酸缺乏；h. 肝损害。

（4）肠外营养护理监测：对肠外营养支持治疗者进行全面的护理监测至关重要。

1）肠外营养液的配制：配制时，室内要严格消毒，严格查对医嘱，按规定顺序混合营养液，各种操作都要遵循无菌的原则。

2）认真观察病情，及时做好记录和资料的登记工作：观察神志有无改变，有无水、钠潴留或脱水，有无低钾、低钙、低磷症状，有无发热等。发现异常，及时处理。每天测体温、血压、脉搏、体重、血糖、电解质（钾、钠、氯、钙、磷，收集 24 小时尿检测指标，记录 24 小时液体出入量）。

3）导管护理：置管前要做好病人的思想工作，解除其恐惧心理，争取良好配合。置管时准备好输液装置。置管术后观察导管皮肤出口处有无红肿感染，导管接头有无裂损，导管是否扭曲或脱出。胸部 X 线监测导管是否置入正确部位。导管插入部位应每天做局部皮肤严格消毒处理，发现导管引起感染，应将导管头剪下，送细菌、真菌培养。

三、医院的基本膳食

（一）普通膳食

普通膳食简称普食，是医院膳食中最常见的膳食。其中总能量、蛋白质、矿物质和微量元素、维生素、水分等，均应充分均匀地供给，达到平衡膳食的要求，使病人在住院期间获得良好的营养。

1. 适用范围　普食与健康人膳食基本相似，主要适用于膳食不受限制，体温正常或接近正常，消化功能无障碍以及恢复期的病人。但油煎炸、辛辣、刺激性大的食物应少用。适用于眼科、妇科、手术前后，以及内外科患者恢复期等。应用范围广，占所有住院患者膳食的 50% ～ 60%。

2. 膳食原则

（1）平衡膳食：供给平衡膳食，膳食中能量要充足，各种营养素种类要齐全，数量要充足，相互间比例要恰当；能量为 6 690 ～ 10 030 kJ（1 600 ～ 2 400 kcal），蛋白质 60 ～ 80 g，以保持膳食的平衡及满足机体对营养素的需要。

（2）保证体积：每餐膳食尚需保持适当的体积，以满足饱腹感，特别是限制能量供给时，如糖尿病膳食。

（3）品种多样化：主副食应注意多样化及烹调方法，保持色、香、味、形，美观可口，以增进食欲。

（4）合理分配：将全天的食物适当地分配于各餐。通常早餐为30%，中餐为40%左右，晚餐为30%。

（5）避免刺激：各种刺激性食物如尖辣椒，强烈调味品如芥末、胡椒、咖喱等，应尽量少吃。难以消化的油炸食物，过分坚硬的食物，以及产气过多的食物亦应少吃。

3. 食谱举例　见表5-3、5-4。

表5-3　一日普食参考食谱

早餐	牛奶200 ml，馒头（富强粉50 g），水煮鸡蛋50 g，盐水花生米50 g
加餐	苹果75 g
午餐	米饭（粳米200 g），红烧鱼（鲤鱼90 g），炒芹菜（芹菜100 g、猪肉45 g）
加餐	橘子75 g
晚餐	米饭（粳米150 g），香菇炒油菜（油菜200 g、香菇20 g） 青椒炒肉（青椒100 g、猪肉45 g）

表5-4　普通膳食一日营养素摄入量

营养素	摄入量	营养素	摄入量
能量	9 828/2 341（kJ/kcal）	钙	690.37（mg）
蛋白质	78.13（g）	铁	14.25（mg）
脂肪	77.15（g）	锌	12.03（mg）
维生素C	178.2（mg）	硒	52.07（μg）
维生素E	18.59（mg）	硫胺素	1.15（mg）
视黄醇	917.61（μg）	核黄素	1.32（mg）

注：全日烹调用盐6 g，味精1 g，油30 g。

（二）软食

软食是比普食易消化的膳食，是半流质膳食过渡到普食，或是从普食到半流质膳食的中间膳食。因此，必须注意改进烹调方法，减少膳食纤维，便于咀嚼，易于消化。

1. 适用范围　适用于轻度发热，消化不良，咀嚼不便的拔牙患者，老人及3～4岁小儿，痢疾、急性肠炎等恢复期的患者，肛门、结肠及直肠术后患者。

2. 膳食原则

（1）细软易消化：应供给细软、易咀嚼及易消化食物。含有植物纤维及动物肌纤维食物，也应切碎煮烂。

（2）平衡膳食：总能量为5 850～9 200 kJ（1 400～2 200 kcal）。蛋白质及脂肪按正常需要量供给，主食不限量，每天四餐，除主食三餐外，另外增加一餐牛奶。

（3）预防不足：因软食中蔬菜及肉类均须切碎煮烂，这就可能丧失许多重要的维生素和矿物质。故应补充菜汁、果汁、番茄汁等饮料或食品。

（4）选择主食：馒头、包子、饺子、馄饨等均可食，但做馅的蔬菜应选用粗纤维少的。米饭及面条等应比普通膳食要软而烂些。

（5）选择副食：选择瘦嫩的猪肉、羊肉等肉类，多选用鱼类、虾类、肝脏等则更为合适。

3. 食谱举例　见表5-5、5-6。

表5-5　一日软食参考食谱

早餐	大米粥拌肉松（粳米50 g、肉松15 g），煮鸡蛋1个40 g，面包50 g
加餐	苹果羹75 g
午餐	蒸烂饭（粳米150 g），炖鱼（鲳鱼100 g），烧油菜（油菜150 g、猪瘦肉25 g）
加餐	番茄汁75 g
晚餐	软米饭（粳米150 g），炒猪肝（猪肝100 g），炒丝瓜（丝瓜100 g、猪瘦肉25 g）
加餐	冲麦片（麦片20 g，白糖15 g）

表5-6　软食膳食一日营养素摄入量

营养素	摄入量	营养素	摄入量
能量	9 614/2 299（kJ/kcal）	钙	347.97（mg）
蛋白质	96.39（g）	铁	36.41（mg）
脂肪	55.79（g）	锌	16.2（mg）
维生素C	81.5（mg）	硒	75.58（µg）
维生素E	17.54（mg）	硫胺素	1.31（mg）
视黄醇	567.04（µg）	核黄素	2.86（mg）

注：全日烹调用盐6 g，味精1 g，油30 g。

（三）半流质膳食

半流质膳食是介于软食与流质膳食之间，外观呈半流体状态。比软食更易消化吸收，是限量、多餐次进食形式，也称为半流或半流质。

1. 适用范围　多用于发热较高、身体软弱、口腔疾病、耳鼻咽喉手术后，咀嚼困难，胃肠道疾病，如腹泻、消化不良等，均可选用。

2. 膳食原则

（1）营养素适量：全天总能量为5 850～8 360 kJ（1 400～2 000 kcal），能量过高对刚做过手术者，软弱高烧的患者不易接受。应按正常量供给蛋白质，应注意补充各种维生素及矿物质。

（2）半流体膳食：食物必须呈半流体状态，使之易咀嚼和吞咽，并易消化吸收。

（3）少量多餐：每餐隔2～3小时，每天5～6餐。主食定量，全天不超过300 g。注意品种多样化，以增进食欲。

（4）限制或禁用食物：豆类、毛豆、大块蔬菜、大量肉类、蒸饺、油炸食品、炸丸子等均不可食。蒸米饭、烙饼等硬而不易消化的食物，刺激性调味品等均不宜食用。

3. 食谱举例　见表5-7、5-8。

表5-7　一日半流质参考食谱

早餐	大米粥（粳米特等50 g），煮嫩鸡蛋1个50 g，豆腐脑20 g
加餐	牛乳200 ml，白糖15 g
午餐	馄饨（富强粉150 g，猪瘦肉90 g）
加餐	牛乳200 ml，白糖15 g
晚餐	热汤面（挂面100 g、鸡脯肉40 g、碎小白菜100 g）
加餐	豆浆250 g，饼干10 g

表 5-8 半流质膳食营养素一日摄入量

营养素	摄入量	营养素	摄入量
能量	7 210/1 725（kJ/kcal）	钙	656（mg）
蛋白质	80.66（g）	铁	16.54（mg）
脂肪	30.71（g）	锌	9.18（mg）
维生素 C	32.3（mg）	硒	53.15（μg）
维生素 E	9.77（mg）	硫胺素	1.28（mg）
视黄醇	884.21（μg）	核黄素	1.13（mg）

（四）流质膳食

流质膳食亦称为流质，是极易消化、含渣很少、呈流体状态的膳食。所供能量、蛋白质及其他营养素均较缺乏，故不宜长期使用。常用的流质膳食可分为：流质膳食、浓流质膳食、清流质膳食、冷流质膳食及不胀气流质膳食五种。

1. 适用范围 高热、急性传染病、病情危重及大手术后患者宜进流质膳食。食管及胃肠大手术前后宜进清流质膳食。口腔手术后吞咽困难宜进浓流质膳食。扁桃体术后宜进冷流质膳食。腹部手术后宜进食不胀气和忌甜的流质膳食。

2. 膳食原则

（1）食物呈流体样：一切食物均为流体，易消化，尤易吞咽。注意烹调方法，以增进食欲。

（2）不平衡膳食：流质膳食每天总能量 4 180 kJ（1 000 kcal）左右，清流质更少；浓流质最多可达 6 720 kJ（1 600 kcal）。通常食用流质者应同时辅以胃肠外营养，以补充能量和营养素的不足。

（3）少量多餐：每天 6～7 餐，每餐液体量为 200～250 ml，特殊情况按医嘱而定。

（4）油脂适量：为增加患者膳食中的能量，病情允许时，给予少量易消化的脂肪，如奶油、黄油、花生油、芝麻油等。

（5）禁用食物：刺激性食品，强烈的调味品及易胀气的食物。

3. 流质类膳食

（1）流质膳食：可进食米汤、蛋花汤、蒸蛋羹、牛奶、菜汁、果汁，各种肉汤、藕粉、豆浆、豆脑、过箩赤豆或绿豆汤等。如需高能量，多用浓缩食品，如奶粉、鸡茸汤等，或配制特别流质膳食。常用于肺炎、高热，甲状腺切除及一般术后均可用。

（2）清流质膳食：选用不含任何渣滓及产气的液体食物，如过箩肉汤、排骨汤，过箩菜汤、稀米汤、很薄的藕粉等。禁用牛奶、豆浆及过甜的食物。

（3）浓流质膳食：常用吸管吸吮，以无渣较稠食物为宜。鸡蛋薄面糊、较稠的藕粉、牛奶等均可食用。

4. 食谱举例 见表 5-9、表 5-10。

表 5-9 一日流食参考食谱

早餐	高蛋白豆米粉 12 g，白糖 25 g
加餐	牛乳 250 ml，白糖 15 g
午餐	猪肝泥 30 g，豆油 5 g，盐 1 g
加餐	豆浆 250 ml，白糖 25 g
晚餐	鸡蛋（土鸡蛋）60 g，豆油 5 g，盐 1 g
加餐	藕粉 15 g，白糖 25 g

表5-10　一日膳食营养素摄入量

营养素	摄入量	营养素	摄入量
能量	4 527/1 082（kJ/kcal）	钙	449.14（mg）
蛋白质	27.81（g）	铁	23.76（mg）
脂肪	22.48（g）	锌	4.33（mg）
维生素C	13.5（mg）	硒	18（μg）
维生素E	12.39（mg）	硫胺素	0.36（mg）
视黄醇	533.32（μg）	核黄素	1.07（mg）

四、食谱的编制

食谱是合理调配食物以达到合理营养要求而制定的膳食计划,即根据用膳者的营养需要、饮食习惯和食物供应情况,制定在一定时间内每天各餐的主副食品种类、数量、烹调方法等。膳食计划需要通过食谱体现出来,食谱应包括进餐的日期、餐次、饭菜名称、食物名称和进食数量。

（一）食谱编制原则

编制食谱的目的是为了保证用膳者对能量和各种营养素的需要,合理地将全天的能量和营养素分配到三餐中去。由于医院膳食的对象是病人,不同的病人对营养有不同的需求,故应根据各类疾病的膳食治疗原则、适应对象、市场食物供应情况,并结合病人的经济条件,科学合理地选择食物,并调配成符合合理营养要求的平衡膳食。

1. 饮食习惯和供给量　在编制食谱时,既要充分尊重用膳者的饮食习惯,对不良的饮食习惯也要加以纠正。食谱不是各种营养素的简单罗列和拼凑,要根据用膳者的年龄、生理特点、劳动强度,选用计算各种食物用量,使食谱中的各种营养素不仅数量充足,而且比例也要恰当,能充分满足用膳者的需要。

2. 结合供给标准选择适宜的食物　根据食物的生产供应情况和用膳者的经济条件,在供给量规定的范围内动物性食物以选择低脂肪、高蛋白的禽类、水产类、海产类食物为宜,蔬菜应选择含胡萝卜素、维生素C、维生素B_2丰富的有色蔬菜。

3. 注意食物搭配　制定食谱时,应注意食物的颜色、质地搭配,经常变换烹调方法,避免品种单调,做到临床营养学色、香、味、形齐全,以刺激食欲,增加消化液的分泌。

4. 食品安全无害　食物要新鲜卫生,符合国家卫生标准;注意防止食物再污染。

5. 减少营养素的损失　选择食物烹调方法时,要尽量减少营养素的损失。

6. 及时更换调整食谱　每1～2周可更换一次食谱。食谱执行一段时间后应对其效果进行评价,不断调整食谱。

（二）食谱编制方法

1. 确定能量及营养素摄入量　按不同病人的需要编制,根据用膳者的年龄、性别、劳动性质和强度、身体状况等,决定每人每日所需的总能量及各种营养素的供给量。

2. 计算三大营养素及主食的摄入量　因主食是人体能量的主要来源,可按产能量营养素合理分配的要求,计算出三大营养素的合适比例。如某病人全天所需能量为9.24 MJ（2 200 kcal）,设定蛋白质占12%、脂肪占25%、碳水化合物占67%。则全天需要蛋白质为2 200×12%÷4=66 g;脂肪为2 200×25%÷9=61 g;碳水化合物为2 200×67%÷4=369 g。

（1）碳水化合物:碳水化合物主要由粮谷类（主食）供给,一般粮谷类每100 g约产能量 1 457 kJ（348 kcal），故主食重量的换算方式为 369×4×100/348=424 g。因其他副食也含有少量的碳水化合物，由此全天主食的摄入量可在 400 g 左右。

（2）蛋白质：在上述的 400 g 主食中，含蛋白质 32～40 g，其余部分可由肉类、鱼类、蛋类、奶类及豆制品供给。

（3）脂肪：按每天烹调油中供给 30～40 g，其余部分由动、植物性食物供给。

3. 确定副食数量　根据用膳者的经济条件和当地食物供应以及个人饮食习惯而确定肉、鱼、蛋、豆类及蔬菜的摄入量。优质蛋白质应占全天蛋白质总量的 1/3。蔬菜量应达到每日 500 g，其中绿叶菜类应占 50%。蔬菜种类应在两种以上，以充分满足维生素和矿物质的供给。

4. 制定食谱　按食谱的基本内容，将全天选择的食物配制成饭菜，再根据合理营养原则和食品卫生要求，进行科学合理的烹调加工，使饭菜具有良好的感官性状和品种多样化。普食应尽量做到粗细混食、荤素搭配、有菜有汤。全天膳食按早餐占总能量的 25%～30%、午餐占 40%、晚餐占 30%～35% 分配。其他按软食、半流质、流质要求配制。需要加餐的病人，则根据治疗膳食原则按时足量供给。

在一天食谱的基础上进一步制定一周食谱，应注意每天菜肴的变化，为了提高工作效率，除了需要严格按计量方法来选择食物的病人，其他可参考食品交换单位，以粮换粮，以菜抵菜来更换一天的食谱内容，同时注意经常改变烹调方法。

知识点归纳

知识点	知识内容
营养治疗	
意义作用	治疗营养性疾病；减轻器官负担；去除病因；改善症状，控制病情发展；观察疗效，辅助临床诊断；促进消化吸收，利于疾病痊愈；提高耐受性和抵抗能力
基本原则	营养治疗应与其他治疗及护理措施相互配合；重视营养健康教育，膳食选配要切合病人实际，符合营养要求；做好出院病人的饮食指导，适当照顾病人饮食习惯
试验膳食	
概念	在临床诊断、治疗疾病过程中，用来配合进行某些特殊功能检查，短时间内暂时限制或添加某种或几种营养素，观察或测定机体的反应，并以此辅助临床诊断或观察疗效的一种医院膳食
分类	葡萄糖耐量试验膳食、胆囊造影膳食、潜血试验膳食、肌酐试验膳食、尿浓缩功能膳食、胃肠运动试验膳食、同位素吸碘试验膳食、高脂肪试验膳食、高钙试验膳食、限组胺膳食、嗜铬细胞瘤试验、5- 羟色胺（5-HIAA）试验膳食、纤维结肠镜（或钡灌肠）检查用膳食
代谢膳食	
概念	用来诊断疾病、观察疗效或研究机体代谢反应等情况的按试验要求提供摄入量而制备的一种称重膳食
分类	钙、磷代谢试验膳食，醛固酮增多症的钾、钠代谢膳食

知识点	知识内容
治疗膳食类型	高能量膳食、低能量膳食、高蛋白质膳食、低蛋白质膳食、低碳水化合物膳食、低脂肪膳食、低胆固醇膳食、限钠膳食、低膳食纤维膳食、高膳食纤维膳食
营养治疗途径	
肠内营养	按照供给方式可分为口服营养和管饲营养 适应对象与禁忌对象
肠外营养	分为中心静脉营养和周围静脉营养两种 胃肠外营养的适应证与并发症
医院基本膳食	分类：普通膳食、软食、半流质膳食、流质膳食 适用范围与膳食原则
食谱编制	
原则	饮食习惯和供给量；结合供给标准选择适宜的食物；注意食物搭配；及时更换调整食谱；减少营养素的损失；食品安全无害
方法步骤	确定能量及营养素摄入量,计算三大营养素及主食的摄入量,确定副食数量,制定食谱

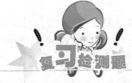

复习检测题

一、名词解释

1. 治疗膳食　2. 要素膳　3. 胃肠内营养　4. 胃肠外营养

二、填空

1. 医院膳食概括起来可以分为 ＿＿＿＿＿、＿＿＿＿＿ 和 ＿＿＿＿＿ 三大类。

2. 基本膳食主要有 ＿＿＿＿＿、＿＿＿＿＿、＿＿＿＿＿、＿＿＿＿＿ 四种。

3. 胃肠内营养的种类有 ＿＿＿＿＿、＿＿＿＿＿。

4. 胃肠外营养的种类有 ＿＿＿＿＿、＿＿＿＿＿。

5. 胃肠外营养的并发症可根据其性质和发生的原因归纳为 ＿＿＿＿＿、＿＿＿＿＿、＿＿＿＿＿ 和 ＿＿＿＿＿。

三、单项选择题

1. 高热、急性传染病、病情危重及大手术后患者的膳食宜适用　　　　　　　　　　　　（　　）

A. 普食　　　　B. 软食　　　　C. 流质膳食　　　　D. 半流质膳食　　　　E. 禁食

2. 医院膳食中最常见的膳食是　　　　　　　　　　　　　　　　　　　　　　　　　　（　　）

A. 普通膳食　　B. 基本膳食　　C. 软食和半流质膳食　　D. 治疗膳食　　E. 试验膳食

3. 发热较高、身体软弱、口腔疾病、耳鼻咽喉手术后，咀嚼困难，胃肠道疾病患者的膳食应为　（　　）

A. 软食　　　　B. 普通膳食　　C. 半流质膳食　　　　D. 流质膳食　　　　E. 禁食

4. 有关流质膳食的膳食原则错误的是　　　　　　　　　　　　　　　　　　　　　　　（　　）

A. 流体食物　　B. 少量多餐　　C. 油脂适量　　　　D. 平衡膳食　　　　E. 禁用一些食物

5. 关于低能量膳食错误的是 （ 　 ）

A. 适用于单纯性肥胖患者　　　B. 膳食总能量减少　　　C. 蛋白质供给减少

D. 碳水化合物、脂肪供给减少　　　　　E. 食盐的摄入量适当减少

6. 明显消瘦、营养不良、肾病综合征、手术前后、烧伤、创伤患者,慢性消耗性疾病患者的膳食应为 （ 　 ）

A. 高能量膳食　　　B. 低能量膳食　　　C. 高蛋白膳食　　　D. 高脂肪膳食　　　E. 限钠膳食

7. 低蛋白膳食的每日蛋白质的摄入量一般不超过 （ 　 ）

A. 20 g　　　　　B. 30 g　　　　　C. 40 g　　　　　D. 50 g　　　　　E. 60 g

8. 低碳水化合物膳食限用的食物为 （ 　 ）

A. 蛋类　　　B. 鱼类　　　C. 畜肉类和禽类　　　D. 蜂蜜和酒类　　　E. 新鲜蔬菜和水果

9. 关于低脂肪膳食正确的是 （ 　 ）

A. 不适用于脂肪泻的患者

B. 不适用于胆囊炎患者

C. 中度限制脂肪膳食要求每日脂肪摄入总量不超过 40 g

D. 轻度限制脂肪膳食要求限制脂肪供能不超过总能量的 20%

E. 烹调方法不受限制

10. 低胆固醇膳食要求成年人每日能量供给量最低不应少于 （ 　 ）

A. 2 092.5 kJ（500 kcal）　　　　　B. 4 185 kJ（1 000 kcal）　　　　　C. 6 277.5 kJ（1 500 kcal）

D. 8 370 kJ（2 000 kcal）　　　　　E. 10 462.5 kJ（2 500 kcal）

11. 不属于低胆固醇膳食限制的食物是 （ 　 ）

A. 豆及豆制品　　　B. 肥肉　　　C. 动物内脏　　　D. 蛋黄　　　E. 动物脑及鱼子

12. 低膳食纤维膳食宜用的食物为 （ 　 ）

A. 硬果　　　B. 粗粮　　　C. 油炸的食品　　　D. 辣椒　　　E. 菜汁、菜水

13. 下列不属于治疗膳食的是 （ 　 ）

A. 限钠膳食　　　　　B. 高膳食纤维膳食　　　　　C. 低胆固醇膳食

D. 胆囊造影膳食　　　　　E. 低脂肪膳食

14. 下列不属于管饲养营养适应证的是 （ 　 ）

A. 适用于意识清醒、无口腔、咽喉疾病,但有消化吸收障碍的患者

B. 昏迷,脑血管意外,脑肿瘤,严重抑郁症,神经性厌食患者

C. 肿瘤,外伤手术,头颈部放疗等口、咽喉、食管疾病患者

D. 重度烧伤或食管烧伤患者

E. 肝、肾衰竭患者

15. 进行管饲营养支持时,置管的最重要原则是 （ 　 ）

A. 根据预期营养支持所需的时间选择

B. 选择对患者侵入最小、简单安全的方法

C. 根据肠道功能受损的程度置管

D. 根据发生吸入性肺炎的危险性置管

E. 根据患者的营养水平决定置管的方式

16. 关于胃肠内营养制剂说法错误的是 （ 　 ）

A. 混合奶的能量主要来自于牛乳、鸡蛋和白糖

B. 混合奶是一种高营养的平衡膳食

C. 匀浆膳是一种能量充足,各种营养齐全的平衡膳食

D. 匀浆膳含有较多的膳食纤维,可预防便秘

E. 要素膳是一种营养齐全的无渣膳食

17. 胃肠道营养代谢并发症最常见的是 （ 　 ）

A. 脱水和高血糖　　　B. 高钾血症　　　C. 必需脂肪酸缺乏　　　D. 维生素 K 缺乏　　　E. 肝酶谱异常

18. 下列胃肠内营养并发症的预防措施错误的是 　　　　　　　　　　　　　　　（　　）

A. 患者乐于接受　　　　　　　　　B. 管饲营养液新鲜卫生

C. 一般情况下营养制剂能量密度应控制在 8.37 kJ（2 kcal）/ml 左右

D. 间歇性管饲较适宜的输注速度是 20 ml/min

E. 应注意口腔卫生及护理

19. 肠外营养的液体需要量一般为 　　　　　　　　　　　　　　　　　　　（　　）

A. 1 000 ml　　　B. 1 500 ml　　　C. 2 000 ml　　　D. 2 500 ml　　　E. 3 000 ml

20. 临床上最常见的肠外营养治疗的插管并发症是 　　　　　　　　　　　　　（　　）

A. 血气胸　　　　B. 静脉内血栓形成及血栓性静脉炎　　　　C. 导管内血栓形成

D. 空气栓塞　　　E. 心脏损伤及导管移（错）位

四、简答题

1. 简述医院基本膳食的膳食原则。

2. 简述几种常见的治疗膳食的适用范围、膳食原则。

3. 简述胃肠内营养的并发症及其预防。

4. 简述胃肠外营养的适应证及并发症。

（田贞尚）

第六章 常见疾病的营养治疗

1. 急慢性胃炎的营养治疗原则。
2. 消化性溃疡的营养治疗原则。
3. 糖尿病的营养治疗原则。
4. 痛风的营养治疗原则。
5. 病毒性肝炎的营养治疗原则。
6. 肝硬化营养治疗原则。
7. 高血压、动脉粥样硬化、心肌梗死、充血性心力衰竭的营养治疗原则。
8. 肾小球肾炎、肾病综合征、肾结石、透析疗法的营养治疗原则。
9. 食物与肿瘤的关系及预防肿瘤的膳食措施。

我国第一部古典医著《黄帝内经》中提出"凡欲诊病者,必问饮食后处"。这说明膳食营养与疾病有十分密切的关系。营养与疾病是现代营养学研究的重要内容。越来越多的研究表明,合理膳食能够有助于疾病的治疗与康复。所以营养治疗也是临床治疗的重要内容。

第一节 胃肠道疾病

胃肠道是消化系统的重要组成部分,具有容纳、消化、吸收营养的作用。胃肠道疾病与膳食的关系极为密切,合理膳食可使之缓解以致痊愈,不合理膳食则使之罹患或加重。

一、胃的生理功能

胃是消化道内最膨大的部分,一般成人胃容量为 1.0 ～ 2.0 L。胃的运动形式有容受性舒张、紧张性收缩、蠕动。胃通过容受性舒张具有接纳和暂时储存食物的功能;通过紧张性收缩使胃保持一定的形状和位置,维持一定的胃内压,有利于胃液渗入食糜中;通过胃的蠕动磨碎进入胃内的食团,使其与胃液充分混合,形成食糜,有利于化学性消化,将食糜逐步推进到幽门部并以一定的速度排入十二指肠。

胃分泌胃液,胃液的主要成分有盐酸、胃蛋白酶原、黏液和内因子,各有不同的作用。盐酸能激活胃蛋白酶原,并为胃蛋白酶提供适宜的酸性环境;杀死进入胃内的细菌,保持胃和小肠相对的无菌状态;进入小肠后,可促进胰液、胆汁和小肠液的分泌;有助于小肠内铁和钙的吸收;可使蛋白变性,有利于蛋白质消化。胃蛋白酶是由胃黏膜的主细胞以不具活性的胃蛋白酶原的形式所分泌的,胃蛋白酶原在胃酸的作用下转变为具有活性的胃蛋白酶,胃蛋白酶可分解食物中的蛋白质,分解产生胨及少量的多肽和氨基酸。胃蛋白酶的最适 pH 为 $2.0 \sim 3.5$。随着 pH 的升高,胃蛋白酶的活性降低。当 pH 超过 5 时失活,大于 6 时发生不可逆变性。黏液具有较高的黏滞性和形成凝胶的特性,起润滑食物和保护胃黏膜的作用,黏液和 HCO_3^- 两者联合作用可形成一个屏障,称为"黏液 - HCO_3^- 屏障",可有效地保护胃黏膜。内因子是由壁细胞分泌的一种糖蛋白,它能与食物中的维生素 B_{12} 结合形成复合物,保护其不受小肠中蛋白水解酶的破坏;另外它与回肠黏膜上皮细胞的特异性受体结合,促进维生素 B_{12} 的吸收。

胃液的分泌受许多兴奋性和抑制性因素的调节。胃受着酸度极高的胃液作用,而黏膜本身却不遭到破坏,这是因为在胃腔和胃黏膜间隙之间存在一道十分严密的屏障——胃黏膜屏障。若此屏障一旦受损,则致黏膜水肿、出血、坏死和溃疡。

总之,胃具有接受食物、储存食物、分泌消化液、消化食物、运输及排空功能。

二、胃炎的营养治疗

胃炎即胃黏膜的炎症,是由各种原因引起的胃黏膜的感染性变化,一般分为急性和慢性胃炎两种。

（一）急性胃炎

1. 临床特点　由于不适药物、食物或不洁食物中的细菌或某些毒素的刺激而使胃黏膜发生病变引起的,如过量服用化学药物、大量饮用烈性酒、食物粗糙、过烫、腐败变质或受污染的食物等。临床上往往起病急、症状重,并带有恶心、呕吐、上腹部不适、食欲差等,严重者可有发热、脱水、酸中毒及休克等症状。

2. 营养治疗原则

（1）消除病因:解除致病因素对胃黏膜的刺激,卧床休息,大量呕吐者可于 $12 \sim 24$ 小时内禁食。

（2）少量多次饮水:略现好转时,由于失水多,宜少量多次饮水,每次 100 ml,缓解脱水现象和加速毒素排泄。

（3）暂时禁食后给予流质饮食:先给米油汤、藕粉、杏仁茶、米汤加牛奶等流质饮料,以保护胃黏膜,再逐步过渡到蒸蛋羹、薄面片。少用脂肪及胀气食物。

（4）采用少量多餐制:为减轻胃的负担,每日进食 $5 \sim 7$ 次,每日适量即可。

（二）慢性胃炎

1. 临床特点　急性胃炎后遗症、慢性乙醇中毒、胃酸缺乏、营养不良等均有可能诱发慢性胃炎。慢性胃炎以浅表性胃炎与萎缩性胃炎最为常见,有时临床上两种病变同时存在。慢性胃炎的临床症状是由于胃功能失调后的多种因素引起的。浅表性胃炎因伴有高酸和胃蠕动频繁,故多数病人在中上腹部有饱闷感或疼痛、食欲减退、恶心、呕吐、反酸、腹胀等症状。萎缩性胃炎病人常伴有上腹部不适、饱胀、消化不良、食欲减退、贫血与消瘦。如局部组织的再生过程占优势,可发生息肉甚至转变为胃癌。

2. 营养治疗原则　慢性胃炎的主要治疗措施是营养治疗,营养治疗原则上主要包括以下几个方面：

（1）细嚼慢咽：尽量减少胃部负担，充分发挥唾液的功能。唾液中有黏蛋白、氨基酸和淀粉酶等能帮助消化，还有溶菌酶有杀菌的能力，阻止口腔细菌大量繁殖，咽入胃后可中和胃酸，降低胃酸的浓度。

（2）温和食谱：消除对胃黏膜产生不良刺激的因素，创造胃黏膜修复的条件。食物要做得细、碎、软、烂。烹调方法多采用蒸、煮、炖、烩与煨等。

（3）少量多餐：每餐勿饱食，避免胃部负担过大。用稀搭配的加餐办法，解决能量摄入的不足，如牛乳一杯、饼干2片、煮蛋一个。

（4）增加营养：注意多给生物学价值高的蛋白质和含维生素丰富的食物，贫血病人多给含铁多的动物内脏、蛋类、带色的新鲜蔬菜和水果，如西红柿、茄子、红枣、绿叶蔬菜。

（5）保持酸碱平衡：浅表性胃炎胃酸分泌过多时，可多用牛乳、豆浆、涂黄油的烤面包或加碱的馒头以中和胃酸。萎缩性胃炎胃酸少时，可多用浓缩肉汤、鸡汤、带酸味的水果或果汁，带香味的调味品，以刺激胃液的分泌，帮助消化。当慢性胃炎伴有呕吐和腹泻等急性症状时，应大量补给液体，使胃部充分休息。当并发肠炎时，食谱中不用能引起胀气和含粗纤维较多的食物，如蔗糖、豆类和生硬的蔬菜和水果。

3. 食谱举例　见表6-1、表6-2。

表6-1　慢性胃炎发作期流质参考食谱

早餐	过筛米汤250 ml（粳米25 g、白糖10 g）		
加餐	牛乳250 ml（白糖10 g）		
午餐	猪肝泥汤（猪肝20 g、盐2 g）		
加餐	冲藕粉30 g（白糖10 g、开水250 ml）		
晚餐	蛋花汤（鸡蛋55 g、盐1 g）		
加餐	冲豆浆粉30 g（加水冲至250 ml）		
膳食营养素摄入量	能量（kJ/kcal）	2 944/704	蛋白质（g）	27.7
	脂肪（g）	18.7	碳水化合物（g）	106.5

表6-2　慢性胃炎软食参考食谱

早餐	大米粥（粳米50 g）、包子（富强面粉50 g、瘦肉10 g）		
午餐	软米饭（粳米100 g），炒虾仁（虾仁50 g、豆油10 g、盐2 g），白菜粉丝肉丸汤（小白菜50 g、干粉丝15 g、豆油5 g、小肉丸30 g、盐2 g）		
加餐	牛乳200 ml、面包（富强面粉50 g）		
晚餐	软米饭（粳米100 g），番茄鸡蛋汤（鸡蛋1个、番茄50 g、豆油10 ml、盐2 g），红烧黄鱼（黄鱼100 g），冬瓜嵌肉（肉末20 g、冬瓜200 g）		
膳食营养素摄入量	能量（kJ/kcal）	8 276/1 979	蛋白质（g）	78.7
	脂肪（g）	44.7	碳水化合物（g）	315.5

三、消化性溃疡的营养治疗

消化性溃疡是指胃肠黏膜在某种情况下被自身消化而引起的溃疡。主要发生在胃和十二指肠球部，即胃溃疡（GU）和十二指肠溃疡（DU），也可发生于十二指肠乳头近端后壁、幽门管等处。

（一）临床特点

溃疡的形成有多种因素，其中胃酸—胃蛋白酶对黏膜的消化作用是基本因素。目前认为消化性溃疡较明确的致病因素主要有：① 幽门螺杆菌（Hp）感染；② 非甾体消炎药；③ 胃酸分泌过多；④ 遗传因素；⑤ 应激状态；⑥ 精神因素；⑦ 吸烟；⑧ 膳食相关因素如食用粗糙的、过冷、过热的食物以及浓茶、咖啡和大蒜、辣椒等刺激性食物，暴饮暴食，饮酒，进食时的情绪变化，不良的饮食习惯等。

本病病程可达几年或十几年，发作期与缓解期相交替，时间长短不定，但多于秋冬与冬春之交发病，常见诱发因素为精神因素与消炎药物的刺激。典型的消化性溃疡的临床表现特点是慢性、周期性、节律性上腹部疼痛，可为灼痛、钝痛、胀痛或剧痛，体检时常有剑突下一固定、局限的压痛点，部分患者症状不典型，仅出现无规律、部位不确定的上腹部隐痛或不适，可伴腹胀、食欲不振、嗳气、反酸等症状，多见于胃溃疡患者。消化性溃疡严重者可出现消化道出血、急性胃穿孔、幽门梗阻并发症。

（二）营养治疗原则

营养治疗的主要目的是通过合理的膳食与烹调方法，减轻胃肠负担，保护胃、十二指肠功能，促进溃疡愈合，防止复发和并发症的发生。治疗原则应注意以下几点：

1. 溃疡病活动期膳食在确保营养全面、合理基础上吃清淡、细软、易消化的食物，如软米饭、面条、馒头、牛奶、豆浆、嫩豆腐、鸡蛋、瘦肉、鱼、新鲜的蔬菜等。

2. 定时定量、少食多餐 可在正餐之间及夜晚睡前加食点心，如蛋糕、饼干等，一旦症状得到控制，溃疡面愈合，应鼓励尽快恢复一日三餐的饮食习惯，以避免多餐造成的胃酸分泌增多。

3. 细嚼慢咽 咀嚼可增加唾液分泌，而唾液具有稀释中和胃酸、提高胃黏膜屏障的作用。

4. 膳食禁忌 溃疡病急性发作时，应采用流食，一旦病情好转，应尽早改成半流食，病情缓解后逐步过渡到恢复期饮食。避免刺激性过强的食物，如浓茶、咖啡、胡椒粉、咖喱粉、香料等。也不宜食用粗糙和不易消化食物，如坚果类、芹菜、藕、韭菜等，以及油炸、生拌、烟熏、腌腊食物。应禁用易产气的食物，如葱、生萝卜、生蒜、糖、大豆等，以免导致胃机械性扩张，促进胃酸分泌。此外，应忌烟酒。

（三）食谱举例

见表6-3、表6-4。

表6-3 消化性溃疡病人一日参考食谱

早餐	牛乳250 ml（白糖10 g），粥（粳米25 g），煮半熟鸡蛋1个（净重48 g），馒头（面粉50 g），酱豆腐15 g
午餐	软米饭（粳米100 g），嫩黄瓜烩熟草鱼片（草鱼100 g、黄瓜40 g、豆油15 ml、盐2 g），番茄蛋花汤（去皮番茄50 g、鸡蛋48 g、豆油15 ml、盐1 g）
加餐	煮苹果羹（苹果100 g），苏打饼干25 g
晚餐	软米饭（粳米100 g），白菜炒猪肉片（猪肉50 g、嫩白菜叶50 g、盐2 g），肉末豆腐羹（肉末50 g、豆腐100 g、盐1 g）
加餐	牛乳加白糖（牛乳250 ml、白糖10 g）

表 6-4 消化性溃疡一日膳食营养素摄入量

营养素	摄入量	营养素	摄入量
能量	8 610/2 057（kJ/kcal）	蛋白质	79.9（g）
脂肪	76.0（g）	碳水化合物	263.4（g）

四、腹泻的营养治疗

腹泻是消化道系统疾病中的一种常见症状，不是独立疾病。是指排便次数多于平时，每天均在 2 次以上，粪便稀薄，含水量增加，有时脂肪增多，带有不消化物，或含有脓血。腹泻分为急性和慢性两种。急性腹泻起病急，病程在 2 个月以内。腹泻持续反复发作超过 2 个月称为慢性腹泻。

（一）临床特点

腹泻一般分为渗出性腹泻和感染性腹泻。渗出性腹泻主要是由于先天性乳糖不耐症，或胰液分泌不足或胆汁分泌减少或排出受阻时，食物消化不全，未经消化的脂肪、蛋白质、碳水化合物留在肠腔内成为不能被吸收的溶质，引起肠腔内有效渗透压过高，阻碍肠壁对水和电解质的吸收所致。感染性腹泻多由肠道感染性炎症引起，常见的如细菌性痢疾、阿米巴肠病、病毒性肠炎、伤寒、沙门菌感染、败血症等，非感染性炎症中溃疡性结肠炎、结肠癌及直肠癌伴肠炎时也常引起腹泻。肠道吸收不良亦导致腹泻，胃肠蠕动加快，使食糜没有足够的时间被消化和吸收而引起腹泻。

主要临床表现有大便稀薄，次数增加或水样便，腹痛，四肢无力，口渴等。较重者还有发热、虚弱、酸中毒等临床症状。慢性腹泻，随着大量水、电解质丢失，大量蛋白质、脂肪和碳水化合物等营养物质来不及被吸收，就被排出体内，导致营养物质丢失、脱水等现象。

（二）营养治疗原则

1. 急性腹泻　主要是控制饮食。重症者往往需要禁食，以使肠道得到休息，同时可由静脉补液纠正水和电解质紊乱。病情缓解后，先给予清流质饮食，再过渡到普通全流质食物。可能时口服补液或喝浓茶水，每次 200～250 ml，茶叶中含有单宁酸、鞣酸，具有抑菌、收敛作用。经治疗病情好转后逐渐加清淡食物，再过渡至正常饮食。此阶段应供给较高营养、低脂少渣的膳食。急性期的清流质可选用米汤、去油肉汤、稀藕粉或无脂的薄羹等。低脂、细软的清淡食物可选择大米粥、炒米粥、煮烂的面条、面包、馒头、饼干、鸡蛋汤、藕粉等，可加用果汁、菜汁汤。

2. 慢性腹泻　对于慢性腹泻者，饮食原则为少渣、低脂、高能量。由于慢性腹泻病程长，组织消耗大，应给予足够能量，但患者消化吸收功能差，一次进食量不宜过多，应少食多餐。每日能量供给量争取达到 10 000 kJ（2 400 kcal）以上，以碳水化合物和蛋白质为主，脂肪摄入量应加以控制。忌用高脂食品，因为油脂不仅会增加消化道负担，且有滑肠作用，可加剧腹泻。烹调应以炖、蒸、烩和汆为主，亦使食物易于消化吸收。慢性腹泻患者的主食可选面条、粥类、馄饨、软饭、面包或馒头等提供碳水化合物，蛋白质宜由瘦肉、鱼、虾、鸡、豆制品及禽蛋等提供。膳食纤维会促进肠蠕动，应减少摄入，控制蔬菜和水果的食用。

（三）食谱举例

见表 6-5、表 6-6。

表 6-5　腹泻病人一日参考食谱

早餐	粥（粳米 50 g），馒头（富强粉 50 g），腐乳 10 g，鸡蛋 50 g
午餐	白菜肉糜馄饨（白菜 150 g、肉糜 75 g、富强粉馄饨皮 200 g、盐 2 g）
晚餐	米饭（粳米 150 g），清炒虾仁（虾仁 100 g、豆油 5 ml、盐 0.5 g） 红烧茄子（茄子 150 g、豆油 5 ml、酱油 5 ml、盐 1 g） 西红柿蛋汤（去皮、籽西红柿 75 g、鸡蛋 20 g、麻油 2 ml、盐 0.5 g）

表 6-6　腹泻病人一日膳食营养素摄入量

营养素	摄入量	营养素	摄入量
能量	8 795/2 103（kJ/kcal）	蛋白质	76.4（g）
脂肪	51.6（g）	碳水化合物	333.2（g）

五、便秘的营养治疗

便秘指大便在肠道内存留时间过长致排便次数减少和（或）粪便干燥难解。由于健康人的排便习惯各不相同，因此，对有无便秘必须根据患者排便习惯有无改变及排便困难程度作出判断。

（一）临床特点

影响排便过程而发生便秘的原因有许多，根据病因可将便秘分为器质性和功能性两类。

1. 器质性便秘产生的原因主要有　① 直肠和肛门病变；② 结肠病变；③ 由疾病、严重营养不良、年老、多次妊娠等引发的肌张力减退；④ 内分泌、代谢障碍性疾病；⑤ 神经系统疾病；⑥ 药物（如吗啡、抗胆碱能类药物）和化学品（如铅中毒）作用。

2. 功能性便秘主要有两种　① 单纯性便秘：可因食用过于精细的粮食、生活规律改变、精神因素、滥用强泻药物等原因造成；② 结肠持续痉挛造成痛性便秘，多见于肠易激综合征。

（二）营养治疗原则

对于便秘患者的营养治疗应根据不同的便秘类型找出便秘的原因，然后对症处理，给予适当的饮食，以解除便秘或减轻痛苦。

1. 梗阻性便秘是一种器质性便秘，只能经肠道供给部分能量，并将食物残渣数量降到最低限度，可供选择的食物如牛乳、乳制品、细粮和面包。以肠外营养作为供给机体能量的主要方式。

2. 痉挛性便秘应采用无粗纤维的低渣饮食，多喝开水或果汁，每日清晨空腹喝 1～2 杯温热的淡盐水，有收泻排便的功效，并食用蜂蜜和适量的油脂或琼脂制品，以保持肠道中粪便的水分和润滑肠腔的作用，或利用琼脂的吸水性，使肠内容物膨胀而增大体积促使肠蠕动，使大便易于排出，同时忌食刺激性食品和避免摄入大量粗糙食物。

3. 弛缓性便秘的膳食治疗主要通过饮食调节，以增加粪便量，刺激肠蠕动，增强排便能力。应采用多渣饮食为主食，如糙米、麦片、有皮的水果、有茎叶的蔬菜、笋、瓜果等富含膳食纤维的食品，每日增加摄入膳食纤维量在 10 g 以上，必要时可食用一些琼脂类食品。多用产气类食品，如生萝卜、生葱、甘薯、生蒜等，利用其产气增加肠蠕动，有利于排便。适当多进食脂肪、植物油。维生素 B_1 不足可影响神经传导，减缓胃肠蠕动，可补充维生素 B_1。

4. 老年性便秘主要是因体虚而引起的,可采用核桃、香蕉、蜂蜜、芝麻等,时时食用,有润燥通便的功效。

（三）食谱举例

见表 6-7、表 6-8。

表 6-7 弛缓性便秘病人一日高纤维高脂肪软食参考食谱

早餐	早餐粥（小米 50 g），窝窝头（玉米粉 100 g、黄豆粉 25 g、白糖 5 g）
午餐	米饭（籼米 150 g），肉丝炒蒜苗（瘦猪肉 90 g、蒜苗 210 g、花生油 15 ml、食盐 2 g），小白菜虾皮汤（小白菜 75 g、干虾皮 5 g、花生油 5 g、食盐 0.5 g）
晚餐	家常烙饼（标准小麦粉 150 g），黄瓜肉丝汤（黄瓜 50 g、瘦猪肉 10 g、花生油 3 ml、食盐 0.5 g），白萝卜块烧牛肉（瘦牛肉 200 g、白萝卜 150 g、花生油 17 ml、酱油 10 ml、食盐 1 g），醋烹绿豆芽（醋 2 ml、绿豆芽 100 g、花生油 5 ml、食盐 1 g）

表 6-8 弛缓性便秘病人一日膳食营养素摄入量

营养素	摄入量	营养素	摄入量
能量	12 340 /2 700（kJ/kcal）	蛋白质	134.5（g）
脂肪	102.5（g）	碳水化合物	372.4（g）

第二节 内分泌系统疾病

一、糖尿病

糖尿病是由于体内胰岛素分泌量不足或者胰岛素效应差,患者主要出现糖代谢紊乱,同时出现脂肪、蛋白质、水及电解质等多种代谢紊乱。其特征为血糖升高,尿糖增加,出现多食、多饮、多尿、体重降低的所谓"三多一少"的症状。严重者可发生眼、肾、脑、心脏等重要器官及神经、皮肤等组织的并发症。

糖尿病可分为Ⅰ型糖尿病、Ⅱ型糖尿病和其他型糖尿病。①Ⅰ型糖尿病,即胰岛素依赖型糖尿病（IDDM）,血浆胰岛素水平低于正常低限,体内胰岛素绝对不足,容易发生酮症酸中毒,必须依赖外源性胰岛素治疗。发病年龄多见儿童和青少年,也可发生于其他年龄,多有糖尿病家族史,起病急,出现症状较重。②Ⅱ型糖尿病,即非胰岛素依赖型糖尿病（NIDDM）,是最常见的糖尿病类型,在我国占糖尿病人总数的 95%。发病年龄多见于中、老年人,起病隐匿,症状较轻或没有症状,不一定依赖胰岛素治疗。③其他型糖尿病,如孕期糖尿病、感染性糖尿病、药物及化学制剂引起的糖尿病、胰腺疾病、内分泌疾病伴发的糖尿病等。

糖尿病的危险因素主要有:①膳食因素,能量摄入多、消耗少,脂肪摄入过多,膳食纤维、维生素、矿物质摄入过少。大多数Ⅱ型糖尿病人伴有肥胖,而高能量食物摄入多,总能量消耗少是单纯性肥胖的根本原因。②生理病理因素,年龄增大、妊娠、感染、高血脂、高血压、肥胖等。③社会环境因素,经济发达,生活富裕;节奏加快,竞争激烈,应激增多;享受增多,体力活动减少等。④遗传因素。

知 识 链 接

糖尿病的诊断标准

世界卫生组织 1999 年推荐的糖尿病的诊断标准：具有典型症状，以静脉血糖水平作依据，空腹血糖 >7.0 mmol/L（126 mg/dl）或餐后血糖 ≥ 11.1 mmol/L（200 mg/dl）可以确诊糖尿病。若无典型症状，仅空腹血糖 >7.0 mmol/L（126 mg/dl）或餐后血糖 >11.1 mmol/L（200 mg/dl）应再重复测一次，仍达以上值者或加做糖耐量试验的 2 小时血糖 >11.1 mmol/L（200 mg/dl）者，可以确诊糖尿病。若以上结果不明确，应进行口服糖耐量试验（OGTT）。

可排除糖尿病的标准是：

1. 如糖耐量 2 小时血糖 7.8 ～ 11.1 mmol/L（140 ～ 200 mg/dl）之间，为糖耐量低减；如空腹血糖 6.1 ～ 7.0 mmol/L（110 ～ 126 mg/dl）为空腹血糖受损，均不诊断为糖尿病。

2. 若餐后血糖 <7.8 mmol/L（140 mg/dl）及空腹血糖 <5.6 mmol/L（100 mg/dl）可以排除糖尿病。

（一）糖尿病患者的营养护理原则

糖尿病患者在住院病人中较常见，因其发病不同，往往分别住于临床各科室。对接触的每一个糖尿病患者均要积极开展营养护理工作。

1. 积极开展健康教育

（1）糖尿病健康教育对象：糖尿病教育对象主要是糖尿病患者。糖尿病是慢性全身性疾病，它的治疗是综合性的，病人必须主动的参与和配合。通过接受教育，病人可以更好地、积极地配合治疗。糖尿病病情的监测，患者护理需要家属的参与。另外，糖尿病是一种有遗传倾向的疾病，糖尿病患者的一级亲属是高危人群，因此糖尿病教育对象还应包括其家属。

（2）糖尿病健康教育内容：糖尿病健康教育内容应包括糖尿病的一般常识，通过教育使病人对糖尿病的发病率、一般临床表现、分型、治疗、药物用法及糖尿病对健康的危害等知识有一定的了解。由于健康教育的对象是糖尿病人及其家属，因而应尽量以科普的形式讲授，防止专业化。通过健康教育宣传糖尿病的危害性、严重性，同时强调糖尿病的可防可治性，使糖尿病患者及家属积极参与糖尿病防治的有关工作，如控制体重防止肥胖，适当参加体育活动，改变不健康生活方式，调整不合理饮食结构等。

（3）糖尿病健康教育方式：糖尿病教育可采用多种方式，如电视、广播、报纸、杂志等途径进行宣传，也可利用世界糖尿病日等节日进行大型宣传。在医院里，糖尿病健康教育是以糖尿病中心为基地进行工作，可以采取讲座、示教、电化教学、印发小册子、分组讨论、联谊活动等形式进行。使患者全面了解糖尿病的保健知识，尤其是糖尿病的饮食治疗，让患者掌握糖尿病膳食的基本原则，将有利于控制血糖和防止并发症的发生与发展，减少医疗费用，让患者能带病长寿。

2. 正确开展心理咨询

（1）糖尿病患者心理问题的原因及特点：糖尿病患者由于遗传因素及免疫功能不足等原因，素质柔弱，心理承受力和容纳量不足，对内外环境刺激的适应能力下降，一旦遇到突发的生活事件或环境的突然改变或愿望受挫等应激情况，个体不能很好地适应和排解，容易引起心理创伤和不正常的心理冲突,而表现出相应的轻重不同的心理情感的异常。如部分患者不够重视饮食治疗,不接受饮食治疗,认为自己年纪大,应讲享受而不讲长寿,产生悲观心理。还有部分患者误认为糖尿病什么都不能吃,每天只吃素食,产生悲伤、忧虑、恐惧等心理,尤其是部分女性患者会出现焦虑症状。还有的患者会出现心烦不安、急躁易怒等异常心理。

(2)糖尿病心理咨询的方法:根据糖尿病患者出现的各种不同的心理问题,应开展正确的心理咨询的方法。常用的心理咨询的方法有说理开导法、转移注意法、情志相胜法、静志安神法、怡悦开怀法等。通过咨询,使患者能够恢复正常的心态。积极治疗糖尿病,达到满意的治疗效果。

(二)糖尿病患者的膳食调配

1. 膳食调控目标

(1)接近或达到血糖正常水平,力求使食物摄入、能量消耗与药物治疗等三方面治疗措施在体内发挥最佳协同作用,使血糖水平达到良好控制水平。

(2)保护胰岛 β 细胞,增加胰岛素的敏感性,使体内血糖、胰岛素水平处于一个良性循环状态。

(3)维持或达到理想体重。

(4)接近或达到血脂正常水平。

(5)预防和治疗急、慢性并发症:如血糖过低、血糖过高、高脂血症、心血管疾病、眼部疾病、神经系统疾病等。

(6)全面提高体内营养水平,增强机体抵抗力,保持身心健康,从事正常活动,提高生活质量。

2. 膳食调控原则 膳食调控是各种类型糖尿病最基本的治疗方法,糖尿病人必须长期坚持下去。

(1)合理控制总能量:合理控制总能量摄入量是糖尿病膳食调控的总原则,以下各项原则都必须以此为前提。

肥胖者应逐渐减少能量摄入量并注意增加运动量,消瘦者应适当增加能量摄入,直至实际体重略低于或达到理想体重。

糖尿病人每天摄入的能量一般在 4 180 ~ 10 890 kJ(1 000 ~ 2 600 kcal)之间。应根据个人身高、体重、年龄、劳动强度,并结合病情和营养状况确定每日能量供给量,具体计算方法参见表 6-9。年龄超过 50 岁者,每增加 10 岁,比规定值酌情减少 10% 左右。

表 6-9 糖尿病患者每日能量供给量[kJ(kcal)/kg]

体型	卧床	轻体力	中等体力	重体力
消瘦	84 ~ 105(20 ~ 25)	146(35)	167(40)	188 ~ 209(45 ~ 50)
正常	63 ~ 84(15 ~ 20)	125(30)	146(35)	167(40)
肥胖	63(15)	84 ~ 105(20 ~ 25)	125(30)	146(35)

注:正常体重(kg)=身高(cm)-105,高(低)于标准体重的 20% 为肥胖(消瘦)。

(2)选用高分子碳水化合物:碳水化合物供能应占总能量的 60% 左右,一般成人轻劳动强度每天碳水化合物摄入量为 150 ~ 300 g(相当于主食 200 ~ 400 g),如果低于 100 g,可能产生酮症酸中毒。最好选用吸收较慢的多糖,如:玉米、荞麦、燕麦、红薯等;也可选用米、面等谷类;注意在食用含淀粉较多的根茎类、鲜豆等蔬菜(如马铃薯、藕等)时要替代部分主食；限制小分子糖（如蔗糖、葡萄糖等）的摄入。

不同种类含等量碳水化合物的食物进入体内所引起的血糖值也不同，这可以用血糖指数（GI）来反映。GI 指分别摄入含有 50 g 碳水化合物的某种食物与等量葡萄糖 2 小时后血浆葡萄糖曲线下面积之比。在常用主食中，面食的血糖指数和吸收率比米饭低，而粗粮和豆类又低于米面（表 6-10），故糖尿病人应多选用低 GI 食物，注意适当增加粗粮和面食的比例。在表 6-10 中列出一些食物的血糖指数。

（3）增加可溶性膳食纤维的摄入：可选用高纤维膳食，建议每日膳食纤维供给量约为 40 g。可溶性膳食纤维（如一些半纤维素，果胶等）具有降低血糖、血脂及改善葡萄糖耐量的功效，主张多用。不少研究表明，主要含葡甘聚糖的魔芋精粉有降血糖的功效。含可溶性膳食纤维较多的食物还有整粒豆、燕麦麸、香蕉、杏等，玉米和大麦可溶性膳食纤维含量高于稻米。

表 6-10　食物的血糖指数（GI）

GI	食　物
75～79	莜麦
80～	燕麦，荞麦，玉米面：黄豆面（2：1），玉米面：黄豆面：面粉（2：2：1）
85～	玉米面，玉米渣：芸豆（7：3），绿豆：粳米：海带（2：7：1）
90～	籼米，小米，标准面粉，高梁米，绿豆：粳米（1：3）
95～	粳米，白薯，糯米

（4）控制脂肪和胆固醇的摄入：心脑血管疾病及高脂血症是糖尿病常见的并发症，因此糖尿病膳食应注意控制脂肪和胆固醇的摄入。每天脂肪供能占总能量的比例应不高于 30%。总量过高、过低或脂肪酸比例不适当都对病情不利。尽量减少可见脂肪的用量，每天植物油用量宜 20 g 左右；一般建议饱和脂肪酸（S）、单不饱和脂肪酸（M）、多不饱和脂肪酸（P）之间的比例为 1：1：1；每天胆固醇摄入量在 300 mg 以下，高胆固醇血症患者应限制在 200 mg 以下。

（5）选用优质蛋白质：多选用大豆、兔、鱼、禽、瘦肉等食物，优质蛋白质至少占 1/3。蛋白质提供的能量可占总能量的 10%～20%，总能量偏低的膳食蛋白质比例应适当提高；伴肝、肾疾患时蛋白质摄入量应降低，此时特别要注意保证优质蛋白质的供给。

（6）提供丰富的维生素和矿物质：补充 B 族维生素（包括维生素 B_1、尼克酸、维生素 B_{12} 等）可改善神经症状，而充足的维生素 C 可改善微血管循环。富含维生素 C 的食物有猕猴桃、柑、橙、柚、草莓、鲜枣等，可在两餐之间食用，摄入甜水果或水果用量较大时要注意替代部分主食，血糖控制不好者要慎用。补充钾、钠、镁等矿物质是为了维持体内电解质平衡，防止或纠正电解质紊乱。在矿物质中铬、锌、钙尤其受到关注，因为三价铬是葡萄糖耐量因子的组成部分，而锌是胰岛素的组成部分，补钙对预防骨质疏松症有益。

（7）食物多样：糖尿病人常用食品一般分为谷薯（包括含淀粉多的豆类）、蔬菜、水果、大豆、奶、瘦肉（含鱼虾）、蛋、油脂（包括硬果）等八类。糖尿病人每天都应吃到这八类食品，每类食品选用 1～3 种。每一餐中都要有提供能量、优质蛋白质和保护性营养素的食物。

（8）合理进餐制度：糖尿病人的进餐时间很重要，要定时、定量。两餐间隔时间太长容易出现低血糖。一天可安排 3～6 餐,餐次增多时可从正餐中抽出一小部分食物作为加餐用。餐次及其能量分配比例可根据膳食、血糖及活动情况决定,早餐食欲好、空腹血糖正常、上午活动量较大者可增大早餐能量比例。早、午、晚三餐比例可各占 1/3,也可为 1/5、2/5、2/5 或其他比例。

（9）防止低血糖发生:如果降糖药物过量,膳食过少或活动突然增多,糖尿病患者容易出现低血糖。饮酒后也容易出现低血糖,这是因为饮酒后乙醇在体内代谢使细胞内氧化型辅酶 I 消耗增加,减少了来自糖原异生途径的糖量,还会抑制升糖激素的释放;加之饮酒时往往减少正常膳食的摄入,乙醇吸收快,不能较长时间维持血糖水平;饮酒还可使糖负荷后胰岛素的分必增加,对用胰岛素、降糖药治疗的糖尿病患者更容易发生低血糖。尤其对使用速效、短效、药效峰值高的降糖药物和胰岛素的病人,要特别注意防止低血糖的发生。因此,糖尿病患者应该戒酒。发生低血糖时,应及时抢救。立即服用白糖、葡萄糖或馒头 25 g,严重者或不能吞咽者,可静脉推注 50% 的葡萄糖溶液 20～40 ml,并严密观察病情。

（10）急重症糖尿病患者的膳食摄入在医师或营养师的严密监视下进行。

（三）糖尿病患者的膳食计算与计划

1. 糖尿病患者的膳食计算

例:某男性 60 岁,身高 170 cm,体重 80 kg,轻体力劳动,空腹血糖 7.5 mmol/L,餐后 2 小时血糖 12 mmol/L,血脂正常,用单纯膳食控制。

（1）确定全日能量供给量:根据病人的年龄、性别、身高、体重、体力活动强度等资料,求出理想体重。参考表 6-6 计算出能量供给量。

标准体重　身高（cm）-105=170-105=65（kg）

体型评价　体重范围为 59～71（kg）,该例为 80 kg,属肥胖体型。

计算全日能量供给量:查表 6-6,轻体力活动肥胖者能量供给量为每日 83.7～104.6 kJ（20～25 kcal）/kg。该例全日能量供给量为 272×（83.7～104.6）kJ[65×（20～25）kcal]=5 440.5～6 800.6 kJ（1 300～1 625 kcal）,平日食量中等偏低,故能量供给量为 1 300 kcal。

（2）计算三大营养素供给量

蛋白质　1 300×18%÷4=59（g）

脂肪　1 300×27%÷9=39（g）

碳水化合物　1 300×55%÷4=180（g）

（3）确定餐次:根据本例病人的饮食习惯,主食量按一日三餐分配,早餐 1/5,中、晚餐各 2/5。

（4）膳食医嘱:从上述计算结果综合得出患者的膳食医嘱如下:

能量供给　每日 5 440.5 kJ（1 300 kcal）

碳水化合物　每日 753.3 kJ（180 g）

脂肪　每日 39 g

蛋白质　每日 59 g

主食三餐分配:早餐 1/5 ,午餐 2/5 ,晚餐 2/5

2. 糖尿病患者的膳食内容计划　在计算出病人每日总能量、碳水化合物、蛋白质和脂肪的供给量后,再将其换算成食物的用量进行配膳。

配膳步骤：① 计算主食谷类用量（碳水化合物类食物）；② 计算蔬菜用量；③ 计算肉、蛋、豆制品用量（蛋白质类食物）；④ 求全日烹调油用量（脂肪类食物）。一般有2种方法计算各种食物用量和配膳。

（1）食物成分表计算法：按照食物成分表中各种食物营养素含量计算食谱内容的用量。这种方法计算数据较准确，但较繁琐，糖尿病人在家不易操作。目前已制成多种电脑软件，采用电脑配餐方便，快捷，且较准确，已被许多医院采用。

（2）食品交换份法：目前普遍被采用。每一个食品交换份的任何食品所含的能量相似（多为377 kJ，即90 kcal），一个交换份的同类食品中蛋白质、脂肪、碳水化合物等营养素含量相似。因此，在制定食谱时，同类食品中的各种食物可以互相交换。

1）食品交换份法的食品分类和营养价值：见表6-11。

表6-11　每份食品交换的四大类（八小类）内容和营养价值

组别	类别	每份重量（g）	能量（kcal）	蛋白质（g）	脂肪（g）	糖类（g）	主要营养素
谷薯组	谷薯类	25（1/2 两）	90	2.0	—	20.0	糖类 膳食纤维
苹果组	蔬菜类	500（1 斤）	90	5.0	—	17.0	矿物质
	水果类	200（4 两）	90	1.0	—	21.0	维生素 膳食纤维
肉蛋组	大豆类	25（1/2 两）	90	9.0	4.0	4.0	蛋白质
	奶类	160（3 两）	90	5.0	5.0	6.0	蛋白质
	肉蛋类	50（1 两）	90	9.0	6.0		蛋白质
油脂组	硬果类	15（1/3 两）	90	4.0	7.0	2.0	脂肪
	油脂类	10（1 汤匙）	90	—	10.0	—	脂肪

2）各类食品交换份表：见表6-12～表6-18。

表6-12　等值谷薯类交换表

食物	重量（g）	食物	重量（g）
大米、小米、糯米	25	绿豆、红豆、芸豆、干豌豆	25
高粱米、玉米渣、薏米	25	干粉条、干莲子	25
面粉、米粉、玉米粉	25	烧饼、烙饼、馒头	35
混合面、燕麦片	25	咸面包、窝头、切面	35
莜麦面、荞麦面、苦荞	25	土豆	100
各种挂面、通心粉	25	湿粉皮、凉粉	150
油条、油饼、苏打饼干	25	鲜玉米（中等大，含棒心）	200

表 6-13　等值肉蛋类食品交换表

食物	重量（g）	食物	重量（g）
熟火腿、香肠	20	鸡蛋粉	15
肥瘦猪肉	25	鸡蛋（带壳、大）	60
熟叉烧肉（无糖）午餐肉	35	鸭蛋、松花蛋	60
熟酱牛肉、酱鸭、肉肠	35	鹌鹑蛋（6个）	60
瘦猪、牛、羊肉	50	鸡蛋清	150
带骨排骨	50	带鱼、草鱼、鲤鱼、甲鱼	80
鸭肉、鹅肉	50	比目鱼、大黄鱼、鳝鱼	80
兔肉、蟹肉、水浸鱿鱼	100	黑鲢鱼、鲫鱼	80
水浸海带	350	对虾、青虾、鲜贝	80

注：此表中的食物均是生食，由于含脂肪量的不同，交换量差别较大。

表 6-14　等值奶类食品交换表

食物	重量（g）	食物	重量（g）
奶粉	20	牛奶、羊奶	160
脱脂奶粉	25	无糖酸奶	130
奶酪	25		

表 6-15　等值大豆食品交换表

食物	重量（g）	食物	重量（g）
腐竹	20	北豆腐	100
大豆（干）	25	南豆腐	150
豆粉	25	豆浆（1份豆，8份水）	400
豆腐丝（豆腐干）	50		

表 6-16　等值水果类交换表

食物	重量（g）	食物	重量（g）
柿、香蕉、鲜荔枝（带皮）	150	李子、杏	200
梨、桃、苹果（带皮）	200	葡萄	200
橘子、橙子、柚子（带皮）	200	草莓	300
猕猴桃	200	西瓜（带皮）	500

表 6-17　等值油脂类交换表

食物	重量（g）	食物	重量（g）
植物油、芝麻油（1汤匙）	10	猪油、牛油、羊油	10
红花油（1汤匙）	10	黄油	10
核桃、杏仁	25	葵花籽（带壳）	25
花生米	25	西瓜子（带壳）	40

表 6-18　等值蔬菜类交换表

食物	重量（g）	食物	重量（g）
大白菜、圆白菜、菠菜、油菜	500	白萝卜、青椒、茭白、冬笋	400
韭菜、茴香、圆蒿、芹菜	500	倭瓜、南瓜、菜花	350
苤蓝、莴笋、油菜薹、西葫芦	500	鲜豇豆、扁豆、洋葱、蒜苗	250
番茄、冬瓜、苦瓜、黄瓜	500	胡萝卜	200
茄子、丝瓜、芥蓝、瓢儿菜	500	山药、荸荠、藕、凉薯	150
蕹菜、苋菜、龙须菜、绿豆芽	500	茨菇、百合、芋头	100
鲜蘑、水浸海带	500	毛豆、鲜豌豆	70

3）食品交换份法的细算方法

①先设定必需的常用食物的用量，比如牛奶 250 g、蔬菜 500 g。

②计算出谷类、肉类和油脂的用量（表 6-19）。

表 6-19　食谱计算举例

食谱内容	交换单位	食物量（g）	碳水化合物（g）	蛋白质（g）	脂肪（g）	能量（kcal）（kJ）
牛奶	1.5	250	9	8	8	
蔬菜类	1	500	17	5		
谷类 =（180-26）/20 ≈ 8	8	200	160	16		
肉类 =（59-29）/9 ≈ 3	3	150		27	18	
油脂类 =（39-26）/10 ≈ 1.5	1.5	15			15	
合计	15		186	56	41	1 339（5 589）

说明：计算碳水化合物（C）量：由表查出牛奶 250 g、蔬菜 500 g 供给 C 26 g，全日需 C 180 g，不足之数由谷类补足。每份谷类供 C 20 g，故谷类全日供应为（180-26）÷20 ≈ 8 交换份。计算蛋白质（P）量：由表查出奶、蔬菜、谷共供 P 29 g，全日需 P 59 g，不足之数由肉类补足，每份肉类供 P 9 g，故肉类全日供应为（59-29）÷9 ≈ 3 交换份。计算脂肪（F）食物量：由表查出奶、肉共供给 F 26 g，全日需 F 39 g，不足之数由油脂类补足，每份油脂类供 F 10 g，故油脂类全日供应为（39-26）÷10 ≈ 1.5 交换份。

4）食品交换份法的简化计算方法

根据表 6-20 求出各类食物的交换单位。

表 6-20　不同能量糖尿病膳食食物分配表

总能量 kJ（kcal）	总交换单位	谷类单位	粳米重量（g）	蔬菜类单位	青菜重量（g）	瘦肉类单位	牛肉重量（g）	豆乳类单位	牛奶（g）	油脂类单位	豆油重量（g）
4 184（1 000）	12	6	150	1	500	2	100	2	220	1	9
5 021（1 200）	14.5	8	200	1	500	2	100	2	220	1.5	13.5

总能量 kJ（kcal）	总交换单位	谷类单位	粳米重量（g）	蔬菜类单位	青菜重量（g）	瘦肉类单位	牛肉重量（g）	豆乳类单位	牛奶（g）	油脂类单位	豆油重量（g）
5 858（1 400）	16.5	9	225	1	500	3	150	2	220	1.5	13.5
6 694（1 600）	18.5	10	250	1	500	4	200	2	220	1.5	13.5
7 531（1 800）	21	12	300	1	500	4	200	2	220	2	18
8 368（2 000）	23.5	14	350	1	500	4.5	225	2	220	2	18
9 205（2 200）	25.5	16	400	1	500	4.5	225	2	220	2	18
10 042（2 400）	28	18	450	1	500	5	250	2	220	2	18

5）食谱内容

各类食物用量

牛奶类	1.5 交换单位	250 g
蔬菜类	1 交换单位	500 g
谷类	8 交换单位	200 g
瘦肉类	3 交换单位	150 g
油脂类	1.5 交换单位	15 g

一日食谱内容

早餐　牛奶 250 g　馒头（面粉 50 g）　鸡蛋 1 个（50 g）

午餐　米饭（大米）75 g　鸡蛋 1 个　炒豆芽菜 150 g　瘦肉 25 g　熬菠菜 100 g　烹调油 10 g

晚餐　瘦肉 25 g　白菜 100 g　煮汤面（面粉 75 g）　豆腐丝 25 g　拌芹菜 150 g　烹调油 5 g

6）根据粗配食谱中选用食物的用量，用食物成分表计算该食谱的营养成分。

7）与食用者的营养素推荐摄入量标准进行比较，如果未达到营养供给量标准的 80%～100%，则应进行调整，直至符合要求。

（四）特殊情况下的营养与膳食

1. 糖尿病低血糖反应　正常成人空腹血糖为 3.9～5.6 mmol/L，低于 3.5 mmol/L 为低血糖。糖尿病患者容易出现低血糖，使用胰岛素的患者最常见。导致低血糖的原因有胰岛素过量、口服降糖药物过量、膳食过少或运动突然增多未及时进食等。主要症状是心慌、出汗、头晕、饥饿、烦躁、手抖、全身无力，严重时可致神志不清、全身抽搐、甚至昏迷等。

营养治疗的原则主要包括：

（1）症状轻、神志清楚者，取葡萄糖或蔗糖 20～50 g，温开水冲服，几分钟后症状消失；如症状稍重,除饮糖水外,再进食馒头、饼干或面包等 25 g,或水果一个,十几分钟后症状可消失。

（2）病情严重、神志不清者,应立即送医院抢救,静脉输注葡萄糖。

（3）注射长效胰岛素者,除进食葡萄糖或蔗糖外,还需进食牛乳、鸡蛋等吸收较慢的食物,避免反复出现低血糖反应。饮酒后容易发生低血糖,因此,糖尿病患者应少饮酒或戒酒。

2. 糖尿病性肾病　本病是糖尿病严重的微血管并发症。患者除糖尿病症状外,还有肾功能不全的表现。其临床特征是持续蛋白尿、高血压、氮质血症和水钠潴留等,严重者可发生尿毒症。营养治疗原则主要包括:

（1）能量供给量应满足机体的需要,必要时可由静脉补充。

（2）蛋白质供给量适当限制:应根据尿量、尿蛋白丢失情况和氮质血症严重程度确定蛋白质供给量,早期患者蛋白质供给量应控制在每日 0.8 ~ 1.0 g/kg,晚期出现尿素氮潴留时,降为每日 0.5 g/kg。宜采用含优质蛋白质的动物性食品,如乳类、蛋类、瘦肉等,少用植物性食品,如谷类、豆类。可用麦淀粉、藕粉等淀粉类低（无）蛋白质食物代替部分米、面等主食。

（3）限制钠盐摄入:食盐应每日控制在 2 g 左右,或更低些。根据病情补钾。

二、肥胖

肥胖是指体内脂肪堆积过多引起体重增加,脂肪组织与其他组织失去正常比例的一种状态。常表现为体重超过相应标准体重 20% 以上或体质指数（BMI）≥ 28。随着经济的发展和人民生活水平的提高,肥胖目前在全球范围内广泛流行,在欧洲、美国和澳大利亚等发达地区中,肥胖的患病率为 10% ~ 30%,在我国,肥胖人数也日益增多,肥胖已经成为不可忽视的严重威胁国民健康的危险因素。

（一）临床特点

1. 临床评价肥胖病的常用方法

（1）体质指数法:体质指数（BMI）= 体重 / 身高 ^{2}（kg/m^2）。常用来对成人体重过低、体重超重和肥胖进行分类。特殊人群（运动员等）BMI 不能准确反映超重和肥胖的程度。中国成人判断超重和肥胖的界限值为:BMI 在 18.5 ~ 23.9 之间为正常;>24 为超重;>28 为肥胖。

（2）标准体重法

$$标准体重（kg）= 身高（cm）-105$$

实际体重在标准体重的 ±10% 以内为正常体重,10% ~ 20% 为超重, ±20% 以上分别为肥胖或消瘦。

2. 危险因素

（1）遗传因素:父母体重正常者,子女肥胖率约 10%,父母中 1 人或 2 人均肥胖者,子女肥胖率分别增至 50% 和 80%,遗传因素是肥胖的易发因素,肥胖是多基因遗传、多后天因素的疾病。

（2）摄食过多:目前已公认引起肥胖的直接原因是人体长期处于能量过剩状态。因此任何使机体能量摄入过多、消耗过少的因素基本上都造成机体能量过剩,进而转变为脂肪诱发肥胖,如长期食用大量甜食、饮料,选用高能量食品、纯能量食品、高脂食品、低纤维食品都是发胖的原因。

（3）能量支出减少:由于社会的进步与发展,人们从事职业性体力和家务劳动量相对减少,处于静态生活时间相对增加,因而能量消耗与支出也相应减少。

（4）其他因素:许多其他因素在肥胖发生发展过程中也有重要影响。妊娠期营养因素、人工喂养及其辅食添加、脂肪抑制素、胰岛素抵抗、脂肪组织的变化、神经精神因素等能促进肥胖的发生。

3. 临床表现　轻度肥胖者一般无临床症状,中度以上者可出现一系列综合征与症状,一旦肥胖消除,症状随之好转。例如,累及呼吸系统时,出现"通气不良综合征";累及循环系统,可出现心肌劳损,甚至高搏出量性心力衰竭;累及内分泌系统,胰岛素分泌量增加,但机体对胰岛素的作用不敏感,抗性增加、效应下降,血糖、血总脂、胆固醇、甘油三酯及游离脂肪酸出现增高倾向,从而诱发糖尿病、动脉硬化、冠心病、胆石症。此外,肥胖者还易出现易饥多食、便秘腹胀等消化系统症状,以及腰痛、腿痛等增生性骨关节炎的症状。

（二）营养治疗原则

对肥胖症进行营养治疗应居于综合治疗的首位。在保证机体蛋白质及其他营养素需要的前提下,坚持正确、系统的营养治疗,改变不良的生活方式和饮食习惯,通过长期控制能量的摄入,增加能量的消耗,将体重控制在正常范围。

1. 合理控制能量摄入量　减肥膳食属低能量膳食,其能量供给必须低于机体实际消耗量,进而使能量保持负平衡状态,直至体重恢复正常水平。但控制时要因人而异,适可而止,并应坚持适当活动,以增加能量的消耗。控制能量的方法有节食疗法、低能量疗法、半饥饿疗法、饥饿疗法四种方法。对能量的控制,应根据不同的病情及肥胖状况选择相应的方法。每人每日的膳食能量供给至少为 4 196 kJ(1 003.8 kcal),这是最低的安全水平。

2. 保证蛋白质的摄入　由于低能量膳食不仅促进体脂消耗的增加,还会造成组织蛋白的丢失,为维护机体的正氮平衡,必须保证膳食中含有正常数量的优质蛋白质,这就意味着低能膳的蛋白质比值必须提高。蛋白质供给应控制在总能量的 20% ～ 30%。要保证优质蛋白质的供应如瘦肉、鱼类及禽类。在严格限制能量供给时,蛋白质营养过度还会造成肝肾机能不可逆的损伤,因此低能量膳食中蛋白质供给量不宜过高。

3. 严格控制脂肪的摄入　脂肪供应宜控制在总能量的 25% ～ 30%,尤其要控制饱和脂肪酸的摄入,同时膳食脂肪的摄入应低于每日 300 mg。高饱和脂肪酸和胆固醇膳食不仅导致肥胖,还与脂质紊乱、动脉粥样硬化、胰岛素抵抗等密切相关。

4. 限制碳水化合物　由于碳水化合物饱腹感低,易引起食欲,肥胖者尽量避免食用富含低分子糖类的食品如单糖(葡萄糖、果糖)和双糖(蔗糖、乳糖、麦芽糖)。碳水化合物应控制在总能量的 40% ～ 55%,对于中度肥胖者,碳水化合物摄入至少也应占到膳食总能量的 20%。

5. 补充维生素和微量元素　低能量膳食会引起维生素和微量元素的缺乏,同时肥胖者往往合并血脂异常、冠心病等,故应根据患者具体病情针对性补充所需的维生素(尤其是维生素 B_1 和维生素 C)和微量元素。

6. 限制食盐和嘌呤　食盐可刺激食欲,引起口渴,使体重增加,食盐的摄入以每日 3 ～ 6 g 为宜;嘌呤也可增进食欲,并能加重肾脏代谢负担,故含嘌呤高的动物内脏应加以限制,如动物心、肝、肾等。

7. 增加膳食纤维的摄入　膳食纤维属人体不能消化吸收的一种营养素,可以增加饱腹感,利于粪便的形成与排出,对减肥有益,但过多的膳食纤维又会影响到其他营养素的吸收与利用,因此膳食纤维摄入量为每日 25 ～ 35 g 为宜。

（三）食谱举例

见表6-21、表6-22。

表6-21　肥胖者一日参考食谱

早餐	豆浆250 g，馒头（富强粉50 g），鸡蛋50 g
午餐	米饭（粳米80 g），肉片香干炒芹菜（瘦肉50 g、芹菜100 g、豆腐干50 g、油6 g、盐0.5 g），炒小白菜（小白菜150 g、油6 g、盐1 g）
晚餐	米饭（粳米80 g），牛肉丝炒豆腐干（牛肉50 g、豆腐干75 g、油6 g、盐1 g）

表6-22　肥胖者一日膳食营养摄入量

营养素	摄入量	营养素	摄入量
能量	6 122/1 463（kJ/kcal）	蛋白质	74.5（g）
脂肪	30（g）	碳水化合物	197.9（g）

三、痛风

痛风是长期嘌呤合成代谢紊乱和（或）尿酸排泄减少、血尿酸升高所致组织损伤的一组代谢性疾病。随着生活水平的提高，痛风患病率呈逐年上升趋势，严重影响到人民的健康。

（一）临床特点

痛风的发生与遗传因素、高嘌呤饮食、营养过剩、肥胖、糖尿病、高血压、血脂异常等有关。痛风可分为原发性痛风和继发性痛风两种，前者多由遗传因素引起，即由先天性嘌呤代谢异常所致，常伴有肥胖、血脂异常、原发性高血压、糖尿病和动脉粥样硬化等；继发性痛风则是由某些疾病（肾脏疾病、血液病）或者药物引起。其临床特点为反复发作的急性关节炎及某些慢性表现，如高尿酸血症、尿路结石，肾脏实质损害以及关节强直或畸形，其中以高尿酸血症为痛风症的重要特征。

（二）营养治疗原则

营养治疗是痛风综合治疗重要的组成部分。主要是限制外源性嘌呤的摄入，减少尿酸的来源，增加尿酸的排泄，以降低血清尿酸的水平，阻止病情发展，改善临床症状，防止并发症出现。

1. 限制总能量　痛风多伴有肥胖和超重，应控制总能量，保持适宜体重。每日能量摄入6 276～7 532 kJ（1 500～1 800 kcal）。控制体重要循序渐进，每月以减重1～2 kg为宜，否则引起体脂分解过快产生较多酮体，抑制尿酸的排出，诱发痛风急性发作。

2. 选择低嘌呤食物　正常成年人每日膳食摄入嘌呤量为600～1 000 mg，急性期应选择低嘌呤饮食，嘌呤摄入量应<150 mg/d。宜选用含嘌呤少的食物，以牛奶及其制品、蛋类、蔬菜、水果、细粮为主。缓解期，可适量选含嘌呤中等量的食物，畜肉、鱼、禽肉类食用量为60～90 g/d，避免食用含嘌呤高的食物，如动物内脏、沙丁鱼、凤尾鱼、小鱼干、牡蛎、蛤蜊、浓肉汁、浓鸡汤及鱼汤、火锅汤等。

3. 限制蛋白质和低脂肪饮食　限制蛋白质和脂肪的摄入目的是减少嘌呤的摄入。高蛋白饮食可过量提供氨基酸，使嘌呤合成增加，尿酸生成增多，诱发痛风发作。因此要限制蛋白质摄入。高蛋白食物鸡蛋、牛奶不含核蛋白，是痛风首选补充蛋白质的理想食物，蛋白质可按每日0.8～1.0 g/kg。当发生痛风性肾病时，因尿蛋白丢失导致体内蛋白质减少，应适当补充蛋白质。当出现氮质血症肾功能不全时应严格限制蛋白质的摄入。高脂肪膳食会减少尿酸的排泄,应适当限制,采用低脂饮食。低脂饮食要求脂肪摄入应控制在每日 40～50 g,尤其要限制饱和脂肪酸。

4. 合理提供碳水化合物　充足的碳水化合物可防止体内脂肪氧化而产生过多酮体,增加尿酸的排泄,因而碳水化合物应作为痛风病人膳食能量的主要来源,可占每日总能量的55%～65%。果糖会增加尿酸的生成,应减少果糖的摄入。

5. 多吃新鲜的水果蔬菜,提供充足的维生素和矿物质　新鲜的水果蔬菜富含维生素和矿物质,尤其是 B 族维生素、维生素 C、铁、锌等,应适量提供。水果蔬菜为呈碱性食物,可调节尿 pH,促使尿液保持碱性,以增加尿酸的溶解度,促进尿酸的溶解与排泄,避免痛风结石生成。由于痛风病人易患高血压、血脂异常和肾病,应限制钠盐的摄入,通常钠盐的用量在每日 2～5 g。

6. 水分供给充足　液体摄入量充足可增加尿酸溶解,有利于尿酸排出,预防尿酸肾结石,延缓肾脏进行性损害,痛风患者应坚持多饮水,为机体供给充足水分。每日应饮水2 000～3 000 ml 以上,夜间亦应补充水分,防止夜尿浓缩。以白开水、淡茶水、矿泉水、鲜果汁、菜汁、豆浆等为宜。肾功能不全时应根据病情适当调整水分的摄入。

7. 禁用刺激性食物　乙醇可使体内乳酸增多,抑制尿酸排出,并促进嘌呤分解使尿酸增多,诱发痛风发作,应禁酒。辛辣调味品不应食用。咖啡、可可和茶可适量食用。

第三节　肝胆胰系统疾病

一、营养性肝胆胰疾病的原因

营养是维持肝胆胰脏器正常结构与功能的物质基础,肝胆胰作为参与物质代谢最活跃的场所,对营养的要求也最高。而结构完善、功能精细的肝胆胰又是充分发挥营养效能的重要条件。在肝胆胰疾病的综合性治疗措施中,合理营养具有重要意义。肝脏、胆囊和胰腺疾病在我国的发病率较高,严重威胁人们的健康。常见的肝胆胰疾病有病毒性肝炎、脂肪肝、肝硬化、胆石症、胆囊炎、胰腺炎。肝胆胰疾病可导致多种营养素代谢紊乱,导致重度蛋白质能量营养不良,并严重影响患者的临床转归。肝胆胰疾病的发生原因很复杂,其中与营养因素有密切关系。

（一）病毒性肝炎的原因

病毒性肝炎是由肝炎病毒感染引起的,以肝实质细胞变性、坏死为主要病理改变的感染性疾病。目前已确定的肝炎病毒有甲型肝炎病毒、乙型肝炎病毒、丙型肝炎病毒、丁型肝炎病毒、戊型肝炎病毒和庚型肝炎病毒。其中甲型和戊型病毒性肝炎具有自限性,一般不会转为慢性肝炎,少数可发展为肝硬化。乙型和丙型肝炎病毒是导致慢性肝炎的主要病因,慢性乙型病毒性肝炎与原发性肝细胞癌的发生有密切关系。

（二）脂肪肝的原因

脂肪肝是一种常见的临床症状,临床常分为乙醇性脂肪肝和非乙醇性脂肪肝两类。造成乙醇性脂肪肝的原因主要是由于长期大量饮酒,造成肝细胞内脂肪含量增加,从而对正常肝细胞造成损害。损害程度与饮酒数量、时间及方式关系密切。非乙醇性脂肪肝主要是由非乙醇因素引起的。其主要因素有:①蛋白质－能量不足;②肥胖;③糖尿病;④急性妊娠脂肪肝；⑤药物因素；⑥毒物：磷中毒等；⑦高脂血症；⑧肝炎；⑨其他：炎症性肠病、人类艾滋病病毒（HIV）感染等。

（三）肝硬化的原因

引起肝硬化的病因很多，其中主要是病毒性肝炎所致，如乙肝、丙肝等。同时还有乙醇肝、脂肪肝、胆汁淤积、药物、营养等方面的因素长期损害所致。

1. 病毒性肝炎　目前在中国，病毒性肝炎尤其是慢性乙型肝炎，是引起门静脉性肝硬化的主要因素。

2. 乙醇中毒　长期大量酗酒，是引起肝硬化的因素之一。目前认为乙醇对肝脏似有直接毒性作用，它能使肝细胞线粒体肿胀，线粒体嵴排列不整，甚至出现乙醇透明小体，是肝细胞严重损伤及坏死的表现。

3. 营养障碍　多数学者承认营养不良可降低肝细胞对有毒和传染因素的抵抗力，而成为肝硬化的间接病因。动物实验证明，喂饲缺乏胆碱或蛋氨酸食物的动物，可经过脂肪肝的阶段发展成肝硬化。营养过剩、蛋白质营养不良或维生素缺乏均可损伤肝细胞，导致肝硬化的发生。

4. 工业毒物或药物　长期或反复地接触含砷杀虫剂、四氯化碳、黄磷、氯仿等，或长期使用某些药物如双醋酚汀、异烟肼、辛可芬、四环素、氨甲蝶呤（MTX）、甲基多巴，可产生中毒性或药物性肝炎，进而导致肝硬化。黄曲霉素也可使肝细胞发生中毒损害，引起肝硬化。

5. 循环障碍　慢性充血性心力衰竭、慢性缩窄心包炎可使肝内长期淤血缺氧，引起肝细胞坏死和纤维化，称淤血性肝硬化，也称为心源性肝硬化。

6. 代谢障碍　如血色病和肝豆状核变性（亦称 Wilson 病）等。

7. 胆汁淤积　肝外胆管阻塞或肝内胆汁淤积时高浓度的胆红素对肝细胞有损害作用，久之可发生肝硬化，肝内胆汁淤积所致者称原发胆汁性肝硬化，由肝外胆管阻塞所致者称继发性胆汁性肝硬化。

8. 血吸虫病　血吸虫病是由于虫卵在汇管区刺激结缔组织增生成为血吸虫病性肝纤维化，可引起显著的门静脉高压，亦称为血吸虫病性肝硬化。

9. 原因不明　部分肝硬化原因不明，称为隐源性肝硬化。

（四）胆石症与胆囊炎的原因

1. 胆石症　胆结石的成因非常复杂，有些是不可更改的因素，例如：逐渐增长的年龄、女性、种族、基因和家族史；有些是后天因素，部分是可以逆转的，例如：妊娠、肥胖、低纤维、高热卡饮食结构、长时间禁食、某些药物（如头孢曲松、降脂药、口服避孕药）、快速体重丧失（>1.5 kg/wk）、代谢综合征、特殊疾病等等。

（1）年龄：胆囊结石的发病率是随着年龄的增长而增加的。如果在儿童期发病，多与溶血或先天性胆道疾病有关。发病的高峰年龄都在 40 ～ 50 岁。

（2）性别差异：超声诊断研究结果男女发病之比约为 1：2，女性胆囊结石以胆固醇结石多发，女性胆固醇结石高发可能与雌激素可以增加胆汁中胆固醇分泌、降低总胆汁酸量和活性，以及黄体酮影响胆囊收缩、致使胆汁淤滞有关。

（3）基因、家族史：胆囊结石发病在种族之间的差异明显，提示遗传因素是胆石病的发病机制之一。

（4）妊娠：妊娠可促进胆囊结石的形成，并且妊娠次数与胆囊结石的发病率呈正相关。由于孕期的雌激素增加使胆汁成分发生变化，可增加胆汁中胆固醇的饱和度；而妊娠期的胆囊排空缓慢；孕期和产后的体重变化及饮食结构也影响胆汁成分，改变了胆汁酸的肠肝循环，促进了胆固醇结晶的形成。

（5）肥胖：临床和流行病学研究显示，肥胖是胆囊胆固醇结石发病的一个重要危险因素，肥胖人发病率为正常体重人群的 3 倍。

（6）饮食：饮食习惯是影响胆石形成的主要因素，进食低纤维、高能量食物者胆囊结石的发病率明显增高。因为这类食物增加胆汁胆固醇饱和度。我国随着生活水平提高，胆囊结石发病已占胆石病的主要地位，且以胆固醇结石为主。

2. 胆囊炎　胆囊炎是细菌性感染或化学性刺激（胆汁成分改变）引起的胆囊炎性病变，为胆囊的常见病。其发生的原因主要有：

（1）免疫力低下造成胆道感染：胆道感染可引起胆囊发炎。

（2）情绪失调：可导致胆汁的排泄受阻引发胆囊炎。

（3）饮食：日常饮食要有节制，切忌暴饮暴食。少吃高脂肪和富含胆固醇的食物，并注意饮食卫生。

（4）肠道寄生虫病：比如蛔虫钻入胆道可引起胆道发炎，其残体和卵可成为结石的"核心"。

（五）胰腺炎的原因

胰腺炎是由于各种刺激因素导致胰腺分泌多种消化溶解酶，从而引起胰腺及其周围组织"自身消化"的炎症病变，可分为急性和慢性两种。发病原因有：

1. 胆道系统疾病　胆管炎症、结石、寄生虫、水肿、痉挛等病变使壶腹部发生梗阻，加之胆囊收缩，胆管内压力升高，胆汁通过共同通道反流入胰管，激活胰酶原，从而引起胰腺炎。

2. 酗酒和暴饮暴食　酗酒和暴饮暴食使得胰液分泌旺盛，而胰管引流不畅，造成胰液在胰胆管系统的压力增高，致使高浓度的蛋白酶排泄障碍，最后导致胰腺泡破裂而发病。

3. 手术与损伤　胃、胆道等腹腔手术挤压到胰腺，或造成胰胆管压力过高，也可引起胰腺炎。

4. 感染　很多传染病可并发急性胰腺炎，症状多不明显，原发病愈合后，胰腺炎自行消退，如蛔虫进入胆管或胰管，不但可带入肠液，还可带入细菌，能使胰酶激活引起胰腺炎症。

5. 高脂血症及高钙血症　高脂血症，脂肪栓塞胰腺血管造成局部缺血，毛细血管扩张，损害血管壁，导致胰液排泄困难；结石可阻塞胰管，是引起胰腺炎的主要原因。

二、病毒性肝炎的营养治疗

病毒性肝炎是由多种不同肝炎病毒引起的一组以肝脏损害为主的传染病，包括甲型肝炎、乙型肝炎、丙型肝炎、丁型肝炎及戊型肝炎。

（一）临床特点

根据黄疸的有无、病情的轻重和病程的长短，临床上将病毒性肝炎分为急性肝炎（黄疸型和无黄疸型）、慢性肝炎（迁延性和活动性）、重症肝炎（急性和亚急性）和淤胆型肝炎。临床表现主要是食欲减退、疲乏无力、肝大及肝功能损害，部分病例出现发热及黄疸；但多数为无症状感染者。甲型肝炎病毒从肠道排出后，通过日常接触而经口传染。乙型肝炎、丙型肝炎主要通过血行传播，如使用污染病毒的注射器针头、针灸用针、采血用具或通过输血、血浆、血制品等而发生感染,也可由密切接触而感染。乙型,尤以丙型肝炎易发展为慢性肝炎,少数患者可发展为肝硬化,极少数病例可呈重型肝炎的临床过程。

（二）营养治疗原则

营养治疗是病毒性肝炎极为重要的辅助治疗手段,合理而充足地供给各种营养素,可以改善肝脏的营养状况,调节免疫功能,解除某些症状;促进肝糖原的形成,保护肝脏细胞,并增强肝细胞的修复再生能力;可以预防腹水、贫血的发生;刺激胆汁分泌,加速废物排泄,增强机体抵抗力,促进肝功能恢复。病毒性肝炎的营养治疗以高蛋白、低脂肪、适量碳水化合物和能量为主要原则。

1. 适宜能量　肝炎患者如高能量饮食可以改善患者的临床症状,但会发生肥胖、脂肪肝、糖尿病等,增加了肝脏负担,加重消化功能障碍,影响肝功能恢复,甚至延长病程。如低能量饮食亦不利于肝细胞修复和再生,还会增加蛋白质的消耗。因此,肝炎患者的能量供给应该根据体重、病情和活动情况而定,以适量、能够保持理想体重为宜。在无发热等并发症的情况下,成人每天供给能量 8 370 ～ 10 460 kJ（2 000 ～ 2 500 kcal）为宜。

2. 足够优质蛋白质　蛋白质是肝细胞修复和再生的主要原料,应提高膳食蛋白质的供给量。供给量可按每日 1.5 ～ 2 g/kg 供给,占总能量的 16% 左右。有腹水但无血氨升高者,蛋白质的供给可提高至每日 2 ～ 3 g/kg;如有血氨升高,则应限制蛋白质的摄入量。最佳食品如乳类、鱼、虾、鸭、去皮鸡肉、豆及豆制品等。

3. 低脂肪　病毒性肝炎时,饮食中脂肪供给过多,会加重肝脏分泌胆汁的负担,患者容易出现脂肪泻;而过分限制脂肪摄入量,又会影响食欲和脂溶性维生素的吸收,因此膳食脂肪供给应适量,以每人每日供给量 60 g 左右为宜,占总能量的 20% 左右。尤其在急性期,应注意少选用脂类食物,多选用容易消化、吸收的脂肪食品,如全奶、奶油和人造奶油等。烹调用油以植物油为好,少用或不用动物油脂,但鱼肝油例外。

4. 适量碳水化合物　碳水化合物对蛋白质有保护作用,并可促进肝脏对氨基酸的利用,促进肝细胞修复和再生。但供给量不宜过多,一旦过多会减少脂肪分解加速其在体内贮存,导致脂肪肝,不利于疾病恢复。因此,碳水化合物的每日供给量以占总能量的 60% ～ 65% 为宜,为 300 ～ 350 g。

5. 充足维生素　供给丰富的维生素,可增加肝脏的解毒作用,有利于疾病恢复。应选用维生素含量丰富的食物,供给新鲜的蔬菜和水果,如绿叶蔬菜、红黄色蔬菜、各种水果以及豆类、乳类、动物肝等。

6. 合理烹调　膳食应合理加工、烹调,以提高食品的色、香、味、形,增进食欲、促进消化吸收。烹调方法忌用煎、炸,宜选用蒸、煮、烧、烩、炖、卤等。菜肴制作要注意软、嫩、量少、质精,同时兼顾患者的口味和饮食习惯。

7. 合理安排餐次　病毒性肝炎宜少量多餐,每日进食 4 ～ 5 餐,以达到利胆作用,要避免一次大量进食。

8. 注意饮食性质　急性期患者宜用清淡易消化的半流质饮食,随着疾病的恢复可逐渐过渡到软食,恢复期可供给普食。可以多饮水,因为每日饮水 1 500 ml,以利促进代谢,并可加速胆红素的降低和毒素的排出。乙醇可加重肝细胞损害,应严格限制饮酒和含乙醇饮料。不食用煎炸、油腻、产气食物,不食用强烈刺激性调味品,如胡椒粉、辣椒等。

（三）食谱举例

见表 6-23、表 6-24。

表 6-23　病毒性肝炎病人一日高蛋白低脂肪软食参考食谱

早餐	牛乳 250 ml,煮鸡蛋 1 个 48 g,面包 50 g,糖拌番茄(番茄 100 g、白糖 35 g)
加餐	苹果 100 g
午餐	软米饭(粳米 150 g),烧鲫鱼(鲫鱼 80 g、豆油 10 ml、盐 2 g), 炒青菜(青菜 150 g、豆油 5 ml、盐 1 g)
加餐	香蕉 100 g
晚餐	馒头(富强粉 100 g),炒生菜(生菜 100 g、豆油 5 ml、盐 2 g), 炒猪肝(猪肝 50 g、黄瓜 100 g、豆油 5 ml、盐 1 g)

表 6-24　病毒性肝炎病人膳食营养素一日摄入量

营养素	摄入量	营养素	摄入量
能量	8 130/1 944(kJ/kcal)	蛋白质	69.29(g)
脂肪	47.29(g)	碳水化合物	310.29(g)

三、脂肪肝的营养治疗

肝脏是脂类的合成、运转和利用的场所,但并不大量贮存脂肪。正常人肝脏脂类总量占肝脏湿重的 3%～5%,其中半数以上为磷脂,少量为甘油三酯和胆固醇。当肝内脂肪的分解与合成失去平衡,或输出发生障碍,脂肪(主要是甘油三酯和脂肪酸)就会在肝实质细胞内过量积聚。如其总量超过常量的一倍,或组织学上肝实质脂肪浸润超过 30%～50% 时,称为脂肪肝。

(一)临床特点

脂肪肝的临床表现主要有:食欲不振、恶心、乏力、餐后上腹饱胀、肝区疼痛或轻度肿大。其中乙醇性脂肪肝有长期饮酒史,或近期酗酒经历,同时伴上述症状。非乙醇性脂肪肝除有与乙醇性脂肪肝相似的症状外,一般还有原发病特有的一些临床表现。

(二)营养治疗原则

脂肪肝的营养治疗是针对肝内过量的脂肪沉积,通过控制总能量、脂肪及糖的摄入量避免脂肪在肝脏过量沉积,阻止脂肪肝的发展和恶化。

1. 控制能量摄入　对脂肪肝患者的能量供应不宜过高。一般认为对从事轻度活动的肝炎恢复期病人,每日每公斤体重可供给 126～147 kJ(30～35 kcal)能量,以防止发胖,诱发脂肪肝。对于肥胖或超重者,每日每公斤体重可供给 84～105 kJ(20～25 kcal),以控制或减轻体重。

2. 减少碳水化合物　碳水化合物主要由谷粮供应,适当补充蔬菜、水果等食品。多的糖类可转变为脂肪,导致肥胖,促使脂肪肝形成。每日供给碳水化合物 200～300 g。

3. 适当地提高蛋白供给量　按每日 1.5～2.0 g/kg 的量供给蛋白质可以避免体内蛋白质损耗,有利于肝细胞的修复与再生;并可纠正低蛋白血症和防止肝细胞进一步受损害。

4. 控制脂肪和胆固醇　脂肪太高,能量难以控制,对减轻体重不利。对脂肪肝病人,全日食物和烹调油所供给脂肪总量不超过 40 g;对含胆固醇高的食物如蛋黄等宜作适当控制。

5. 补充维生素、矿物质和膳食纤维　补充对治疗肝病有益的各种维生素和矿物质,特别是富含叶酸、烟酸、维生素 E、维生素 C、维生素 B_{12}、钾、锌、镁等的食物和产品以促进和维持正常代谢,纠正或防止营养缺乏。饮食不宜过分精细,主食应粗细杂粮搭配,多用蔬菜、水果和藻类,以保证摄入足够数量的膳食纤维。

（三）食谱举例

见表6-25、表6-26。

表6-25　脂肪肝病人一日参考食谱

早餐	大米粥（大米25 g），薄皮菜馅小蒸包（面粉50 g、扁豆50 g、虾皮2 g），煮鸡蛋2个（鸡蛋70 g）
午餐	软饭（大米100 g），家常熬鱼（带骨鱼100 g），素烩（香菇5 g、面筋70 g、木耳2 g、莴笋100 g），虾皮小白菜汤（虾皮5 g、小白菜100 g）
晚餐	小米粥（小米25 g），薄饼（面粉100 g），炒合菜（瘦肉30 g、菠菜100 g、绿豆芽100 g），香干芹菜（香干50 g、芹菜100 g）

表6-26　脂肪肝病人膳食营养素摄入量

营养素	摄入量	营养素	摄入量
能量	5 700/1 364（kJ/kcal）	蛋白质	90（g）
脂肪	35（g）	碳水化合物	240（g）

注：①含糖量低的瓜果（西瓜、西红柿、梨等）可加餐生吃。②全日烹调油8 g。

四、肝硬化的营养治疗

肝硬化是肝脏结构发生慢性弥漫性病变的一种疾病,是由一种或多种致病因素单独或联合作用,反复或持续地损害肝脏,使肝细胞变性、坏死、再生、肝结节与纤维化形成,以致肝脏结构失常、肝内血循环障碍、肝脏硬化变形。晚期肝脏功能失去代偿,引起许多系统的功能紊乱。

（一）临床特点

常见病因为病毒性肝炎,乙醇和药物中毒、营养不良、代谢障碍、肝脏循环阻滞及胆道阻塞、充血性心力衰竭及多种感染等。我国肝硬化的主要病因是病毒性肝炎。

在肝硬化早期可无特异性临床症状。病人的一般健康减退、易感疲劳、食欲不振、恶心、呕吐、腹胀、上腹不适或隐痛。肝脾大,肝质地较硬（晚期明显缩小）,常有肝掌和蜘蛛痣。随病情进展,肝脏功能减退,丧失代偿能力。出现门脉高压、脾功能亢进、胃底静脉曲张、轻度或中度黄疸,免疫功能异常,内分泌失调。血浆清蛋白减少,球蛋白增加。75%以上病人晚期出现腹水,并有出血倾向和凝血缺陷。

肝硬化的并发症主要有上消化道出血（多为食管、胃底静脉曲张破裂出血）、感染、肝肾综合征、肝性脑病等,可导致严重后果。

（二）营养治疗原则

肝硬化营养治疗的目的是增进食欲,改善消化功能;纠正病因,控制病情发展;改善肝血液循环,促进肝细胞修复和功能的恢复。原则为:

1. 高能量　高能量可保证膳食所提供的蛋白质充分被机体利用合成自身的蛋白质,修复变性、坏死的肝细胞。每天供给10 460～11 720 kJ（2 500～2 800 kcal）。

2. 高蛋白　高蛋白质膳食有利于保护肝细胞,促进损坏的肝脏组织细胞修复和再生。按每日1.5～2.0 g/kg计,全日供给100～120 g。有腹水和水肿者,更应给予高蛋白。如有肝衰竭、肝昏迷倾向时,则要限制蛋白质供给。

3. 高碳水化合物　充足的碳水化合物可提供能量,合成肝糖原以保护肝细胞、防止毒素对肝细胞的损害,并可纠正肝脏功能不良时可能发生的低血糖。每日可供给碳水化合物300～450 g。

4. 充足的维生素　宜供给丰富的多种维生素,以抵抗毒素对肝细胞的损害和保护肝细胞,包括维生素 B_1、维生素 B_2、维生素 C、维生素 B_{12}、叶酸,以及维生素 A、维生素 D、维生素 E、维生素 K 等。

5. 适量脂肪　肝硬化患者由于肝功能减退,胆汁合成减少,脂肪消化受到影响。因此,过多供给脂肪容易在肝内沉积,阻止肝糖原合成,加重肝功能损伤。脂肪的摄入也不宜过少,因会影响食物的口味。每天可供给脂肪 40～50 g 为宜,尽量食用植物油。

6. 限盐限水　晚期患者出现水肿、腹水时,要限制食盐的摄入,可根据病情使用限钠饮食。每日进水量在 1 000 ml 以内。

7. 补充膳食纤维和矿物质　膳食不宜过分精细,主食应粗细粮搭配,多食用水果、蔬菜和菌藻类,以保证足够数量的膳食纤维摄入。增加矿物质供给,有利于代谢废物的排除,防止锌、铁、钙等元素的缺乏。

8. 烹调方法及食物选择　烹调方法多样化,注意菜肴的色、香、味、形。对于限盐饮食更要精心调配,以刺激食欲。但对辛辣刺激性食品和调味品尽量少用或不用。食物应力求新鲜,无霉变。由于肝硬化时肝脏解毒能力差,对含有添加剂的食品和附有残效农药的水果、蔬菜,都应特别慎用,以免食后加重肝细胞损害。饮食的质地应细软,避免一切生、硬、脆和粗糙的食物,以免引起曲张的食管静脉破裂出血,造成严重后果。

（三）食谱举例

见表6-27、表6-28。

表6-27　肝硬化病人一日参考食谱

早餐	大米粥（粳米 50 g）,开花馒头（面粉 50 g、糖 20 g）,茶叶蛋（鸡蛋 35 g）
加餐	山楂酪（鲜山楂 50 g、藕粉 20 g、糖 20 g）,枣泥山药（红枣泥 50 g、山药 100 g）
午餐	软饭（大米 100 g）,番茄鱼丸（番茄 150 g、鱼肉 100 g）, 腐竹焖扁豆（腐竹 20 g、扁豆 80 g）
加餐	酸牛奶（去脂酸奶 200 g、糖 10 g）,水果（烤苹果或熟香蕉、软柿子）
晚餐	稠粥（大米 30 g 煮稠粥半碗）,馒头（面粉 100 g）,炖牛肉（牛肉 100 g、胡萝卜 50 g）,青菜烧豆腐（碎嫩菜叶 100 g、南豆腐 50 g）
加餐	豆浆（豆浆 200 g、糖 20 g）,蛋糕（蛋糕 50 g）

表6-28　肝硬化病人膳食营养素一日摄入量

营养素	摄入量	营养素	摄入量
能量	10 600/2 290（kJ/kcal）	蛋白质	100（g）
脂肪	40（g）	碳水化合物	440（g）

注:全日烹调油 10 g。

五、胆石症与胆囊炎的营养治疗

胆囊为贮存、浓缩胆汁的器官,与胆道系统相连。胆汁主要成分是水、胆盐、胆酸、胆色素等,其功能可促进脂肪的消化与吸收,并能促进脂溶性维生素 A、维生素 D、维生素 E、维生素 K 的吸收。胆囊炎与胆石症是胆道疾病中最常见的与多发的两种,往往互为因果,又常同时存在。

（一）临床特点

急性胆囊炎是一种非特异性炎症,多发于有结石的胆囊,也可继发于胆管结石和胆道蛔虫等疾病。胆道阻塞、细菌感染是常见病因。邻近脏器化脓性病变也可直接波及胆囊。慢性胆囊炎多为急性胆囊炎的后遗症。胆石是慢性胆囊炎最常见的病因,病前常有诱因:如饮食不当、过劳、精神刺激等。

急性胆囊炎的主要症状是右上腹部持续性疼痛,阵发性酸痛,腹肌紧张或强直,常有右肩放射痛,伴有恶心、呕吐,当发生化脓性胆囊炎或炎症波及胆总管时,可有寒战、高热、黄疸。胆囊区触痛明显。

有些慢性胆囊炎病例可毫无症状。有的则感到右上腹隐痛、腹胀、嗳气和畏食。在进食高脂肪饮食后,消化不良明显。除上腹部有轻度触痛外,无其他阳性体征。

胆石症可反复发作,有时可持续数十年。胆囊结石可无症状或间断性右上腹闷重钝痛感。当结石阻塞胆囊管时即发生疼痛并向右肩放射,常伴有恶心、呕吐、发热,可诱发急性胆囊炎。胆囊肿大常可扪及并有触痛,X 线检查可见结石。

（二）营养治疗原则

胆囊疾病的营养治疗是内科、外科治疗的辅助手段。主要是清除促进胆囊发病的因素,保持胆汁排泄的通畅,以减轻胆囊的负担。其治疗原则有以下几点:

1. 合理供给能量　能量供应要能满足生理需要,但要防止能量过量,一般为 7 560 ～ 8 370 kJ（1 800 ～ 2 000 kcal）。要根据病人的具体情况区别对待。对于肥胖者须限制其能量摄入以利减轻体重;而对于消瘦者则应酌量增加能量供应,以利康复。

2. 限制脂肪　手术前后饮食中脂肪应限制在 20 ～ 30 g,避免刺激胆囊收缩以缓解疼痛。随病情好转,如病人对油脂尚能耐受可略为增多（40 ～ 50 g）以改善菜肴色、香、味,而刺激食欲。烹调用植物油,既能供给必需脂肪酸,又有利胆作用。忌用油腻、煎、炸以及含脂肪多的食物,如肥猪肉、羊肉、肥鹅、黄油、奶油、油酥点心、奶油蛋糕等。

3. 限制胆固醇　控制含胆固醇高的食物以减轻胆固醇代谢障碍,防止结石形成。对于动物内脏、脑、蛋黄、咸鸭蛋、松花蛋、鱼子、蟹黄等含胆固醇高的食物应该少用或限量食用。

4. 充足的蛋白质　胆囊炎在静止期,肝脏功能并未完全恢复,或有不同程度的病理损害。供应充足的蛋白质可以补偿损耗,维持氮平衡,增强机体免疫力,对修复肝细胞损伤、恢复其正常功能有利。鱼、虾、瘦肉、兔肉、鸡肉、豆腐及少油的豆制品（大豆卵磷脂,有较好的消石作用）都是高蛋白质和低脂肪食物,每日蛋白质供给量为 80 ～ 100 g。

5. 适宜的碳水化合物　适量的碳水化合物能增加肝糖原贮备,节省蛋白质,维护肝脏功能。它易于消化、吸收,对胆囊的刺激亦较脂肪的蛋白质弱,每日供给量为 300 ～ 350 g,对肥胖病人应适当限制主食、甜食和糖类。

6. 供给充足维生素和矿物质　选择富含维生素、钙、铁、钾等的食物,并补充维生素制剂和相应缺乏的矿物质。维生素 B 族、维生素 C 和脂溶性维生素都很重要。特别是维生素 K,对内脏平滑肌有解痉镇痛作用,对缓解胆管痉挛和胆石症引起的酸痛有良好效果。

7. 多饮水,高膳食纤维饮食　高膳食纤维饮食可减少胆石的形成,嫩菜心、西红柿、土豆、胡萝卜、菜花、瓜类、茄子等鲜嫩蔬菜以及熟香蕉、软柿子和去皮水果,可切碎煮软,使膳食纤维软化。并可选用质地软、刺激性小的膳食纤维品种如藻胶、果胶等做成风味食品或加入主食,都可增加膳食纤维的供应量,有利于防止便秘,减少胆石形成(便秘是胆结石、胆囊炎发作的诱因)。同时要多饮水,每日至少 2 000 ml 以上,以利胆汁稀释。

8. 节制饮食、少量多餐、定时定量 暴饮暴食,特别是高脂肪餐,常是胆石症或胆囊炎发作的一个诱因。因此,饮食要有规律,避免过饱、过饥。胆汁淤积,易发生感染,甚至导致胆病复发。饮食宜清淡、温热适中、易于消化,有利胆汁排出,避免胃肠胀气。

9. 避免刺激性食物 即戒酒以及不用一切辛辣食物和刺激性强的调味品。它们可增强胆囊收缩,不利胆汁流出,还可能引起胆石症或胆囊炎的急性发作或恶化。烹制菜肴,味宜清淡,不宜摄入过冷的饮食。

六、胰腺疾病的营养治疗

胰腺具有分泌消化酶和激素的功能,其分泌的消化酶主要有胰淀粉酶、胰脂肪酶、胰蛋白酶三种,此外,还能分泌胰岛素等激素。脂肪的消化与吸收主要靠胰腺分泌胰脂肪酶,当胰腺发生疾患时,就严重影响脂肪的消化与吸收。根据病程,胰腺炎可分为急性和慢性两类。

(一)急性胰腺炎

急性胰腺炎是胰酶在胰腺内被激活后引起的胰腺组织自身消化、水肿、出血甚至坏死的炎症反应。

1. 临床特点 急性胰腺炎的病因很多,主要有胆石症与胆道疾病、大量饮酒和暴饮暴食、胰管阻塞、手术与创伤、内分泌与代谢障碍、感染、药物等,其中最常见的病因有胆石症、大量饮酒和暴饮暴食。急性胰腺炎其临床特点是突然发作的持续性的上腹部剧痛,伴有发热、恶心、呕吐,血清和尿淀粉酶升高,严重者可发生腹膜炎和休克。

2. 营养治疗原则 急性胰腺炎的营养治疗主要是限制脂肪、蛋白质的摄入量,减轻胰腺负担;缓解疼痛,纠正水、电解质失衡,避免胰腺进一步受损;选择合理的营养支持,促进受损胰腺组织修复。

(1)急性发作期:此期为抑制胰腺的分泌并防止肠胀气,应绝对禁食,采用肠外营养支持。能量的供给达到 8 370 kJ(2 000 kcal)即可。

(2)临床缓解期:此期患者体温恢复正常,血液白细胞和淀粉酶正常,可给予流质饮食。该膳食为不含脂肪和蛋白质的纯糖类,如米汤、稀藕粉等。同时应注意供给含有多种维生素食物,如果汁、蔬菜汁等,尤其要补充大量维生素 C,每日应供给维生素 C 300 mg。从少量开始,逐渐加量,每日 5 ~ 6 餐,每餐 100 ~ 200 ml。此阶段绝对禁酒及刺激性食物,如辣椒、咖啡、浓茶等;严格限制牛奶、豆浆、肉汤等含脂肪和蛋白质较高的食物,以免刺激胰腺分泌,诱发疼痛。

(3)临床恢复期:此期由流质饮食向普通饮食过渡。恢复初期在适应无脂纯糖类饮食一段时间后,可逐渐增加一些细软、少渣、易消化、不含脂肪的食物,如煮烂的大米粥、细挂面、面片、面包等,同时注意供给充足的维生素,必要时通过口服维生素制剂补给。该期为了使受损胰腺修复,可逐渐增加一些含蛋白质适量(每日 40 ~ 50 g)但含脂肪较低的食物,如鸡蛋清、嫩豆腐等。为防止复发,急性胰腺炎患者痊愈后相当长的时间内,不可食高脂肪食物,每日饮食中脂肪 30 g 左右,避免吃辛辣刺激性食物,切忌暴饮暴食,绝对禁止饮酒。

3. 食谱举例 以成年男性急性重症胰腺炎病情缓解后为例(表 6-29、表 6-30)。

表 6-29　急性重症胰腺炎病人一日流食参考食谱

早餐	米汤 200 ml（粳米 10 g、白糖 5 g）
加餐	鲜橙汁 200 ml（鲜橙 100 g、白糖 15 g）
午餐	蛋白番茄汁（鸡蛋白 50 g、番茄 200 g、白糖 30 g）
加餐	红枣（去皮去核）汤（干大枣 15 g、白糖 10 g）
晚餐	米汤 200 ml（粳米 10 g、食盐 2 g）
加餐	稀藕汁 150 ml（藕粉 15 g、白糖 20 g）

表 6-30　急性重症胰腺炎病人膳食营养素一日摄入量

营养素	摄入量	营养素	摄入量
能量	3 496/836（kJ/kcal）	蛋白质	9.2（g）
脂肪	2（g）	碳水化合物	195.2（g）

（二）慢性胰腺炎

慢性胰腺炎是指胰腺局部、节段性或弥漫性的慢性进展性炎症,导致胰腺组织和（或）胰腺功能不可逆的损害,可分为复发性和慢性持续性两种类型。

1. 临床特点　慢性胰腺炎主要的病因是胆道系统疾病、慢性乙醇中毒、遗传性胰腺炎胰管梗阻、创伤、胰腺分裂、自身免疫等。慢性胰腺炎可发生于任何年龄,以 30 ～ 50 岁为多见,男性多于女性。发作期最常见症状为腹痛,疼痛常呈剧烈钻痛或钝痛,迅速加重。在慢性胰腺炎后期,可出现吸收不良综合征和糖尿病表现。表现为消化不良、食欲减退、畏食油腻、体重减轻和脂肪泻等,并可出现维生素 A、维生素 D、维生素 E、维生素 K 缺乏症,表现为夜盲症、皮肤粗糙、手足搐搦、肌肉无力和出血倾向等。典型的慢性胰腺炎可出现五联征:上腹疼痛、胰腺钙化、胰腺假性水肿、糖尿病和脂肪泻。但同时具备上述五联征者并不多。

2. 治疗原则　通过限制脂肪和蛋白质的摄入量,减轻胰腺负担,使疼痛缓解,避免病情加重或复发,促进受损胰腺组织的修复,从而达到治疗目的。

（1）急性发作期营养治疗可同急性胰腺炎。

（2）缓解期腹痛等症状基本消失后,可供给无脂、高碳水化合物、高维生素少渣饮食。也可选用低脂要素营养剂。少量多餐,每日 5 ～ 6 餐为宜。病情逐渐稳定后,可增加饮食量。

（3）蛋白质不宜过多,每天 50 ～ 70 g 为宜,选用脂肪含量低的优质蛋白,以免加重胰腺负担。

（4）脂肪摄入量仍需限制,每日 30 g 左右,可逐渐增至 40 ～ 50 g/d。慢性胰腺炎多伴胆道疾病,故胆固醇供给量应小于 300 mg/d。

（5）供给充足的碳水化合物,以满足患者对能量的需要。

（6）供给充足的维生素,多选用富含维生素 A、B 族维生素和维生素 C 的食物,尤其是维生素 C,每天应供给 300 mg 以上。

（7）出现糖尿病症状者,应采用糖尿病饮食,但必须减少脂肪及膳食纤维摄入量,以免加重胰腺炎。

（8）选用细软、易消化、清淡的食物,忌刺激性食物。

（9）病情稳定时,亦需戒酒,忌暴饮暴食和大量进食高脂食物,以免复发。

3. 食谱举例　见表6-31、表6-32。

表6-31　慢性胰腺炎病人一日高碳水化合物低脂半流质参考食谱

早餐	米粥（粳米 50 g）,馒头（富强粉 50 g）,腐乳 10 g
加餐	冲藕粉 250 ml（藕粉 30 g、白糖 10 g）
午餐	米饭（粳米 100 g）,清蒸扁鱼（鳊鱼 100 g）,炒嫩黄瓜（黄瓜 100 g、豆油 10 ml,盐、酱油适量）,西红柿蛋花汤（西红柿 170 g、鸡蛋 50 g）
加餐	冲麦片 30 g（开水加至适量）
晚餐	菜肉馄饨（青菜 100 g、瘦猪肉 75 g、富强粉馄饨皮 150 g、食盐适量、豆油 10 ml）

表6-32　慢性胰腺炎膳食营养素一日摄入量

营养素	摄入量	营养素	摄入量
能量	7 372/1 763（kJ/kcal）	蛋白质	69.2（g）
脂肪	40.3（g）	碳水化合物	282（g）

（田贞尚）

第四节　心血管疾病

心血管疾病是一类严重危害人类健康的疾病,是造成人类死亡的主要原因之一。本病种类繁多,病因复杂,除了同遗传、年龄、肥胖、缺少运动、精神紧张、吸烟等因素有关外,不良的营养与膳食方式在心血管系统疾病发生和发展中起到重要的作用。因此,合理的膳食已成为防治这些疾病的重要措施之一。

一、高血压病的营养治疗

高血压是一种常见的以体循环动脉血压增高为主的临床综合征。在高血压病例中,小部分（10% ～ 15%）是由于某些疾病所引起的,如肾病、肾上腺病变或主动脉狭窄,称继发性高血压；绝大部分（85% ～ 90%）没有其他原因的高血压称原发性高血压。高血压是多种心脑血管疾病的主要危险因素,其发病除了与遗传因素、年龄、肥胖及行为生活方式等因素有关外,膳食营养因素关系也极为密切。

（一）营养治疗目的

高血压病与食盐的过量摄取、大量的乙醇摄取、肥胖、能量过剩、失眠等多种因素有关。高血压病接受药物治疗的同时,也应重视饮食治疗。营养治疗的目的是通过营养素的平衡摄入,限制食盐和减少乙醇的摄入,使心脏血液排出量恢复正常,总外周阻力下降,降低血压、减少药物用量,最终达到血压恢复正常和减少高血压并发症的目的。

（二）营养治疗的原则

1. 限制食盐,适当补钾　我国人群每天摄入的盐普遍偏高,尤其在农村,每人每天摄入食盐 10 ～ 15 g,这对防治高血压很不利。对于大多数高血压患者（无合并心力衰竭）,建议每人每日食盐的摄入量控制在 2 ～ 5 g。对一般居民每天也不应超过 6 g,但对从事高温及重体力劳动者可适当放宽。增加钾摄入量有利于钠和水的排出，能阻止过多摄入食盐引起的血压升高，对轻型高血压还具有降压作用，其机制可能与肾素释放减少有关。

2. 限制能量的摄入　高血压患者常常合并肥胖或超重，当体重超出标准体重的10%，血压将会升高0.9 kPa（6.6 mmHg）。肥胖病人限制能量摄入，努力使体重达到并维持在一个正常范围之内。对于轻度肥胖者需限制脂肪、碳水化合物量的摄入，使总能量摄入低于消耗量，增加体力劳动和活动，使每月的体重下降0.5～1 kg，努力使体重达到或接近标准体重。中度以上肥胖者宜限制每天摄入能量，一般应在每日5 016 kJ（1 200 kcal）以下，或每千克标准体重63～84 kJ（15～20 kcal）。

3. 补充钙镁　钙有利尿作用和降压效果，摄入富含钙的食物，能减少患高血压病的可能。但对慢性肾功能不全的病人补钙是不妥的。镁能使外周血管扩张，镁缺乏时，血管紧张肽和血管收缩因子增加，可引起血管收缩，导致血管外周阻力增加。增加镁的摄入能使外周血管扩张，血压下降。尤其当病人使用利尿剂时，尿镁排泄亦增多，更应注意补镁。

4. 限制饮酒量　乙醇摄入量多的人群，高血压发病率增多。高血压病人过量饮酒，还会增加患脑卒中、心力衰竭的危险，应提倡少饮酒或戒酒。

二、动脉粥样硬化的营养治疗

动脉粥样硬化由于血液中的胆固醇酯等类脂质浸入并沉积于动脉内膜，引起结缔组织增生，导致血管壁增厚、变硬、失去弹性和管腔缩小的一种非炎性、退行性及增生性血管病变，临床上简称"动脉硬化"。动脉粥样硬化可引起冠心病、脑卒中、动脉瘤和外周血管病。冠状动脉粥样硬化性心脏病是指供养心肌的冠状动脉粥样硬化导致血管腔阻塞、心肌缺血缺氧而引起的心脏病，常简称冠心病，是动脉粥样硬化导致器官受累中最常见、也是最严重的一种类型。

（一）营养治疗的目的

营养治疗目的是通过膳食中各营养素的合理调整，预防动脉粥样硬化的发生和发展，对诸危险因子进行饮食干预，防止疾病反复，减少死亡率，延长寿命。

大量研究资料表明，动脉粥样硬化发生与多种因素相关，是多种因素长期作用的结果。这些危险因子包括高血压、高脂血症、糖尿病、肥胖、缺乏运动锻炼、饮食因素（喜食肥肉、重盐饮食）、吸烟等。

（二）营养治疗的原则

1. 控制总能量，注意能量平衡　动脉粥样硬化患者常合并肥胖或超重，能量的摄入应根据病人的体重、工作性质，以保持标准体重为度。40岁以上人群应注意预防肥胖，尤对有肥胖症家族史者，超过标准体重者，应减少每日摄入的总热量，力求使体重接近或达到标准体重。当发生急性心肌梗死时，应控制能量摄入，每天供能一般在4 184 kJ（1 000 kcal）以内。

2. 限制脂肪和胆固醇的摄入　不管对高脂血症病人还是血脂正常者，或是年龄超过40岁者，每天脂肪的摄入量应控制在总能量的30%以内，其中动物脂肪量应小于10%。每天胆固醇摄入量应控制在300 mg以下，不饱和脂肪酸和饱和脂肪酸之比应保持在1∶1.5为宜，应避免食用过多的动物性脂肪和富含胆固醇的食物，如肥肉、动物内脏、螺肉、墨鱼、鱼子、蟹黄、油炸食品等。

3. 适量的碳水化合物和蛋白质　过多的碳水化合物摄入量易导致血中的甘油三酯升高，碳水化合物应占总能量的60%～70%，宜多吃粗粮、蔬菜、瓜果，蔗糖和果糖应适当限制，肥胖和高脂血症患者尤应注意。蛋白质供给要注意食物蛋白的来源,动物性蛋白质和植物性蛋白质的合理搭配。摄入动物性蛋白质时饱和脂肪酸和胆固醇也相应增加,故提倡植物蛋白质摄入量占总蛋白质摄入量的 50% 以上。多吃大豆蛋白及其制品对降低血胆固醇有益,提倡食用。

4. 饮食清淡,控制钠的摄入量 动脉粥样硬化引起的冠心病病人往往合并高血压,尤在合并心功能不全时,由于血管有效循环血量减少,肾小球滤过率下降,导致水、钠潴留,血容量增加,心脏负荷加重,更要控制钠的摄入,一般应控制每日钠盐摄入在 5 g 以下,中度以上心功能不全病人每天钠盐摄入量应控制在 3 g 以下。水的摄入量也应适当控制,特别对难治性心功能不全病人,每天水供应量应控制在 800 ml 左右。

5. 补充维生素 维生素与动脉粥样硬化有密切关系。维生素 B_6 能降低血脂的水平,维生素 C 能使部分高胆固醇血症的病人的血胆固醇水平下降,还能增强血管的弹性,保护血管壁的完整性,防止出血。尤对心肌梗死的病人,维生素 C 能促进心肌梗死病变的愈合。维生素 E 是抗氧化剂,能防止脂肪过氧化,改善冠状动脉血液供应,降低心肌耗氧量。在平时应注意补充富含 B 族维生素、维生素 C、维生素 E 等食物。

三、心肌梗死的营养治疗

心肌梗死常称心肌梗塞,是在冠状动脉病变的基础上,冠状动脉的血流急剧减少或中断,使相应的心肌出现严重而持久的急性缺血,最终导致心肌的缺血性坏死的病症。大多数心肌梗死病例(95% 以上)的发生是由冠状动脉粥样硬化所致,因此,任何与形成动脉粥样硬化有关的营养因素,也都与心梗的发病有关。

（一）营养治疗的目的

营养因素对心梗发生的影响,可以分为两个方面。一是长期持续作用的膳食因素,即长期养成的不良膳食结构和膳食习惯。比如动物性食物摄入过多,暴饮暴食等,过多的动物脂肪（饱和脂肪酸）和胆固醇渐渐沉积在动脉内壁上形成斑块,斑块越积越厚,最终导致供应心脏的冠状动脉出现阻塞,从而引发心肌梗死。另一方面是短时作用的膳食因素,即暴食暴饮、酒足饭饱之后,胃里充满食物,血液大量向胃肠道分流。此时血压下降,使冠状动脉灌注不足;餐后血脂升高,血液黏滞,血流缓慢,血小板易凝聚形成血栓;加之饮酒后情绪高昂,交感神经活性增强,心肌耗氧量陡增。所有这些因素综合起来,增加急性心肌缺血和心肌梗死的危险。

心肌梗死营养治疗包括两个方面:一是对动脉粥样硬化的预防。包括积极治疗高血压、高血脂、糖尿病,控制体重。注意合理饮食,避免饱餐,戒烟限酒,防止强烈的情绪波动或过度的精神疲劳等;二是对急性发作的心梗患者,保护和维持心脏功能,挽救濒死的心肌,防止梗死扩大,安全度过急性期。康复后心梗患者是再发心血管意外的高危人群,营养治疗的目的在于控制或降低日常膳食中诱发心梗的危险因素,预防二次复发。

（二）营养治疗的原则

1. 发作期 心肌梗死急性发病后要绝对卧床,一切活动包括进食、翻身、大小便须专人护理。发病后三天内以流质饮食为主,可吃菜水、米汤、稀粥、果汁,补液总量 24 小时 1 000 ～ 1 500 ml,分 5 ～ 6 次喂服。避免过冷过热,以免引起心律失常。胀气和刺激性食物不宜吃,如豆浆、牛奶、浓茶、咖啡等。发病四天至 2 ～ 3 周内,随着病情好转,患者膳食可逐步改为半流食,允许进食米粥、麦片、牛奶、瘦肉、鱼类、家禽、蔬菜、水果,但仍应少量多餐。食物宜清淡,细软易消化,富有营养,并保持胃肠道通畅,避免排便费力。发病3～4周后,随着病情稳定活动量增加,饮食可适当放宽,但脂肪和胆固醇仍应严格控制,总热量4 185～5 022 kJ(1 000～1 200 kcal)为宜。足量优质蛋白有利于病损部位的修复,乳类蛋白、瘦肉、鱼类均可食用。绿叶蔬菜和水果富含维生素,宜经常食用。每天膳食还应有一定量的粗纤维,保持大便顺畅。伴有高血压或慢性心力衰竭的患者,必须限制钠盐用量。肥胖者应节食,控制体重增加。

2. 恢复期

(1)限制高脂肪和高胆固醇:饱和脂肪酸促使胆固醇明显升高,因而应禁用动物油脂、肥猪肉、肥羊肉、肥鸭、肥鹅这些饱和脂肪含量甚高的食物。人造奶油、人造黄油以及洋快餐里的面包、蛋糕、炸鸡、薯条、色拉酱、咖啡伴侣、油酥甜点等富含反式脂肪酸,应避免食用。相反,不饱和脂肪酸有益于降低胆固醇,促进心脏在最佳状态下工作,防止或推迟动脉硬化。橄榄油、葵花籽油、大豆油、菜籽油、花生油、芝麻油、玉米油应是心梗患者的饮食首选。鱼油中的两种不饱和脂肪酸二十碳五烯酸(简称EPA)和二十二碳六烯酸(简称DHA),可减少血液凝块的危险,对防治冠心病、心肌梗死大有好处,每周吃二三次海鱼或河鱼就能获得。胆固醇是诱发动脉硬化的危险因子,作为预防饮食,每天胆固醇摄入要<300 mg;作为治疗饮食,要<200 mg。猪皮、猪爪、肝、肾、肺、脑、鱼子、蟹黄、腊肠这些高胆固醇食物,患者应少用和禁用。

(2)碳水化合物的选择:碳水化合物对血脂水平的营养因其种类不同而不同。单糖(葡萄糖和果糖)和双糖(蔗糖和麦芽糖)会引起血脂升高,淀粉多糖吸收速度慢,对血脂影响很小。因此多吃淀粉类主食,避免单糖和双糖的摄入。此外要控制主食的摄入量,也可用土豆、山药、藕等根茎类食物取代部分主食。

(3)蛋白质的选择:动物性食物的蛋白质多为优质蛋白,但饱和脂肪酸、胆固醇含量高,动物蛋白吃得越多,形成动脉粥样硬化所需要的时间越短。心梗患者每天饮食应提高植物蛋白所占的比重,使其达到50%左右。在植物蛋白中,大豆含有的蛋白质是优质蛋白,并含有植物胆固醇,有利于胆汁酸排出,减少胆固醇合成。再者,大豆卵磷脂的酯化作用可促使血管壁上的胆固醇转入血浆排出体外。提倡心梗患者"天天吃豆",用各种方式增加黄豆及其制品的摄入。

(4)维生素、矿物质充足:胆固醇在体内代谢的过程中需要维生素C的参与,缺乏时,胆固醇则堆积于血管引起动脉硬化。维生素E的一个重要生理功能是抗氧化,而胆固醇一旦氧化会把其他细胞拉向自己,加速"滚雪球"效应,最后形成阻塞动脉的斑块。烟酸被誉为"强效降脂药",而干预血脂是防止发病的重中之重。矿物质中的钙、镁、铜、铁、铬、钾、硒都对心血管疾病有抑制作用,一旦缺乏会从不同方面影响心脏机能与心肌代谢。镁提高心肌的兴奋性,对缺血心肌有良好的恢复作用,有助于降低心梗发病率和死亡率,可通过多吃绿叶蔬菜、糙粮、坚果来获得。钾对心肌的兴奋性、传导性有影响,低钾或缺钾易发生心律失常,应多吃含钾丰富的蔬菜水果如土豆、香蕉。铬可提高"好胆固醇"浓度,硒可减少胆固醇在血管壁沉积,二者都能阻碍动脉粥样硬化的过早形成。

四、充血性心力衰竭的营养治疗

充血性心力衰竭是由于各种慢性心肌病变和长期的心室负荷过重,使心肌收缩力原发或继发性减弱,心脏不能搏出同静脉回流及身体组织代谢需求相适应的血供,导致各器官出现阻性充血,体循环和肺循环淤血及器官和组织灌注不足的一种病理状态。营养在充血性心力衰竭的治疗中占有极其重要的地位,它同药物治疗是彼此联系而又相辅相成的。

（一）营养治疗的目的

营养治疗的目的在于控制体内钠、水潴留,减轻心脏负荷,促使患者早日康复。膳食应采取低钠、低热能的原则。饮食宜平衡、清淡、容易消化且富有营养,应注意少吃多餐,以减轻胃肠过度充盈、膈的抬高和避免心脏负荷的增加。

（二）营养治疗

1. 限制钠盐摄入 临床实践表明,低钠饮食对于右心衰竭病人的皮下水肿、腹水、肝脏肿大均有良好的影响。对左心衰竭的阵发性呼吸困难、肺水肿等也有明显的预防效果。一般认为轻度充血性心力衰竭病人每日摄入的总钠量应限制为 2 000 mg（相当于 5 g 食盐）,中度充血性心力衰竭病人每日钠摄入量应限制为 1 000 mg（相当于 2.5 g 食盐）,重度充血性心力衰竭病人则每日不得超过 500 mg（相当于 1.3 g 食盐）。但病人对于低钠饮食不易执行,常因低钠饮食乏味而引起食欲减退、恶心和虚弱无力等。长期低钠饮食加上利尿剂的应用可以产生电解质紊乱,尤其是低钾血症,故也需根据病情适当加以调整。对于老年人或已有肾功能损害的患者,低钠饮食尤当谨慎。必须指出,钠不仅存在于食盐之中,而且也存在于各种食物及调味品（尤其是味精）、防腐剂、添加剂和一些药物之中。故在编制食谱及临床治疗时均需注意。

2. 钾的摄入 钾平衡失调是充血性心力衰竭中最常出现的电解质紊乱之一。临床中最常遇到的为缺钾,主要发生于摄入不足（如营养不良、食欲缺少和吸收不良等）；肾外丢失（如呕吐、腹泻、吸收不良综合征）；肾脏丢失（如肾病、肾上腺皮质功能亢进、代谢性碱中毒、利尿剂治疗）以及其他情况（如胃肠外营养、透析等）。缺钾可引起肠麻痹,严重心律失常,呼吸麻痹等,并易诱发洋地黄中毒,造成严重后果。对长期使用利尿剂治疗的病人应鼓励其多摄食含钾量较高的食物和水果,必要时应补钾治疗,或将排钾与保钾利尿剂配合应用。另一方面,当钾的排泄低于摄入时,则可产生高钾血症,见于严重的心力衰竭,或伴有肾功能减损以及不谨慎地应用保钾利尿剂。轻度患者控制饮食中钾和钠以及停用保钾利尿剂,中度或重度高钾血症宜立即采用药物治疗。

3. 水的摄入 充血性心力衰竭中水的潴留主要继发于钠的潴留。身体内潴留 7 g 氯化钠的同时,必须潴留 1 L 水,方能维持体内渗透压的平衡,故在采取低钠饮食时,可不必严格限制进水量。国外学者认为,在严格限制钠盐摄入的同时,每日摄入 2 000 ～ 3 000 ml 水分,则钠和水的净排出量可较每日摄入量 1 500 ml 时为高,但超过 3 000 ml 时则不能使钠和水的净排出量有所增加。故国内学者主张对一般患者的液体摄入量限为每日 1 000 ～ 1500 ml（夏季可为 2 000 ～ 3 000 ml）,但应根据病情及个体的习惯而有所不同。对于严重心力衰竭,尤其是伴有肾功能减退的患者,由于排水能力减低,故在采取低钠饮食的同时,必须适当控制水分的摄入,否则可能引起稀释性低钠血症,这为顽固性心力衰竭的重要诱因之一。一旦发生此种情况,宜将液体摄入量限制为 500 ～ 1 000 ml,并采用药物治疗。

4. 热量 超重和肥胖不论对循环或呼吸都是不利的,特别是当心力衰竭发生时,由于它可引起膈的抬高,肺容积的减少及心脏位置的变化,因而成为一个更加严重的因素。此外,肥胖还将加重心脏本身的负担,因此宜采用低热能饮食,以使患者的净体重维持在正常或略低于正常的水平,而且,低热量饮食将减少身体的氧消耗,从而也减轻心脏的工作负荷。

5. 蛋白质 一般说来,对蛋白质的摄入量不必限制过严,但高蛋白饮食则因蛋白质的特殊动力学作用可能增加心脏额外的能量要求,主张每日摄入量为每公斤体重 0.8 g。

6. 钙、镁、钴　钙与心肌收缩性密切相关,高钙可使收缩性增强,低钙将使心肌收缩性减弱,因此,治疗中应维持钙的平衡。充血性心力衰竭时伴有镁的缺乏,应适当增加镁的摄入。乙醇性心肌病所引起的充血性心力衰竭,钴与乙醇有协同的毒性作用。

7. 维生素　慢性维生素 B_1 缺乏可引起脚气性心脏病,并诱发高排血量型的充血性心力衰竭。叶酸缺乏可引起心脏扩大伴充血性心力衰竭。充血性心力衰竭患者一般胃纳较差,加上低钠饮食缺乏味道,故膳食应注意富含多种维生素,必要时应口服补充维生素 B 和维生素 C 等。

第五节　肾脏疾病

肾脏是人体的主要排泄器官之一,在维持人体正常生理活动和人体内环境稳定中发挥非常重要的作用。当肾脏损害时,会出现相应的功能减退或障碍,无论哪种类型的肾脏疾病,都与肾脏代谢有着密切的关系。患者的膳食营养成分也随肾脏的功能减退程度而进行相应的调整。肾脏疾病营养治疗的目的在于:预防和治疗由于氮质物质蓄积而引起尿毒症;预防和治疗由于水、钠潴留而引起的水肿;预防和治疗电解质紊乱;维持患者每日营养需要,增强抵抗力,延缓病情恶化。

一、急性肾小球肾炎的营养治疗

急性肾小球肾炎简称急性肾炎,此病可发生于任何年龄,但以儿童为多见,临床表现为少尿、血尿、蛋白尿、水肿、高血压等。此病起病较急,宜卧床休息,合理饮食。虽然急性肾炎一般预后较好,4～6 周内逐渐恢复,仅约 2% 可能转为慢性,但若在饮食方面未加调控,很可能使病程延长,甚至使病情恶化。

（一）营养因素改变

1. 电解质和水　由于肾小球内皮细胞肿胀增殖,毛细血管管腔狭小,肾血管阻力增加,引起毛细血管静脉压增高,肾小球滤过率下降,导致体内水、钠潴留。表现为少尿、水肿、高血压和循环淤血。由于持续少尿,钾离子不能正常排泄,出现高钠血症、高钾血症。

2. 蛋白质　急性肾炎时蛋白尿阳性率达 95% 以上,丢失蛋白以白蛋白为主。长期蛋白尿会使患者营养不良,发生低蛋白血症和贫血,出现水肿和机体抵抗力下降。由于肾小球滤过率下降,导致蛋白质代谢产物不能正常排出,主要经肾脏过滤排泄的溶质(尿素、尿酸、肌酐)在体内蓄积,出现氮质血症。

（二）营养治疗原则

1. 控制液体的摄入量　按照尿量多少决定每日入液量。一般在补充前一日排尿量基础上,再摄食 500 ml。如病人少尿,每日入液量应限制在 500～700 ml。

2. 控制蛋白质的摄入量　蛋白质每日每千克体重不超过 0.5 g,并多选用牛奶、鸡蛋等优质蛋白。当患者尿量增多至每日 1 000 ml 以上时,可逐渐增加饮食中蛋白质的量,但最好不超过每日每千克体重 0.8 g 蛋白质。

3. 低盐饮食　每日食盐量控制在 2 g 内(酱油 10～15 ml)。凡含钠盐丰富的食品如咸菜、泡菜、酱菜、腐乳、咸蛋、皮蛋、咸肉等,以及其他罐头食品均应忌食。如果病情严重,则要采取无钠盐或少钠盐饮食。无钠盐饮食除全日不加食盐及酱油外，并应避免食用含钠高的食品，如加碱或苏打粉的馒头、糕点、挂面、饼干等。蔬菜中凡每百克含钠量在 200 mg 以上者均应忌食，全日含钠量以不超过 500 mg 为宜。

4. 能量的供应主要靠碳水化合物和脂肪　可增加容易消化的蜂蜜、白糖、果汁等食物。病人若卧床休息，能量摄入不宜过高，每日供给 6 277.5 ～ 8 370 kJ（1 500 ～ 2 000 kcal）或每公斤体重 104.7 ～ 125.6 kJ（25 ～ 30 kcal）体重即可。

二、慢性肾小球肾炎营养治疗

慢性肾小球肾炎，简称慢性肾炎。临床表现为蛋白尿、镜下血尿、高血压、水肿和肾功能损害。大部分病人起病隐伏，病程长，病情发展缓慢。有些病人可因蛋白尿逐渐加重而发生肾病综合征；或者血压逐渐升高，促使肾功能恶化；少数病人病情发展较快，经数月后即进入尿毒症期。

（一）营养因素改变

1. 蛋白质代谢紊乱　持久大量蛋白尿，使血浆蛋白质浓度降低。病人常伴有营养不良，一般呈负氮平衡。

2. 水代谢及电解质紊乱　肾小球滤过率下降，同时伴肾小管功能障碍，丧失浓缩及稀释功能，出现夜尿、等张尿、水肿，也可出现低钠血症、低钾血症或高钾血症。

3. 铁利用障碍及贫血　肾功能损害，氮质潴留，可出现铁利用障碍；促红细胞生成素分泌减少，引起贫血。饮食治疗目的是控制高血压，纠正代谢异常，减轻水肿和防止蛋白质进一步分解，以减少尿素及其他蛋白质代谢废物的产生。为此，应根据病情的发展来调整病人的膳食。

（二）营养治疗原则

1. 根据肾功能损害情况决定蛋白质摄入量　若肾功能损害情况尚不严重，饮食内容可暂不作严格限制，蛋白质摄入量一般不超过每天每千克体重 1 g。如病人血中尿素氮升高或血肌酐超过 221 μmol/L 时，应限制蛋白质摄入量至每日 40 g 以下，这有利于残余肾功能的保留。宜多选用牛奶、鸡蛋等优质蛋白质食物。

2. 供给能量以维持正常体重为原则　以碳水化合物、脂肪为能量供给的主要来源。成年病人每日能量供给量为 8 370 ～ 9 207 kJ（2 000 ～ 2 200 kcal），即每千克体重 125.6 ～ 146.5 kJ（30 ～ 35 kcal）。

3. 患者常有水肿，应采用低钠盐饮食　高血压患者更应严格限制盐的摄入量，减轻水、钠潴留。但慢性肾炎多尿期可能会发生钠排出增多，造成体内钠含量不足；同时也应注意检查体内钾的水平。

三、肾病综合征的营养治疗

肾病综合征简称肾病，是因肾小球通透性增加，大量血浆蛋白质由尿中流失而引起的临床综合征。多见于幼儿及儿童，很多肾脏疾病都可导致肾病综合征。主要临床表现为：出现大量蛋白尿；低蛋白血症；水肿。病人还有体重增加、胸痛、疲乏无力等临床表现。

（一）营养因素改变

1. 负氮平衡　持久大量蛋白尿造成蛋白质丢失从数克至十多克甚至更多；全身水肿，包括胃肠道水肿，患者的食欲和吸收功能受到影响。

2. 高脂血症　肝脏脂蛋白合成增加，脂肪组织内贮存的脂肪酸未经酯化的转运入肝脏，诱发运输性高脂血症的发生,血浆中几乎各种脂蛋白成分均增加。低脂饮食并不能降低血脂水平。若这种情况长期得不到纠正,可促使动脉硬化,增加患冠心病的危险性。

3. 水、钠潴留　低蛋白血症引起胶体渗透压下降及血容量减少,引起继发性醛固酮增多症及抗利尿激素增加,加重水、钠潴留。

4. 电解质及微量元素缺乏　由于疾病反复发作、长期忌盐及经常因水肿接受利尿剂,常出现低电解质血症,如低钾血症、低钠血症、低钙血症及低锌血症,这可进一步影响患者食欲及生长发育。患者进行饮食治疗的目的是:补偿失去的蛋白质,尤其是清蛋白;减轻水肿;限制钠摄入量;防止高胆固醇血症及甘油三酯的升高。对使用某些利尿剂的病人,应注意观察是否缺钾,以便酌情补充。

（二）营养治疗原则

1. 适当增加蛋白质供给　过去主张高蛋白膳食,每天每公斤体重 2.5 g,但近年来研究表明,尽管高蛋白饮食使蛋白质合成有所增加,但尿液中丢失的蛋白质也相应增加,且能加重肾小球系膜细胞负担,有促进肾小球硬化之潜在威胁。因而,建议每日补充蛋白质每公斤体重 0.8 g 为宜,一般不超过每公斤体重 1.5 ～ 1.8 g,尽量选用优质蛋白。

2. 限制钠盐的摄入　根据水肿的严重程度决定烹调时不加盐或每日加盐 2 ～ 3 g;凡含钠盐丰富的食物,如咸菜、泡菜、咸蛋、皮蛋、腌肉、海味等均应忌食。烹调时不宜用味精（谷氨酸钠）,可用醋、芝麻酱、番茄汁等调味品来增进食欲,也可多食含钠低的牛奶和奶制品。

3. 多食含铁、钙、维生素 A、维生素 B_2 和维生素 C 的食物　如动物肝、胡萝卜、绿色蔬菜等;由于大量尿蛋白被排出后易使体内缺钙而导致骨质疏松,饮食中还应补充钙质。

4. 限制脂肪摄入量　对于胆固醇、甘油三酯升高的病人,每日胆固醇摄入量应限制在 300 ～ 500 mg,少吃富含胆固醇的食物,如蛋黄、肝、肾、脑、皮蛋、鱼子等,同时,限制脂肪摄入,限制吃肥肉、蹄膀等。

四、肾结石的营养治疗

肾结石是泌尿系统的常见疾病之一。已知的肾结石成分有数十种,常见的肾结石包括含钙结石、感染性结石、尿酸结石和胱氨酸结石等。其中 80% 左右的为含钙结石,主要成分为草酸钙、磷酸钙。感染性结石约占 10%,主要成分为磷酸镁铵。尿酸结石约占 10%,胱氨酸结石只占全部结石的 1% 左右,是一种先天性肾小球功能缺陷性疾病。

肾结石形成的病因很多,发病机制也很复杂。它与全身细胞活动和新陈代谢有密切的关系,遗传性因素、代谢性因素、感染性因素、环境因素、饮食因素、解剖因素、药物因素等,对结石的发生均有重要作用。主要临床表现疼痛、血尿、梗阻及感染等。

（一）营养相关因素

近年来医学研究发现,经常大量进食高动物蛋白、高脂肪、高糖的食物是引起肾结石的饮食因素之一。在摄食大量的动物蛋白和糖后,就会在体内生成较多的草酸和尿酸,并可促进肠道对钙的吸收,脂肪摄入过多则可增加尿液中的草酸盐含量,这些情况都可能促使尿酸结石形成。国外通过调查分析表明,欧美发达国家的结石发病率明显增高,其原因与这些国家对动物蛋白、脂肪和糖的消费量增加有关。造成肾结石的另一个饮食因素是经常食用含草酸较高的食物,例如菠菜、甜菜、橘子、巧克力及浓茶等,尤其是菠菜和浓茶可导致高草酸尿。

原发性甲状腺功能亢进时,大量甲状旁腺激素(PTH)可引起血钙升高,尿钙量增加,同时,PTH作用肾小管使其对磷酸盐的重吸收减少,排出增多,容易形成磷酸钙结石。维生素D中毒可使钙在肾脏中沉积,也容易形成含钙结石。溃疡患者如大量饮用牛奶和服用碱性药物以及小肠切除患者容易形成草酸钙结石。

（二）营养治疗的原则

预防和控制结石发生的营养治疗的原则:一是多饮水增加尿量,以降低尿中结石成分的浓度,减少结晶析出的机会;二是根据结石的成因,对膳食进行适当的选择和控制,分别给予低钙、低草酸盐、低嘌呤或低蛋白膳食。

1. 含钙结石　坚持低钙为主的饮食原则。不用或少用含钙丰富的食物,如牛奶、奶酪、虾皮、豆腐等。含磷酸丰富的食物应尽量少用,包括动物蛋白、动物内脏及脑髓等。每日钙供给量不超过700 mg,每日磷的摄入量应限制在1 000～1 200 mg。对于草酸钙结石应限制膳食中草酸的摄入量。可食用成酸性食物,使尿液保持酸性,有利于含钙结石的溶解。大量饮水可增加尿量,降低尿中结石成分的浓度,每日进水量2 500 ml左右,保持尿量在2 000 ml以上,可促进小结石的排出。

2. 尿酸结石　以适当限制蛋白质、低嘌呤为主的饮食原则。蛋白质每天0.8～1.0 g/kg体重为宜。多摄入新鲜的蔬菜和水果等食物,以保持尿液呈碱性,易于尿酸结石的溶解。最好每1～2天提供一次由新鲜水果、果汁和蔬菜组成的清凉饮食。尿酸结石忌用高嘌呤的食物,包括肉、内脏、肉汤等。因粗粮可产生较多的嘌呤,故尿酸结石应以细粮为主。同时应大量饮水,以稀释尿液。

3. 胱氨酸结石　膳食中应限制含甲硫氨酸丰富的食物,如蛋、禽、鱼、肉等。限制成酸性食物,多食成碱性食物,以保持尿液呈碱性。大量饮水以降低尿中胱氨酸的浓度。

五、透析疗法的营养治疗

透析是通过小分子经过半透膜扩散到水或缓冲液的原理,将小分子与生物大分子分开的一种分离纯化技术。透析疗法一般分血液透析和腹膜透析两种,二者是治疗急慢性肾衰竭、某些急性药物过量或毒物中毒的最常用最有效的方法。

（一）营养相关因素

无论采用哪种透析方法,其主要目的在于清除了体内酸性代谢产物和过量的毒素,但在透析的同时,组织蛋白和其他一些营养素,包括小分子蛋白质、氨基酸、血浆蛋白、多种维生素也随之丢失,其丢失的程度与透析方法、次数、透析时间和病情有关。

接受12小时血透所丢失的氨基酸相当4.79 g蛋白质。腹透时组织蛋白消耗更为严重,每天丢失5～10 g,发生腹膜炎时,蛋白质丢失量会增加0.5～1倍。此时,若膳食蛋白质摄入不足,容易导致低蛋白血症。但如果膳食蛋白质摄入过多,又会使透析滤除液中蛋白质含量过高,而增加管道堵塞和发生腹膜炎的可能。同时加重残存肾单位的负担,使肾功能进一步恶化。

（二）营养治疗原则

透析患者的膳食制定应根据所用透析的种类、透析次数、透析时间以及病情和患者的身体状况进行综合考虑,设法补充被消耗掉的营养素,改善患者生存质量,减轻残存肾单位的负担。

1. 持续性血透

（1）蛋白质:每周接受2次血透,蛋白质供给量为每日每公斤体重1.0 g,每周接受3次血透,蛋白质供给量为每日每公斤体重 1.2 ～ 1.4 g,其中优质蛋白应占 50% 以上。每周接受血透 1 次,蛋白质供给量为每日 0.6 g/kg,但在透析前一日可开放饮食,即蛋白质供给量为每日 1.0 g/kg。非卧床持续性腹膜透析,膳食蛋白质摄入量为每日每公斤体重 1.2 ～ 1.5 g,其中优质蛋白应占 60% ～ 70%。注意限制低生物价蛋白质,忌食豆类及豆制品,因其中含非必需氨基酸量较高。由于患者体内组氨酸及酪氨酸合成受到抑制,故除 8 种必需氨基酸外,组氨酸和酪氨酸也属必需,应予补充。

（2）能量:能量供给应充足,以防止应组织蛋白的分解,提高蛋白质利用率。可按每日每公斤体重 125.6 ～ 209.3 kJ（30 ～ 50 kcal）。能量来源应以碳水化合物为主,可采用低蛋白麦淀粉为主食。为使少量优质蛋白质能得到充分利用,最好将碳水化合物食品与蛋白质食品一并进食。

（3）维生素:患者可发生多种维生素缺乏,注意供给水溶性维生素以补充丢失,可选用新鲜的蔬菜和水果,必要时可适当口服维生素制剂。

（4）矿物质:血透时钠摄入量限制在每日 1.5 ～ 2 g,同时控制液体量,以防止高血压、肺水肿以及充血性心力衰竭的发生。钾的摄入量应按血清钾浓度、尿量、透析液钾的排出量而定,一般每日摄入量 2 030 mg。

2. 非卧床持续性腹透

（1）蛋白质:每日每公斤体重蛋白质供给量为 1.2 ～ 1.5 g,其中优质蛋白占每周接受 3 次血透,蛋白质供给量为每日每公斤体重 1.2 ～ 1.5 g,其中优质蛋白应占 60% ～ 70%,不用豆类蛋白及豆制品。

（2）能量:可按每日每公斤体重 146.5 ～ 188.3 kJ（35 ～ 45 kcal）供给。

（3）钠、钾:钠盐摄入量每日在 2 000 ～ 3 000 mg,钾摄入量控制在每日 2 925 ～ 3 500 mg。

（4）其他营养素供给参照持续性血透。

第六节　肿　瘤

肿瘤是机体在多种致瘤因素的共同作用下,局部组织细胞的某一细胞的基因水平上失去对其生长的正常调控,导致克隆性异常增生而形成的异常病变。按照生物学特性,肿瘤可分为良性肿瘤和恶性肿瘤。其中恶性肿瘤严重威胁人类生命和健康,已成为全球性的公共卫生问题。

一、肿瘤的一般危险因素

肿瘤的病因至今尚不十分清楚,国内外学者一致认为,多数人类肿瘤的发生是由环境因素和细胞遗传物质相互作用引起。根据 Doll 和 Peto 的估计,吸烟因素占 30%,饮食因素占 35%,生育和性行为因素 7%,职业因素 4%,乙醇因素 3%,地理物理因素 3%,污染因素 2%,药物和医疗过程因素 1%。诸多环境因素中膳食所占比例为 20% ～ 60%。膳食因素中既有保护作用,也有病因性作用。根据癌肿发病的两步学说,肿瘤的发病过程常需致癌阶段和促癌阶段两步,目前认为大多营养因素均作为促癌因素参与癌肿的发病过程。可能与人及实验动物肿瘤发生有关的因素为:脂类、维生素、蛋白质、微量元素、热量、纤维素、趋脂物质（胆碱、蛋氨酸、叶酸及维生素 B_{12}）等。食品污染中目前已知的致癌物有 N- 亚硝基化合物、多环芳烃类化合物、蛋白质和氨基酸的热解产物、黄曲霉素及其他霉菌毒素的污染等。另外,不良的饮食习惯,膳食中某些营养素的缺乏、过多或不平衡亦与肿瘤的发生有着重要的关系。

二、膳食中的营养素与肿瘤

(一)能量

动物实验资料表明,限制进食的动物比自由进食的动物自发性肿瘤发病率低,肿瘤发生潜伏期延长。不限制能量摄入,但强迫动物运动以促进总能量的消耗,也可以抑制化学致癌物对实验动物的致癌作用。但国内外流行病学的资料报道,在社会经济条件较差及生活水平较低的人群中,胃癌的死亡率较高。因总能量减少,反映了食物摄入量的减少,其他营养素和蛋白质等的减少,机体抵抗力和免疫力下降,增加了癌症发病的危险性。而高热量饮食可以导致肥胖或超重,肥胖、超重与大肠癌、乳腺癌有关,和肝癌、胆囊癌以及泌尿系统的癌症也有一定关系。因此,热能的供给应以满足机体需要为宜,一般成人每日需要量为每公斤体重 146.5 ～ 209.3 kJ(35 ～ 50 kcal)体重。

(二)蛋白质

蛋白质摄入过低或过高均会促进肿瘤的生长。流行病学的调查表明,食管癌和胃癌患者得病前的饮食中,蛋白质的摄入量较正常对照组为低。国内调查研究表明,经常服用大豆制品者胃癌的相对危险度为 0.57,而经常饮豆浆者相对危险度更低,为 0.35。大豆中不仅含丰富的蛋白质,而且含有抑癌作用的物质。但动物性蛋白增加过多,常伴随脂肪的摄入增加,容易引起结肠癌,二者呈正相关。即使脂肪摄入量并不增加,蛋白质增加过多亦会增加肿瘤的发病率。蛋白质摄入过低,易引起食管癌和胃癌;蛋白质摄入过多,易引起结肠癌、乳腺癌和胰腺癌。因此,蛋白质摄入应当适量。一般成年人摄入蛋白质占总热量的12% ～ 15%,即每日摄入 70 ～ 80 g 为宜。

(三)脂肪

流行病学的资料表明,脂肪的摄入量与结肠癌、乳腺癌、动脉粥样硬化性心脏病的发病率成正相关,而与胃癌呈负相关。膳食脂肪中多不饱和脂肪酸高与乳腺癌的发生关系密切。国内学者报道,多不饱和脂肪酸每日摄入 20 g 以上者其乳腺癌的相对危险度为 2.78。膳食中不饱和脂肪酸增加,则增加前列腺素 E_2 的活性,抑制自然杀伤细胞的活性,影响机体防癌功能。有的学者在抑制大鼠乳腺癌发病的研究中发现,适当限制、降低总能量,即减少人体需要总能量的20% ～ 25%,同时保持摄入不饱和脂肪酸与饱和脂肪酸的比例以1∶1为宜。

(四)碳水化合物

以往人们认为,高淀粉膳食易引起胃癌,在经济收入低的地区,人群中大多以高淀粉膳食为主。日本调查进食四碗饭的人得胃癌的相对危险度比进食两碗饭的人为高。日本近 50 年来,胃癌发病率下降与高淀粉摄入量的下降有关。高淀粉膳食本身无促癌作用,而是高淀粉膳食常伴蛋白质摄入的偏低,且高淀粉膳食和大容量相联系,这种物理因素易使胃黏膜受损。另有报道,高碳水化合物或高血糖浓度能抑制化学致癌剂对动物的致癌作用。膳食纤维是不能被人体吸收的多糖,在防癌上起着重要的作用。流行病学调查及动物实验表明,它能降低结(直)肠癌的发病率。其主要作用是吸附致癌物质和增加容积稀释致癌物。食用真菌类食物,其中的多糖如蘑菇多糖、灵芝多糖、云芝多糖具有诱导干扰素提高自然杀伤细胞活性的作用,因此有防癌的作用。

（五）维生素

维生素的防癌研究主要集中在维生素 A 类、维生素 C 和维生素 E 方面。维生素 B_2 缺乏对食管癌的发生亦有影响。维生素 D 亦有防癌作用,补充叶酸可防结肠癌。胃癌病人可见血和组织中的叶酸及维生素 B 减少。

1. 维生素 A 类　这是近 10 多年来肿瘤化学预防中的重点内容。流行病学的研究资料表明,癌症病人血清中的维生素 A 及 β 胡萝卜素的含量比正常对照组为低。对吸烟人群调查表明,维生素 A 摄入量越少,肺癌发生率越高。动物实验表明,维生素 A 对亚硝胺及多环芳烃诱发的小鼠胃癌、膀胱癌、结肠癌、乳腺癌,大鼠的肺癌、鼻咽癌等均有明显的抑制作用。细胞培养发现全反维甲酸可对早幼粒白血病细胞株有诱导分化的作用。大剂量维生素 A 类化合物的长期服用会引起维生素 A 中毒症,因此各国学者一直致力研究合成新的高效无毒维生素 A 类化合物。近年来,β 胡萝卜素的防癌作用引起人们很大的兴趣。β 胡萝卜素不仅在体内能转化为维生素 A,而且无毒性,较大剂量服用不会引起中毒。而且它是一种能消除过量氧自由基的抗氧化剂,属脂溶性维生素,易被胃肠道快速吸收,并容易进入组织和细胞内,是一种细胞内的抗氧化剂,而且天然的比人工合成的疗效好。

2. 维生素 C 和维生素 E　维生素 C 是水溶性的抗氧化剂,维生素 E 是脂溶性的抗氧化剂,它们都有清除氧自由基作用。维生素 C 有消除超氧阴离子自由基、羟自由基及脂质过氧化自由基的作用。不少致癌物必须在体内经过代谢、活化形成自由基,去攻击 DNA,才产生致癌作用,而这一过程中,氧自由基起着重要作用。维生素 C 和维生素 E 有消除氧自由基及防癌的作用。体外实验发现维生素 C 还能分解亚硝酸盐,阻止亚硝胺的合成,有抑制致突变的作用。流行病学前瞻性研究表明,癌症病人血中的维生素 E 水平低下。

（六）矿物质

矿物质中与肿瘤有关的元素很多,特别是微量元素更引起人们关注。常量元素钙有预防消化道肿瘤的作用;微量元素硒有防癌作用;而镍、铬（6 价铬）有促癌作用,土壤和水中的镍含量与胃癌死亡率呈正相关,镍有促鼻咽癌发生的作用。

1. 钙　有抑制脂质过氧化的作用。它能与脱氧胆酸等相结合形成不溶性钙盐,能保护胃肠道免受次级胆酸的损伤。一些报道认为钙的摄入量与结（直）肠癌呈负相关。在我国膳食中常易缺乏钙,因此增加钙的摄入对防癌更有实际意义。

2. 锌与铜　在肺癌、食管癌、胃癌、肝癌、膀胱癌、白血病病人血清中均可见到铜高锌低的现象,尤以病情恶化或有转移者更为明显,这是疾病的结果而非病因。锌的摄入过低,可降低机体的免疫功能,但锌的摄入过高亦会降低机体的免疫功能。锌的过多还能影响硒的吸收。流行病学资料报道,锌摄入量过多,可能与食管癌、胃癌有关。因此对食物中锌的添加应采取慎重态度。我国推荐成人供给量标准为每人每天 15 mg。

3. 硒　硒的防癌作用比较得到肯定。流行病学的资料表明土壤和植物中的硒含量、人群中硒摄入量、血清中硒水平,均与人类各种癌症的死亡率呈负相关。细胞培养表明,亚硒酸钠可抑制食管癌、胃癌、肝癌、口腔癌细胞的生长。硒是人群预防肝癌癌前病变药物的重要组成成分,它能清除氧自由基,保护细胞和线粒体膜的结构和功能。硒有加强免疫功能的作用,因此有防癌作用。

三、食物与肿瘤

1. 食物中存在的致癌物　食物中已发现的致癌物以 N- 亚硝基化合物、黄曲霉毒素、多环芳烃类化合物、杂环胺类这四大类分布比较广泛,目前认为它们均是致癌性很强的化学物质,能引起多种动物多种器官肿瘤,一次大剂量或长期小剂量均可致癌。除了上述四类致癌物外,食品中可能还存在其他致癌物,如食物中残留的农药、某些食品添加剂、污染到食品中的某些重金属和食品容器包装材料。

（1）N-亚硝基化合物:迄今已研究过的300多种亚硝基化合物中,90%以上对动物有不同程度的致癌性,其致癌作用的特点有:①能诱发多种实验动物的肿瘤;②能诱发多种组织器官的肿瘤,以肝、食管和胃为主;③多种途径摄入均可诱发肿瘤;④一次大量给药或长期少量接触均有致癌作用;⑤可通过胎盘对子代有致癌作用。

N-亚硝基化合物的前体物为硝酸盐、亚硝酸盐和胺类,广泛存在于环境和食品中,在适宜的条件下,它们可通过化学和生物学途径合成各种各样的N-亚硝基化合物。预防措施有:①防止食品被霉菌或细菌污染;②控制食品加工中硝酸盐或亚硝酸盐的用量;③施用钼肥;④增加维生素C的摄入量;⑤制订标准并加强监测。

（2）黄曲霉毒素:是黄曲霉和寄生曲霉所产生的一类有毒代谢产物,是目前发现的最强的化学致癌物质,主要诱发实验动物肝癌。世界各地的农产品普遍受到黄曲霉毒素的污染,在热带和亚热带地区食品污染较重,主要污染粮油及其制品,以花生和玉米最为严重。预防措施有:①防霉;②去毒;③限定食品中黄曲霉毒素的含量。

（3）多环芳烃类化合物:是食品污染中的又一致癌因素,其中对苯并芘研究最多。多环芳烃主要由各种有机物如煤、木材、汽油、香烟、垃圾等不完全燃烧产生的。食物中多环芳烃的主要来源有食物在烘烤和熏制时直接受到污染;食品成分在烹调加工时经高温热解或热聚而形成;植物性食物吸收环境中的多环芳烃;食品加工中受机油、包装材料的污染。

（4）杂环胺类:主要产生于高温烹调加工过程,尤其是蛋白质含量丰富的鱼、肉类食品。影响杂环胺形成的因素有:①烹调方式:加热温度越高、时间越长、水分含量越少,产生的杂环胺就越多。②食物成分:蛋白质含量较高的食物产生杂环胺较多。杂环胺对啮齿动物有不同程度的致癌性,主要靶器官为肝脏。

（5）农药:如有机氯、有机磷、氨基甲酸酯类以及某些增效剂、熏蒸剂和除草剂等都具有致癌性,如使用不当可残留在食品中。

2. 膳食结构和某些特殊饮食习惯与癌症发生的关系

（1）高脂肪膳食:高脂肪膳食能显著增加结肠癌、直肠癌的发病率,不饱和脂肪酸摄入过多会增加患乳腺癌的危险性。脂肪的摄入量可能还与前列腺癌、膀胱癌、卵巢癌等的发生有关。

（2）高胆固醇膳食:高胆固醇膳食可增加患乳腺癌和结肠癌的危险性,但这种危险性通常远远低于由脂肪所引起的危险。近年来有报道认为,人群调查发现高胆固醇膳食可增加患肺癌、膀胱癌和胰腺癌的危险性,但目前尚缺乏动物实验方面的证据。

（3）某些特殊饮食习惯:某些特殊饮食习惯,如喜吃腌制、烘烤、烟熏加工的食品与癌症的发生有密切关系,喜吃高盐食品的人群胃癌发病率明显增高,已证实氯化钠有促癌作用。另外饮酒与结肠癌、直肠癌、原发性肝癌及乳腺癌的发生也有关系。

四、预防肿瘤的膳食措施

世界癌症研究基金会在考虑全球各国饮食习惯基础并兼顾预防冠心病等慢性病基础

上,提出了适合全人类各人群行之有效的饮食预防癌症的 14 条建议：

1. 以植物性食物为主的多样化膳食,选择富含各种蔬菜和水果、豆类的植物性膳食,但并不意味着素食,应该让植物性食物占 2/3 以上。

2. 保持适宜的体重。人群体质指数(BMI)在整个成年阶段应保持在 21 ～ 25,个体的 BMI 为 18.5 ～ 25,避免过轻或过重,并将整个成人期体重增加限制在 5 kg 以内。

3. 坚持体力活动。如果从事轻或中等体力活动的职业,每天应进行约 1 小时的快走或类似的运动。每周至少要安排 1 小时的较剧烈地出汗运动。

4. 鼓励全年多吃蔬菜和水果,使其提供的能量达到总能量的 7%。全年每日吃多种蔬菜和水果,每日达 400 ～ 800 g。

5. 选用富含淀粉和蛋白质的植物性主食,应占总能量的 45% ～ 60%,精制蔗糖提供能量应限制在 10% 以内。个体每日摄入的淀粉类食物应达到 600 ～ 800 g,尽量食用粗加工的食物。

6. 不提倡饮酒,即便要饮,也要限制,尤其反对过度饮酒。如果要饮酒,成年男性应限制在 2 杯,女性不超过 1 杯(1 杯的定义相当于 2 50 ml 啤酒,或 100 ml 果酒或 25 ml 白酒)。

7. 限制肉类食品。如果爱吃肉应限制在每天吃红肉(猪、牛、羊)少于 80 g,最好选择鱼和禽肉。

8. 限制高脂肪饮食,特别是动物性脂肪。选择恰当的植物油并节制用量。总脂肪的消耗量应低于总热量的 25%。植物油也应适量,应选择含单不饱和脂肪的植物油。

9. 少吃盐,少吃腌制食品。成人每日从各种来源摄入的食盐应少于 6 g,其中包括盐腌的各种食品。

10. 尽量减少霉菌对食品的污染,应避免食用受到霉菌污染或在室温下长期储藏的食物。

11. 食物的保藏。易腐败的食物在购买时和在家中都应冷藏或其他适当方法保存,不吃在常温下存放时间过长的食物。

12. 对食品中的添加剂、污染物及残留物应制定并监测其安全用量。食品中的添加剂、污染物及残留物的含量低于国家所规定的限量时是安全的,但是乱用或使用不当会影响健康。

13. 营养补充剂。营养补充剂对减少癌症的危险性可能没什么帮助,大多数人应从饮食中获取各种营养成分,而不是营养补充剂。

14. 食物的制备和烹调。吃肉和吃鱼时用较低的温度烹调,不吃烧焦的食物,也不要经常食用炙烤、熏制和烟熏的食物。

此外,建议不吸烟和不嚼烟草,不鼓励任何形式生产、促销和食用烟草。长期做到上述各条建议能将患癌的危险性减少 30% ～ 40%,如果加上不吸烟,患癌的危险性可减少 60% ～ 70%。我国是农业大国,有足够而丰富的蔬菜、水果、豆类、杂粮,我国传统的饮食文化及生活方式已接近一些防癌饮食的建议,这是十分有利的条件。

（荣　峰）

知识点归纳

知识点	知识内容
胃的生理功能	胃具有接受食物、储存食物、分泌消化液、消化食物、运输及排空功能
急性胃炎的营养治疗	消除病因，采用少量多餐制，暂时禁食后给予流质饮食，少量多次饮水
慢性胃炎的营养治疗	保持酸碱平衡，温和食谱，少量多餐，增加营养，细嚼慢咽
消化性溃疡的营养治疗	活动期膳食在确保营养全面、合理基础上吃清淡、细软、易消化的食物；细嚼慢咽，定时定量、少食多餐；急性发作时采用流质，病情好转改成半流质，病情缓解逐步过渡到恢复期饮食
腹泻的营养治疗	急性腹泻主要是控制饮食：重症要禁食，病情缓解后，给予清流质饮食，再过渡到普通全流质食物；慢性腹泻者，饮食原则为少渣、低脂、高能量膳食
糖尿病的营养治疗	合理控制总能量；选用高分子碳水化合物；增加可溶性膳食纤维的摄入；控制脂肪和胆固醇的摄入；选用优质蛋白质；提供丰富的维生素和矿物质；食物多样；合理进餐制度；防止低血糖发生；急重症糖尿病患者的膳食摄入在医师或营养师的严密监视下进行
肥胖的营养治疗	合理控制能量摄入量；保证蛋白质的摄入；严格控制脂肪的摄入；限制碳水化合物；增加膳食纤维的摄入；限制食盐和嘌呤；补充维生素和微量元素
痛风的营养治疗	限制总能量；选择低嘌呤食物；限制蛋白质和低脂肪饮食；合理提供碳水化合物；多吃新鲜的水果蔬菜，提供充足的维生素和矿物质；水分供给充足；禁用刺激性食物
病毒性肝炎的营养治疗	适宜能量；足够优质蛋白质；低脂肪；适量碳水化合物；充足维生素；合理安排餐次；合理烹调；注意饮食性质
脂肪肝的营养治疗	控制能量摄入；减少碳水化合物；适当地提高蛋白供给量；控制脂肪和胆固醇；补充维生素、矿物质和膳食纤维
肝硬化的营养治疗	高能量；高蛋白；高碳水化合物；充足的维生素；适量脂肪；补充膳食纤维和矿物质；限盐限水；烹调方法及食物选择
胆石症与胆囊炎的营养治疗	合理供给能量；限制脂肪；限制胆固醇；充足的蛋白质；适宜的碳水化合物；多饮水，高膳食纤维饮食；节制饮食、少量多餐、定时定量；避免刺激性食物
急性胰腺疾病的营养治疗	急性发作期禁食；临床缓解期予流质饮食；临床恢复期过渡为普通饮食
慢性胰腺疾病的营养治疗	无脂、低蛋白质、高碳水化合物、高维生素少渣饮食
高血压的营养治疗	限制食盐，适当补钾；限制能量摄入，维持正常体重；补充钙、镁；限制饮酒
动脉粥样硬化的营养治疗	控制总能量；限制高脂肪、高胆固醇膳食；控制钠的摄入；补充维生素
心肌梗死的营养治疗	发作期采用流质，病情好转改成半流质，病情缓解逐步过渡到恢复期饮食，饮食应清淡、细软、易消化、少食多餐；恢复期限制高脂肪、高胆固醇，避免单糖、双糖摄入，提倡植物蛋白如大豆蛋白，保证充足维生素和矿物质的供给
充血性心力衰竭的营养治疗	膳食采取低钠、低热能饮食原则；注意饮食应平衡、清淡、容易消化；注意少吃多餐，富含多种维生素

续表

知识点	知识内容
急性肾小球肾炎的营养治疗	控制液体和蛋白质的摄入；采用低钠盐饮食；能量供应主要靠碳水化合物和脂肪供给
慢性肾小球肾炎的营养治疗	蛋白质供给依据肾功能损害情况，尚可时正常供给，受损时要适当减少；采用低钠盐饮食；控制能量摄入，维持正常体重
肾病综合征的营养治疗	适当增加蛋白质的供给；限制钠盐摄入；供给充足的维生素和矿物质和适当的脂肪
肾结石的营养治疗	多饮水增加尿量；根据结石的成因，对膳食进行适当的选择和控制，分别给予低钙、低草酸盐、低嘌呤或低蛋白膳食
透析疗法的营养治疗	透析患者的膳食制定应综合考虑，补充消耗掉的营养素，改善患者生存质量，减轻残存肾单位的负担
肿瘤的一般危险因素	人类肿瘤的发生是由环境因素和细胞遗传物质相互作用引起，多环境因素中膳食因素所占比例为 20%～60%
膳食中的营养素与肿瘤	能量和蛋白质摄入过低或过高会促进肿瘤的生长；脂肪的摄入量同结肠癌、乳腺癌成正相关，与胃癌呈负相关；维生素 A、维生素 C、维生素 E、硒、钙具有一定的防癌作用
食物与肿瘤	食物中 N- 亚硝基化合物、黄曲霉毒素、多环芳烃类化合物、杂环胺类是致癌性较强的物质；高脂肪膳食、高胆固醇膳食以及某些特殊的饮食习惯同某些癌症的高发可能有关
预防肿瘤的膳食措施	长期坚持世界癌症研究基金会提出的预防癌症的 14 条膳食建议，能将患癌的危险性减少 30%～40%

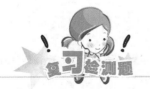

一、单项选择题

1. 消化性疾病营养治疗中的禁忌食品是 （ ）

A. 粥 　　　　B. 软面条 　　　　C. 浓茶和酒 　　　　D. 牛奶和豆浆 　　　　E. 蛋糕

2. 有关病毒性肝炎的营养治疗,正确的是 （ ）

A. 提供适量的能量

B. 摄入足量的优质蛋白

C. 补充足够的碳水化合物

D. 适量的脂肪、水、膳食纤维和丰富的维生素、矿物质

E. 以上都正确

3. 有关慢性腹泻的膳食原则,错误的是 （ ）

A. 低膳食纤维膳食 　　　　B. 低脂肪膳食 　　　　C. 高能量膳食

D. 高脂肪膳食 　　　　E. 少食多餐

4. 有关便秘营养治疗的原则,错误的是 （ ）

A. 梗阻性便秘可选择牛乳、乳制品、细粮和面包

B. 痉挛性便秘可采用无粗纤维低渣膳食

C. 弛缓性便秘应采用低膳食纤维膳食

D. 老年性便秘可选用核桃、香蕉、蜂蜜、芝麻等

E. 可根据便秘类型采取不同的膳食

5. 有关胆囊疾病营养治疗的原则,错误的是 （ ）

A. 高能量膳食　　　　　　B. 限制脂肪膳食　　　　C. 低胆固醇膳食

D. 高蛋白膳食　　　　　　E. 高膳食纤维膳食

6. 糖尿病健康教育的对象应为 （ ）

A. 糖尿病患者　　　　　　B. 糖尿病患者及其家属　　C. 非糖尿病病人

D. 城市人群　　　　　　　E. 农村人群

7. 糖尿病病人的膳食,正确的为 （ ）

A. 低碳水化合物膳食　　　B. 高能量膳食　　　　　　C. 低能量膳食

D. 高膳食纤维膳食　　　　E. 高蛋白膳食

8. 下列营养因素与高血压的发生无直接关系的是 （ ）

A. 能量摄入过多　　　　　B. 钠盐摄入过多　　　　　C. 高蛋白饮食

D. 饮酒　　　　　　　　　E. 钙的摄入量少

9. 下列哪项不属于心脑血管疾病的第一级预防措施 （ ）

A. 控制体重　　　　　　　B. 早期发现、早期诊断、早期治疗及康复

C. 控制饮酒量　　　　　　D. 控制食盐摄入量　　　　E. 增加运动量

10. 高胆固醇血症患者膳食中胆固醇的摄入量应低于 （ ）

A. 100 mg/d　　B. 200 mg/d　　C. 300 mg/d　　　D. 400 mg/d　　　E. 500 mg/d

11. 以下不是 N–亚硝基化合物的前体是 （ ）

A. 亚硝酸盐　　B. 氨基酸　　　C. 硝酸盐　　　　D. 氮氧化物　　　E. 胺类

12. 男,36 岁,面部水肿,伴有血压升高,尿蛋白(3+),血清胆固醇明显升高,血清白蛋白为 28 g/L。营养治疗的原则是 （ ）

A. 高脂低盐优质蛋白　　　B. 低蛋白低盐低胆固醇　　C. 高蛋白低盐低胆固醇

D. 低脂高盐高蛋白　　　　E. 低脂高盐低蛋白

13. 具有防癌作用的维生素是 （ ）

A. 维生素 B_1　　B. 维生素 C　　C. 烟酸　　　D. 维生素 A　　　E. 维生素 D

二、简答题

1. 简述胃炎、消化性溃疡的营养治疗原则。

2. 简述脂肪肝、肝硬化、胰腺炎的营养治疗原则。

3. 简述糖尿病的营养治疗原则。

4. 膳食营养与高脂血症、动脉粥样硬化有什么关系?

5. 简述膳食营养因素与高血压的关系。

6. 简述预防肿瘤的膳食措施。

（田贞尚　荣峰）

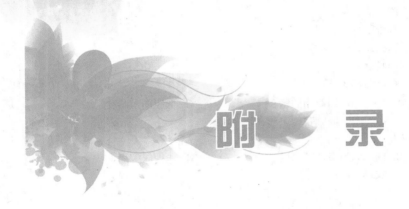

附　　录

附录 I　实习指导

实习一　食谱的编制

【目的要求】

1. 熟悉食谱编制的原则与方法。
2. 掌握食谱编制的步骤。

【时间安排】 2 学时

【内容与步骤】

以某 18 岁女大学生为例,介绍食谱编制的内容和步骤。

1. 查出总能量和蛋白质的供给量　根据"膳食营养素推荐摄入量标准"查出 18 岁女大学生能量供给量为 2 100 kcal,蛋白质为 65 g。

2. 计算碳水化合物和脂肪供给量　由于蛋白质为 65 g,产能系数为 65 × 4/2 100=12%;脂肪的产能系数为 25%;碳水化合物产能系数为 63%。则:

脂肪供给量 =2 100 × 25% ÷ 9=58 g

碳水化合物供给量 =2 100 × 63% ÷ 4=330 g

3. 参照实习表 1-1 确定常用食物(牛奶、鸡蛋、蔬菜、水果等)的用量。

4. 计算主食用量　用每天碳水化合物摄入总量(330 g)减去以上常用食物中碳水化合物量(57 g),再除以谷薯类碳水化合物含量(76%)得谷薯类用量(370 g)。

实习表 1-1　食物用量计算表

食物	用量(g)	蛋白质(g)	脂肪(g)	碳水化合物(g)
牛奶	250	250 × 3.2%* =8	250 × 3.5%* =9	250 × 4.6%* =12
鸡蛋	60	60 × 87%** × 12.7%* =7	60 × 87%** × 11%* =6	
蔬菜	500			500 × 93%** × 3.2%* =15
水果	200			200 × 75%** × 13%* =20
谷薯类	370	370 × 8%* =30		330-(12+15+20) = 283

食物	用量（g）	蛋白质（g）	脂肪（g）	碳水化合物（g）
瘦肉类	110	65－（8+7+30）=20	110×28%*=30	
食油	13		58－（9+6+30）=13	

注：“*”为“中国食物成分表2002”中营养素含量；“**”为食物的可食部。

5. 计算副食、油脂用量　计算方法同4。

6. 以实习表1-1计算出来的主、副食用量为基础，粗配食谱，见实习表1-2。

实习表1-2　女大学生粗配食谱

餐次	饭菜名称	食物名称	食物用量（g）
早餐	馒头	富强粉	100
	牛奶	鲜牛奶	250
	煮鸡蛋	鸡蛋	50
午餐	米饭	大米	100
	红烧牛肉	牛肉	50
	麻婆豆腐	豆腐	100
	素炒菠菜	菠菜	150
	青菜鸡蛋汤	鸡蛋	50
		青菜	100
	水果	香蕉	75
晚餐	三鲜烩面	干面条	100
		肉片	25
		小黄瓜	100
		番茄	100
	清炒土豆丝	土豆	75
	水果	苹果	100

7. 评价并调整食谱　根据粗配食谱中选用食物的用量，计算该食谱的营养成分，并与食用者的膳食营养素推荐摄入量标准进行比较，要求每日营养素摄入量至少达到推荐摄入量的80%～100%，如果不在此范围内，则应进行调整，直至符合要求。

8. 编排一周食谱　一日食谱确定以后，可根据食用者饮食习惯、经济状况和市场供应情况等因素在同一类食物中更换品种和烹调方法，编排成一周食谱。

（田贞尚）

实习二　流质饮食的配制

【目的要求】

1. 熟悉流质饮食的特点。

2. 掌握流质饮食的配制方法。

【时间安排】2 学时

【内容与步骤】

1. **病例**　某病人，男，50 岁，身高 170 cm，体重 65 kg，脑出血后 2 日，偏瘫，卧床，神志不清，吞咽困难。请为此病人配制 1 000 ml 能量密度为 4.184 kJ/ml（1 kcal/ml）流质饮食。

2. **流质饮食配方的制定**

（1）营养素计算：本病例要求 1 000 ml 流质饮食中含 4 184 kJ（1 000 kcal）的能量。

按照平衡膳食的要求计算该流质饮食含：

蛋白质 = 总热能（kcal）×15%÷4 kcal/g=1000×15%÷4=37.5（g）；

脂肪 = 总热能（kcal）×30%÷9 kcal/g=1 000×30%÷9=33（g）；

碳水化合物 = 总热能（kcal）×55%÷4 kcal/g=1 000×55%÷4=137.5（g）。

（2）固定 1 000 ml 流质饮食中常用的食物用量：如牛奶 250 ml，250 g 蔬菜（菜花等）。

（3）根据食物成分表计算其他食物的用量

1）以上两种食物中含碳水化合物为 8.5+12.5=21 g；含蛋白质为 7.5+2.5=10 g；含脂肪为 8 g。

2）谷类食物中含碳水化合物 =137.5-21=116.5 g，查食物成分表，相当于馒头 250 g。

3）250 g 馒头中含蛋白质 17.5 g，含脂肪约 2 g。

4）肉类食物中含 =37.5-（10+17.5）=10 g，查食物成分表，相当于瘦猪肉 50 g。

5）50 g 瘦猪肉中含脂肪约为 3 g。

6）油类用量为 33-（8+3+2）=20 g。

7）1 000 ml 能量密度为 1 kcal/ml（4.184 kJ/ml）流质饮食配方为：牛奶 250 ml，蔬菜 250 g，馒头 250 g，瘦猪肉 50 g，油 20 g，盐 2 g，然后加水至 1 000 ml 制成流质饮食即可。

3. **流质饮食的配方举例**　流质饮食的配方可根据以上计算过程进行能量和营养素的计算，在临床上要根据病人的病情确定能量和营养素的量，并依个人的饮食习惯自行配制。配方举例：

（1）鲜牛奶 600 ml，鸡蛋 1 个，瘦猪肉 50 g，浓米汤 350 ml，蔬菜 250 g，白糖 50 g，香油 10 g 及食盐 3 g 混合煮熟后，可用高速电动捣碎机或手工磨碎食物，加水至 1 000 ml 制成流质饮食。

（2）牛奶 400 g，瘦猪肉 50 g，煮鸡蛋 50 g，猪肝 50 g，胡萝卜 100 g，软大米饭 50 g，植物油 15 g，蔗糖 60 g，食盐 2 g 制成糊状，加水至 1 000 ml。该流质饮食可供蛋白质 41.8 g，热能 4 227 kJ。

4. **流质饮食的制作方法**　根据配方要求选择特定的食物称量备用，如固体食物瘦猪肉、鸡肉、虾、蔬菜等,必须先洗干净、去骨、去皮、切成小块煮熟。然后将每餐所需要食物全部混合,加适量水一起装入电动搅拌机内,磨碎、搅拌成无颗粒糊状,每餐再加食盐 1 ～ 2 g 即可。

(田贞尚)

实习三　糖尿病患者食谱编制

【目的要求】

1. 通过编制糖尿病病人的一份食谱,使学生掌握糖尿病的饮食控制方法。
2. 对所编制的食谱进行营养学评价,说明糖尿病病人食谱编制的原则和目的。
3. 对所编制的食谱如出现的不合适部分,提出修改意见。

【时间安排】2 学时

【内容与步骤】

（一）病例

现有一Ⅱ型糖尿病人,女,年龄 45 岁,身高 165 cm,体重 72 kg,从事办公室工作,其血糖和尿糖均增高,病情较轻,无其他合并症。

（二）要求

1. 根据病人的实际情况,应用糖尿病人的饮食控制方法,为该病人编制出一份食谱。
2. 按所编制的食谱,通过计算,对其结果进行评价。
3. 食谱如不合适,请提出修改意见。

（三）实习步骤

1. 根据病人的具体情况,确定每日供给的能量。
2. 根据所需供能总量,将能量分配给碳水化合物、脂肪、蛋白质,并计算出碳水化合物、脂肪、蛋白质每日应摄入量。
3. 根据供能总量,定出相应的食物交换的总份数和不同食物的交换份数。
4. 将不同食物的交换总份数,根据早餐、中餐、晚餐分别占总能量的 1/5、2/5、2/5 的原则,分配到早、中、晚三餐。
5. 将不同食物的交换份数,换成相应的食物。
6. 对所编制的食谱进行评价,并提出修改意见。

（田贞尚）

附录 II 中国居民膳食营养素参考摄入量

附表 1 中国居民膳食蛋白质和能量推荐摄入量（RNIs）

年龄（岁）	能量				蛋白质	
	RNI（MJ）		RNI（kcal）		RNI（g）	
	男	女	男	女	男	女
0 ～	0.4 MJ/kg		95 kcal/kg		1.5 ～ 3 g/（kg·d）	
1 ～	4.60	4.40	1 100	1 050	35	35
2 ～	5.02	4.81	1 200	1 150	40	40
3 ～	5.64	5.43	1 350	1 300	45	45
4 ～	6.06	5.83	1 450	1 400	50	50
5 ～	6.70	6.27	1 600	1 500	55	55
6 ～	7.10	6.67	1 700	1 600	55	55
7 ～	7.53	7.10	1 800	1 700	60	60
8 ～	7.94	7.53	1 900	1 800	65	65
9 ～	8.36	7.94	2 000	1 900	65	65
10 ～	8.80	8.36	2 100	2 000	70	70
11 ～	10.04	9.20	2 400	2 200	75	75
14 ～	12.00	9.63	2 900	2 400	85	80
18 ～						
体力活动						
轻	10.03	8.80	2 400	2 100	75	65
中	11.29	9.62	2 700	2 300	80	70
重	13.38	11.30	3 200	2 700	90	80
孕妇		+0.84		+200		+5，+15，+25
乳母		+2.09		+500		20
50 ～						
体力活动			2 300			
轻	9.62	8.00	2 600	1 900		
中	10.87	8.36	3 100	2 000		
重	13.00	9.20		2 200		
60 ～					75	65
体力活动			1 900			
轻	7.94	7.53	2 200	1 800		
中	9.20	8.36		2 000		
70 ～					75	65
体力活动			1 900			
轻	7.94	7.10	2 100	1 700		
中	8.80	8.00	1 900	1 900		
80 ～	7.74	7.10		1 700	75	65

注：+ 表示增加量

附表 2　中国居民膳食脂肪适宜摄入量（AIs）

年龄（岁）	脂肪（占能量百分比）	SFA	MUFA	PUFA	n-6/n-3	胆固醇（mg）
婴儿						
0 ～	45 ～ 50				4 : 1	
0.5 ～	35 ～ 40				4 : 1	
幼儿						
2 ～	30 ～ 35				4 : 1 ～ 6 : 1	
儿童						
7 ～	25 ～ 30				4 : 1 ～ 6 : 1	
青少年						
14 ～	25 ～ 30	＜ 10	8	10	4 : 1 ～ 6 : 1	
成年	20 ～ 30	＜ 10	10	10	4 : 1 ～ 6 : 1	＜ 300
老年人	20 ～ 30	6 ～ 8	10	8 ～ 10	4 : 1	＜ 300

注：SFA 代表饱和脂肪酸；MUFA 代表不饱和脂肪酸；PUFA 代表多不饱和脂肪酸。

附表 3　常用和微量元素的 RNIs 或 AIs

年龄（岁）	钙Ca AI mg	磷P AI mg	钾K AI mg	钠Na AI mg	镁Mg AI mg	铁Fe AI mg 男	铁Fe AI mg 女	碘I RNI μg	锌Zn RNI mg 男	锌Zn RNI mg 女	硒Se RNI μg	铜Cu AI mg	氟F AI mg	铬Cr AI μg	锰Mn AI mg	钼Mo AI mg
0 ~	300	150	500	200	30		0.3	50		1.5	15（AI）	0.4	0.1	10		
0.5 ~	400	300	700	500	70		10	50		8.0	20（AI）	0.6	0.4	15		
1 ~	600	450	1 000	650	100		12	50		9.0	20	0.8	0.6	20		15
4 ~	800	500	1 500	900	150		12	90		12.0	25	1	0.8	30		20
7 ~	800	700	1 500	1 000	250		12	90		13.5	35	1.2	1.0	30		30
11 ~	1 000	1 000	1 500	1 200	350	16	18	120	18.0	15.0	45	1.8	1.2	40		50
14 ~	1 000	1 000	2 000	1 800	350	20	25	150	19.0	15.5	50	2.0	1.4	40		50
18 ~	800	700	2 000	2 200	350	15	20	150	15.0	11.5	50	2.0	1.5	50	3.5	60
孕妇　早期	800	700	2 500	2 200	400		15	200		11.5	50					
中期	1 000	700	2 500	2 200	400		25	200		16.5	50					
晚期	1 200	700	2 500	2 200	400		35	200		16.5	50					
乳母	1 200	700	2 500	2 200	400		25	200		21.5	65					
50 ~	1 000	700	2 000	2 200	350		15	150		11.5	50	2.0	1.5	50	3.5	60

注：凡表中数字缺如之处表示未制定该参考值。

附表 4　脂溶性和水溶性维生素的 RNIs 或 AIs

年龄 （岁）	维生素 A RNI μgRN #		维生素 D RNI μg	维生素 E AI mg α-TE *	维生素 B1 RNI mg		维生素 B2 RNI mg		维生素 B6 AI mg	维生素 B12 AI μg	维生素 C RNI mg	泛酸 AI mg	叶酸 RNI μgDFE ▲	烟酸 RNI mgNE △		胆碱 AI mg	生物素 AI μg
	男	女			女	男	男	女						男	女		
0～	400（AI）		10	3	0.2（AI）		0.4（AI）		0.1	0.4	40	1.7	65（AI）	2（AI）		100	5
0.5～	400（AI）		10	3	0.3（AI）		0.4（AI）		0.3	0.5	50	1.8	80（AI）	3（AI）		150	6
1～	500		10	4	0.6		0.6		0.5	0.9	60	2.0	150	6		200	8
4～	600		10	5	0.7		0.7		0.6	1.2	70	3.0	200	7		250	12
7～	700		10	7	0.9		1.0		0.7	1.2	80	4.0	200	9		300	16
11～	700		5	10	1.2		1.2		0.9	1.8	90	5.0	300	12		350	20
	男	女			女	男	男	女						男	女		
14～	800	700	5	14	1.5	1.2	1.5	1.2	1.1	2.4	100	5.0	400	15	12	450	25
18～	800	700	5	14	1.3	1.4	1.4	1.2	1.2	2.4	100	6.0	400	14	13	500	30
孕妇																	
早期	800		5	14	1.5		1.7		1.9	2.6	100	6.0	600		15	500	30
中期	900		10	14	1.5		1.7		1.9	2.6	130	6.0	600		15	500	30
晚期	900		10	14	1.5		1.7		1.9	2.6	130	6.0	600		15	500	30
乳母	1 200		10	14	1.8		1.7		1.9	2.8	130	7.0	500		18	500	30
50～	800	700	10	14	1.3		1.4		1.5	2.4	100	5.0	400		13	500	30

注：# RN 为视黄醇当量。

　　* α-TE 为生育酚当量。

　　▲ DFE 为膳食叶酸当量。

　　△ NE 为烟酸当量。

　　凡表中数字缺如之处表示未制定该参考值。

附表 5　某些微量营养素的 ULs

年龄(岁)	钙 mg	磷 mg	镁 mg	铁 mg	碘 μg	锌 mg	硒 μg	铜 mg	氟 mg	铬 μg	锰 mg	钼 mg	维生素A μgRN#	维生素D μg	维生素B1 mg	维生素C mg	叶酸 μgDFE▲	烟酸 mgNE△	胆酸 mg
0~				10		13	55		0.4							4 000			600
0.5~		3 000	200	30		23	80		0.8							500			800
1~	2 000	3 000	200	30		23	120	1.5	1.2	200		80			50	600	300	10	1 000
4~	2 000	3 000	300	30		23	180	2.0	1.6	300		110	2 000	20	50	700	400	25	1 500
7~	2 000	3 000	500	30	800	28	240	3.5	2.0	300		160	2 000	20	50	800	400	20	2 000
11~	2 000	3 500	700	50	800	男 37 / 女 34	300	5.0	2.4	400		280	2 000	20	50	900	600	30	2 500
14~	2 000	3 500	700	50	800	男 42 / 女 35	360	7.0	2.8	400		280	2 000	20	50	1 000	800	30	3 000
18~	2 000	3 500	700	50	1 000	男 45 / 女 37	400	8.0	3.0	500	10	350	3 000	20	50	1 000	1 000	35	3 500
孕妇	2 000	3 000	700	60	1 000	35	400						2 400	20		1 000	1 000		3 500
乳母	2 000	3 000	700	50	1 000	35	400							20		1 000	1 000		3 500
50~	2 000	3 500*	700	50	1 000	男 37 / 女 37	400	8.0	3.0	500	10	350	3 000	20	50	1 000	1 000	35	3 500

注: # RN 为视黄醇当量。

▲ DFE 为膳食叶酸当量。

△ NE 为烟酸当量。

* 60 岁以上的 UL 为 3 000 mg。

凡表中数字缺如之处表示未制定该参考值。

附表6 蛋白质和某些微量营养素的EARs值

年龄（岁）	蛋白质 g/kg	锌 mg 男	锌 mg 女	硒 μg	维生素A RNI μgRN#	维生素D RNI μg	维生素B1 RNI mg 男	维生素B1 RNI mg 女	维生素B2 RNI mg 男	维生素B2 RNI mg 女	维生素C RNI mg	叶酸 RNI μgDFE▲
0~	2.25~1.25	1.5			3 775	8.8*						
0.5~	1.25~1.15	6.7			400	13.8*						
1~		7.4		17	300		0.4		0.5		13	320
4~		8.7		20			0.5		0.6		22	320
7~		9.7		26	700		0.5		0.8		39	320
11~		13.1	10.8	236			0.7	0.7	1.0	1.0	63	320
14~		13.9	11.2	40			1.0	0.9	1.3	1.0	75	320
18~	0.92	13.2	8.3	41	700		1.4	1.3	1.2	1.0		320
孕妇 早期		8.3		50						1.45	66	520
中期		+5		50								
晚期		+5		50								
乳母	+0.18	+10		65				1.3		1.4	96	450
50~	0.92										75	320

注：# RN 为视黄醇当量。
▲ DFE 为膳食叶酸当量。
* 0~2.9岁南方地区为8.8 μg，北方地区为13.8 μg。
凡表中数字缺如之处表示未制定 该参考值。

附录 Ⅲ　常见食物一般营养成分（每 100 g 食部）

类别：谷类及制品

食物名称	可食部分 %	能量 kcal	水分 g	蛋白质 g	脂肪 g	碳水化合物 g	膳食纤维 g	胆固醇 mg	维生素A μg	维生素B$_1$ mg	维生素B$_2$ mg	烟酸 mg	维生素C mg	维生素E mg	钠 mg	钙 mg	铁 mg
稻谷（早籼）	64	359	10.2	9.9	2.2	74.8	1.4	0	0	0.14	0.05	5	0	0.25	1.6	13	5.1
稻米（大米）	100	346	13.3	7.4	0.8	77.2	0.7	0	0	0.11	0.05	1.9	0	0.46	3.8	13	2.3
稻米（粳,特级）	100	334	16.2	7.3	0.4	75.3	0.4	0	0	0.08	0.04	1.1	0	0.76	6.2	24	0.9
稻米（粳,标一）	100	343	13.7	7.7	0.6	76.8	0.6	0	0	0.16	0.08	1.3	0	1.01	2.4	11	1.1
稻米（粳,标二）	100	348	13.2	8	0.6	77.7	0	0	0	0.22	0.05	2.6	0	0.53	0.9	3	0.4
稻米（早籼,特等）	100	346	12.9	9.1	0.6	76	0.7	0	0	0.13	0.03	1.6	0	0	1.3	6	0.9
稻米（早籼,标一）	100	351	12.3	8.8	1	76.8	0.4	0	0	0.16	0.05	2	0	0	1.9	10	1.2
稻米（早籼,标二）	100	345	13.7	9.5	1	74.6	0.5	0	0	0.2	0.09	3	0	0	0.8	6	1
稻米（晚籼,特）	100	342	14	8.1	0.3	76.7	0.2	0	0	0.09	0.1	1.5	0	0	0.8	6	0.7
稻米（晚籼,标一）	100	345	13.5	7.9	0.7	76.8	0.5	0	0	0.17	0.05	1.7	0	0.22	1.5	9	1.2
稻米（晚籼,标二）	100	343	14.2	8.6	0.8	75.3	0.4	0	0	0.18	0.06	2.6	0	0	0.9	6	2.8
稻米（籼）	100	347	12.6	7.9	0.6	77.5	0.8	0	0	0.09	0.04	1.4	0	0.54	1.7	12	1.6
稻米（优标）	100	349	12.8	8.3	1	76.8	0.5	0	0	0.13	0.02	2.6	0	0	1.2	8	0.5
稻米（籼,标一）	100	346	13	7.7	0.7	77.3	0.6	0	0	0.15	0.06	2.1	0	0.43	2.7	7	1.3
方便面	100	472	3.6	9.5	21.1	60.9	0.7	0	0	0.12	0.06	0.9	0	2.28	1144	25	4.1
高粱米	100	351	10.3	10.4	3.1	70.4	4.3	0	0	0.29	0.1	1.6	0	1.88	6.3	22	6.3
挂面（标准粉）	100	344	12.4	10.1	0.7	74.4	1.6	0	0	0.19	0.04	2.5	0	1.11	15	14	3.5

续表

类别	食物名称	可食部分 %	能量 kcal	水分 g	蛋白质 g	脂肪 g	碳水化物 g	膳食纤维 g	胆固醇 mg	维生素A μg	维生素B₁ mg	维生素B₂ mg	烟酸 mg	维生素C mg	维生素E mg	钠 mg	钙 mg	铁 mg
谷类及制品	挂面（精白粉）	100	347	12.7	9.6	0.6	75.7	0.3	0	0	0.2	0.04	2.4	0	0.88	110.6	21	3.2
	黑米（稻米（紫））	100	333	14.3	9.4	2.5	68.3	3.9	0	0	0.33	0.13	7.9	0	0.22	7.1	12	1.6
	花卷	100	217	45.7	6.4	1	45.6	0	0	0	0.02	0.02	1.1	0	0	95	19	0.4
	煎饼	100	333	6.8	7.6	0.7	74.7	9.1	0	0	0.1	0.04	0.2	0	0	85.5	9	7
	烙饼（标准粉）	100	255	36.4	7.5	2.3	51	1.9	0	0	0.02	0.04		0	1.03	149.3	20	2.4
	馒头（蒸，标准粉）	100	233	40.5	7.8	1	48.3	1.5	0	0	0.05	0.07		0	0.86	165.2	18	1.9
	馒头（蒸，富强粉）	100	208	47.3	6.2	1.2	43.2	1	0	0	0.02	0.02	0	0	0.09	165	58	1.7
	面条（干）	100	355	10.5	11	0.1	77.5	0.2	0	0	0.28	0.05	2.7	0	0	60.9	8	9.6
	面条（煮，富强粉）	100	109	72.6	2.7	0.2	24.2	0.1	0	0	0	0.01	1.8	0	0	26.9	4	0.5
	米饭（蒸，籼米）	100	114	71.1	2.5	0.2	25.6	0.4	0	0	0.02	0.03	1.7	0	0	1.7	6	0.3
	米饭（蒸，粳米）	100	117	70.6	2.6	0.3	26	0.2	0	0	0	0.03	2	0	0	3.3	7	2.2
	米粥（粳米）	100	46	88.6	1.1	0.3	9.8	0.1	0	0	0	0.03	0.2	0	0	2.8	7	0.1
	糯米（优糯米）	100	344	14.2	9	1	74.7	0.6	0	0	0.1	0.03	1.9	0	0.93	1.2	8	0.8
	糯米（粳糯）	100	343	13.8	7.9	0.8	76	0.7	0	0	0.2	0.05	1.7	0	0.08	2.8	21	1.9
	荞麦	100	324	13	9.3	2.3	66.5	6.5	0	3	0.28	0.16	2.2	0	4.4	4.7	47	6.2
	青稞	100	298	12.1	10.2	1.2	61.6	13.4	0	0	0.32	0.21	3.6	0	1.25	0	0	0
	通心面（通心粉）	100	350	11.8	11.9	0.1	75.4	0.4	0	0	0.12	0.03	1	0	0	35	14	2.6

类别	食物名称	可食部分 %	能量 kcal	水分 g	蛋白质 g	脂肪 g	碳水化合物 g	膳食纤维 g	胆固醇 mg	维生素A μg	维生素B₁ mg	维生素B₂ mg	烟酸 mg	维生素C mg	维生素E mg	钠 mg	钙 mg	铁 mg
谷类及制品	小麦粉(特二粉)	100	349	12	10.4	1.1	74.3	1.6	0	0	0.15	0.11	2	0	1.25	1.5	30	3
	小麦粉(标准粉)	100	344	12.7	11.2	1.5	71.5	2.1	0	0	0.28	0.08	2	0	1.8	3.1	31	3.5
	小麦粉(特一,精粉)	100	350	12.7	10.3	1.1	74.6	0.6	0	0	0.17	0.06	2	0	0.73	2.7	27	2.7
	小米	100	358	11.6	9	3.1	73.5	1.6	0	17	0.33	0.1	1.5	0	3.63	4.3	41	5.1
	小米粥	100	46	89.3	1.4	0.7	8.4	0	0	0	0.02	0.07	0.9	0	0.26	4.1	10	1
	燕麦片	100	367	9.2	15	6.7	61.6	5.3	0	0	0.3	0.13	1.2	0	3.07	3.7	186	7
	油条	100	386	21.8	6.9	17.6	50.1	0.9	0	0	0.01	0.07	0.7	0	3.19	585.2	6	1
	玉米(白,包谷)	100	336	11.7	8.8	3.8	66.7	8	0	0	0.27	0.07	2.3	0	8.23	2.5	10	2.2
	玉米(黄,包谷)	100	335	13.2	8.7	3.8	66.6	6.4	0	17	0.21	0.13	2.5	0	3.89	3.3	14	2.4
	玉米(鲜,包谷)	46	106	71.3	4	1.2	19.9	2.9	0	0	0.16	0.11	1.8	0	0.46	1.1	0	1.1
	玉米糁(黄)	100	347	12.8	7.9	3	72	3.6	0	0	0.1	0.08	1.2	0	0.57	1.7	49	2.4
干豆类及制品	扁豆	100	326	9.9	25.3	0.4	55.4	6.5	0	5	0.26	0.45	2.6	0	1.86	2.3	137	19.2
	豆腐	100	81	82.8	8.1	3.7	3.8	0.4	0	0	0.04	0.03	0.2	0	2.71	7.2	164	1.9
	豆腐(内酯豆腐)	100	49	89.2	5	1.9	2.9	0.4	0	0	0.06	0.03	0.3	0	3.26	6.4	17	0.8
	豆腐(南豆腐)	100	57	87.9	6.2	2.5	2.4	0.2	0	0	0.02	0.04	1	0	3.62	3.1	116	1.5
	豆腐(北)	100	98	80	12.2	4.8	1.5	0.5	0	5	0.05	0.03	0.3	0	6.7	7.3	138	2.5
	豆腐干	100	140	65.2	16.2	3.6	10.7	0.8	0	0	0.03	0.07	0.3	0	0	76.5	308	4.9

类别	食物名称	可食部分 %	能量 kcal	水分 g	蛋白质 g	脂肪 g	碳水化合物 g	膳食纤维 g	胆固醇 mg	维生素 A μg	维生素 B₁ mg	维生素 B₂ mg	烟酸 mg	维生素 C mg	维生素 E mg	钠 mg	钙 mg	铁 mg
干豆类及制品	豆腐脑（老豆腐）	100	10	97.8	1.9	0.8	0	0	0	6	0.04	0.02	0.4	0	10.46	2.8	18	0.9
	豆腐皮	100	409	16.5	44.6	17.4	18.6	0.2	0	0	0.31	0.11	1.5	0	20.63	9.4	116	30.8
	豆浆	100	13	96.4	1.8	0.7	0	1.1	0	15	0.02	0.02	0.1	0	0.8	3	10	0.5
	腐乳（白）	100	133	68.3	10.9	8.2	3.9	0.9	0	22	0.03	0.04	1	0	8.4	2 460	61	3.8
	腐竹	100	459	7.9	44.6	21.7	21.3	1	0	0	0.13	0.07	0.8	0	27.84	26.5	77	16.5
	黑豆（黑大豆）	100	381	9.9	36.1	15.9	23.3	10.2	0	5	0.2	0.33	2	0	17.36	3	224	7
	黄豆（大豆）	100	359	10.2	35.1	16	18.6	15.5	0	37	0.41	0.2	2.1	0	18.9	2.2	191	8.2
	绿豆	100	316	12.3	21.6	0.8	55.6	6.4	0	22	0.25	0.11	2	0	10.95	3.2	81	6.5
	青豆（青大豆）	100	373	9.5	34.6	16	22.7	12.6	0	132	0.41	0.18	3	0	10.09	1.8	200	8.4
	豌豆	100	313	10.4	20.3	1.1	55.4	10.4	0	42	0.49	0.14	2.4	0	8.47	9.7	97	4.9
	小豆（红,红小豆）	100	309	12.6	20.2	0.6	55.7	7.7	0	13	0.16	0.11	2	0	14.36	2.2	74	7.4
	芸豆（白）	100	296	14.4	23.4	1.4	47.4	9.8	0	0	0.18	0.26	2.4	0	6.16	0	0	0
	杂豆	100	316	11.4	8.2	1	68.6	6.8	0	0	0	0	0	0	0	0	0	0
鲜豆类	蚕豆（去皮）	100	304	11.5	24.6	1.1	49	10.9	0	8	0.13	0.23	2.2	0	4.9	21.2	49	2.9
	蚕豆（带皮）	93	342	11.3	25.4	1.6	56.4	2.5	0	50	0.2	0.2	2.5	0	6.68	2.2	54	2.5
	豇豆	100	322	10.9	19.3	1.2	58.5	7.1	0	10	0.16	0.08	1.9	0	8.61	6.8	40	7.1
	扁豆（鲜）	91	37	88.3	2.7	0.2	6.1	2.1	0	25	0.04	0.07	0.9	13	0.24	3.8	38	1.9

续表

类别	食物名称	可食部分 %	能量 kcal	水分 g	蛋白质 g	脂肪 g	碳水化合物 g	膳食纤维 g	胆固醇 mg	维生素A μg	维生素B₁ mg	维生素B₂ mg	烟酸 mg	维生素C mg	维生素E mg	钠 mg	钙 mg	铁 mg
鲜豆类	蚕豆(鲜)	31	104	70.2	8.8	0.4	16.4	3.1	0	52	0.37	0.1	1.5	16	0.83	4	16	3.5
	刀豆	92	35	89	3.1	0.2	5.3	1.8	0	37	0.05	0.07	1	15	0.31	5.9	48	3.2
	豆角	96	30	90	2.5	0.2	4.6	2.1	0	33	0.05	0.07	0.9	18	2.24	3.4	29	1.5
	黄豆芽	100	44	88.8	4.5	1.6	3	1.5	0	5	0.04	0.07	0.6	8	0.8	7.2	21	0.9
	豇豆(鲜)	97	29	90.3	2.9	0.3	3.6	2.3	0	42	0.07	0.09	1.4	19	4.39	2.2	27	0.5
	豇豆(鲜,长)	98	29	90.8	2.7	0.2	4	1.8	0	20	0.07	0.07	0.8	18	0.65	4.6	42	1
	绿豆芽	100	18	94.6	2.1	0.1	2.1	0.8	0	3	0.05	0.06	0.5	6	0.19	4.4	9	0.6
	毛豆(青豆)	53	123	69.6	13.1	5	6.5	4	0	22	0.15	0.07	1.4	27	2.44	3.9	135	3.5
	四季豆(菜豆)	96	28	91.3	2	0.4	4.2	1.5	0	35	0.04	0.07	0.4	6	1.24	8.6	42	1.5
	豌豆(鲜)	42	105	70.2	7.4	0.3	18.2	3	0	37	0.43	0.09	2.3	14	1.21	1.2	21	1.7
	豌豆苗	98	29	92.7	3.1	0.6	2.8	0	0	0	0	0	0	0	0	26.3	59	1.8
根茎类	百合(干)	100	342	10.3	6.7	0.5	77.8	1.7	0	0	0.05	0.09	0.9	0	0	37.3	32	5.9
	荸荠(马蹄,地栗)	78	59	83.6	1.2	0.2	13.1	1.1	0	3	0.02	0.02	0.7	7	0.65	15.7	4	0.6
	慈菇(乌芋白地果)	89	94	73.6	4.6	0.2	18.5	1.4	0	0	0.14	0.07	1.6	4	2.16	39.1	14	2.2
	甘薯(红心,山芋红薯)	90	99	73.4	1.1	0.2	23.1	1.6	0	125	0.04	0.04	0.6	26	0.28	28.5	23	0.5
	甘薯(白心,红皮山芋)	86	104	72.6	1.4	0.2	24.2	1	0	37	0.07	0.04	0.6	24	0.43	58.2	24	0.8

续表

类别	食物名称	可食部分 %	能量 kcal	水分 g	蛋白质 g	脂肪 g	碳水化物 g	膳食纤维 g	胆固醇 mg	维生素A μg	维生素B₁ mg	维生素B₂ mg	烟酸 mg	维生素C mg	维生素E mg	钠 mg	钙 mg	铁 mg
根茎类	胡萝卜（红）	96	37	89.2	1	0.2	7.7	1.1	0	688	0.04	0.03	0.6	13	0.41	71.4	32	1
	胡萝卜（黄）	97	43	87.4	1.4	0.2	8.9	1.3	0	668	0.04	0.04	0.2	16	0	25.1	32	0.5
	菱笋	77	25	91.1	1.7	0.2	4.2	2	0	0	0.05	0.04	0.8	12	0.42	39.8	2	0.5
	姜	95	41	87	1.3	0.6	7.6	2.7	0	28	0.02	0.03	0.8	4	0	14.9	27	1.4
	芋头（芋艿,毛芋）	84	79	78.6	2.2	0.2	17.1	1	0	27	0.06	0.05	0.7	6	0.45	33.1	36	1
	竹笋	63	19	92.8	2.6	0.2	1.8	1.8	0	0	0.08	0.08	0.6	5	0.05	0.4	9	0.5
	竹笋（白笋,干）	64	196	10	26	4	13.9	43.2	0	2	0	0.32	0.2	0	0	0	31	4.2
	竹笋（春笋）	66	20	91.4	2.4	0.1	2.3	2.8	0	5	0.05	0.04	0.4	5	0	6	8	2.4
	竹笋（毛笋,毛竹笋）	67	21	93.1	2.2	0.2	2.5	1.3	0	0	0.04	0.05	0.3	9	0.15	5.2	16	0.9
	萝卜	94	20	93.9	0.8	0.1	4	0.6	0	3	0.03	0.06	0.6	18	1	60	56	0.3
	萝卜（白萝服）	95	20	93.4	0.9	0.1	4	1	0	3	0.02	0.03	0.3	21	0.92	61.8	36	0.5
	萝卜（红皮萝卜）	94	26	91.6	1.2	0.1	5.2	1.2	0	3	0.03	0.04	0.6	24	1.8	68	45	0.6
	萝卜（红心萝卜）	94	39	88	1.2	0	8.4	1.4	0	13	0.02	0.02	0.1	20	0	49.1	86	0.9
	萝卜（青萝卜）	95	31	91	1.3	0.2	6	0.8	0	10	0.04	0.06	0	14	0.22	69.9	40	0.8
	萝卜（水萝卜,脆萝卜）	93	20	92.9	0.8	0	4.1	1.4	0	42	0.03	0.05	0	45	0	9.7	0	0
	马铃薯（土豆洋芋）	94	76	79.8	2	0.2	16.5	0.7		5	0.08	0.04	1.1	27	0.34	2.7	8	0.8

类别	食物名称	可食部分 %	能量 kcal	水分 g	蛋白质 g	脂肪 g	碳水化物 g	膳食纤维 g	胆固醇 mg	维生素A μg	维生素B₁ mg	维生素B₂ mg	烟酸 mg	维生素C mg	维生素E mg	钠 mg	钙 mg	铁 mg
根茎类	马铃薯粉（土豆粉）	100	337	12	7.2	0.5	76	1.4	0	20	0.08	0.06	5.1	0	0.28	4.7	171	10.7
	藕（莲藕）	88	70	80.5	1.9	0.2	15.2	1.2	0	3	0.09	0.03	0.3	44	0.73	44.2	39	1.4
	藕粉	100	372	6.4	0.2	0	92.9	0.1	0	0	0	0.01	0.4	0	0	10.8	8	41.8
	山药（薯蓣）	83	56	84.8	1.9	0.2	11.6	0.8	0	7	0.05	0.02	0.3	5	0.24	18.6	16	0.3
	茭白（茭笋茭粑）	74	23	92.2	1.2	0.2	4	1.9	0	5	0.02	0.03	0.5	5	0.99	5.8	4	0.4
叶菜类	白菜（大白菜）	92	21	93.6	1.7	0.2	3.1	0.6	0	42	0.06	0.07	0.8	47	0.92	89.3	69	0.5
	菠菜（赤根菜）	89	24	91.2	2.6	0.3	2.8	1.7	0	487	0.04	0.11	0.6	32	1.74	85.2	66	2.9
	菜花（花椰菜）	82	24	92.4	2.1	0.2	3.4	1.2	0	5	0.03	0.08	0.6	61	0.43	31.6	23	1.1
	葱头（洋葱）	90	39	89.2	1.1	0.2	8.1	0.9	0	3	0.03	0.03	0.3	8	0.14	4.4	24	0.6
	大白菜（青白口）	83	15	95.1	1.4	0.1	2.1	0.9	0	13	0.03	0.04	0.4	28	0.36	48.4	35	0.6
	芥蓝（甘蓝菜）	78	19	93.2	2.8	0.4	1	1.6	0	575	0.02	0.09	1	51	0.96	50.5	128	2
	金针菜（黄花菜）	98	199	40.3	19.4	1.4	27.2	7.7	0	307	0.05	0.21	3.1	10	4.92	59.2	301	8.1
	韭菜	90	26	91.8	2.4	0.4	3.2	1.4	0	235	0.02	0.09	0.8	24	0.96	8.1	42	1.6
	马兰头（马兰鸡儿肠）	100	25	91.4	2.4	0.4	3	1.6	0	340	0.06	0.13	0.8	26	0.72	15.2	67	2.4
	苜蓿（草头金花菜）	100	60	81.8	3.9	1	8.8	2.1	0	440	0.1	0.73	2.2	118	0	5.8	713	9.7
	芹菜（白茎,旱芹药芹）	66	14	94.2	0.8	0.1	2.5	1.4	0	10	0.01	0.08	0.4	12	2.21	73.8	48	0.8

续表

类别	食物名称	可食部分 %	能量 kcal	水分 g	蛋白质 g	脂肪 g	碳水化物 g	膳食纤维 g	胆固醇 mg	维生素A μg	维生素B₁ mg	维生素B₂ mg	烟酸 mg	维生素C mg	维生素E mg	钠 mg	钙 mg	铁 mg
叶菜类																		
	芹菜（水芹菜）	60	13	96.2	1.4	0.2	1.3	0.9	0	63	0.01	0.19	1	5	0.32	40.9	38	6.9
	生菜	94	13	95.8	1.3	0.3	1.3	0.7	0	298	0.03	0.06	0.4	13	1.02	32.8	34	0.9
	蒜（小蒜）	82	30	90.4	1	0.4	5.7	2	0	113	0.03	0.12	0.5	28	0.24	17.2	89	1.2
	蒜苗（蒜苔）	82	37	88.9	2.1	0.4	6.2	1.8	0	47	0.11	0.08	0.5	35	0.81	5.1	29	1.4
	茼蒿（蓬蒿菜艾菜）	82	21	93	1.9	0.3	2.7	1.2	0	252	0.04	0.09	0.6	18	0.92	161.3	73	2.5
	蕹菜（空心菜）	76	20	92.9	2.2	0.3	2.2	1.4	0	253	0.03	0.08	0.8	25	1.09	94.3	99	2.3
	乌菜（塌菜,塌棵菜）	89	25	91.8	2.6	0.4	2.8	1.4	0	168	0.06	0.11	1.1	45	1.16	115.5	186	3
	莴苣笋（莴苣）	62	14	95.5	1	0.1	2.2	0.6	0	25	0.02	0.02	0.5	4	0.19	36.5	23	0.9
	苋菜（青,绿苋菜）	74	25	90.2	2.8	0.3	2.8	2.2	0	352	0.03	0.12	0.8	47	0.36	32.4	187	5.4
	苋菜（紫,紫苋菜红苋）	73	31	88.8	2.8	0.4	4.1	1.8	0	248	0.03	0.1	0.6	30	1.54	42.3	178	2.9
	小白菜（青菜,白菜）	81	15	94.5	1.5	0.3	1.6	1.1	0	280	0.02	0.09	0.7	28	0.7	73.5	90	1.9
	西兰花（绿菜花）	83	33	90.3	4.1	0.6	2.7	1.6	0	1202	0.09	0.13	0.9	51	0.91	18.8	67	1
	雪里蕻（雪菜,雪里红）	94	24	91.5	2	0.4	3.1	1.6	0	52	0.03	0.11	0.5	31	0.74	30.5	230	3.2
	油菜	87	23	92.9	1.8	0.5	2.7	1.1	0	103	0.04	0.11	0.7	36	0.88	55.8	108	1.2
	圆白菜（甘蓝,卷心菜）	86	22	93.2	1.5	0.2	3.6	1	0	12	0.03	0.03	0.4	40	0.5	27.2	49	0.6
	芫荽（香菜,香荽）	81	31	90.5	1.8	0.4	5	1.2	0	193	0.04	0.14	2.2	48	0.8	48.5	101	2.9

类别	食物名称	可食部分 %	能量 kcal	水分 g	蛋白质 g	脂肪 g	碳水化合物 g	膳食纤维 g	胆固醇 mg	维生素A μg	维生素B₁ mg	维生素B₂ mg	烟酸 mg	维生素C mg	维生素E mg	钠 mg	钙 mg	铁 mg
菌藻类																		
	草菇（大黑头细花草）	100	23	92.3	2.7	0.2	2.7	1.6	0	0	0.08	0.34	8	0	0.4	73	17	1.3
	大红菇（草质红菇）	100	200	15.5	24.4	2.8	19.3	31.6	0	13	0.26	6.9	19.5	2	0	1.7	1	7.5
	冬菇（干,毛柄金线菌）	86	212	13.4	17.8	1.3	32.3	32.3	0	5	0.17	1.4	24.4	5	3.47	20.4	55	10.5
	海带（干,江白菜,昆布）	98	77	70.5	1.8	0.1	17.3	6.1	0	40	0.01	0.1	0.8	0	0.85	327.4	348	4.7
	海带（鲜,江白菜,昆布）	100	17	94.4	1.2	0.1	1.6	0.5	0	0	0.02	0.15	1.3	0	1.85	8.6	46	0.9
	海冻菜（石花菜,冻菜）	100	314	15.6	5.4	0.1	72.9	0	0	0	0.06	0.2	3.3	0	14.84	380.8	167	2
	金针菇（智力菇）	100	26	90.2	2.4	0.4	3.3	2.7	0	5	0.15	0.19	4.1	2	1.14	4.3	0	1.4
	口蘑（白蘑）	100	242	9.2	38.7	3.3	14.4	17.2	0	0	0.07	0.08	44.3	0	8.57	5.2	169	19.4
	蘑菇（干）	100	252	13.7	21	4.6	31.7	21	0	273	0.1	1.1	30.7	5	6.18	23.3	127	0
	蘑菇（鲜,鲜蘑）	99	20	92.4	2.7	0.1	2	2.1	0	2	0.08	0.35	4	2	0.56	8.3	6	1.2
	木耳（黑木耳,云耳）	100	205	15.5	12.1	1.5	35.7	29.9	0	17	0.17	0.44	2.5	0	11.34	48.5	247	97.4
	平菇（鲜,糙皮）	93	20	92.5	1.9	0.3	2.3	2.3	0	2	0.06	0.16	3.1	4	0.79	3.8	5	1
	苔菜（苔条,浒苔）	100	148	23.7	19	0.4	17.2	9.1	0	0	0.35	0.4	4	0	0	4 955.5	185	283.7
	香菇（干,香蕈,冬菇）	95	211	12.3	20	1.2	30.1	31.6	0	3	0.19	1.26	20.5	5	0.66	11.2	83	10.5
	香菇（鲜,香蕈,冬菇）	100	19	91.7	2.2	0.3	1.9	3.3	0	0	0.08	0.08	2	1	0	1.4	2	0.3
	银耳（白木耳）	96	200	14.6	10	1.4	36.9	30.4	0	8	0.05	0.25	5.3	0	1.26	82.1	36	4.1
	紫菜	100	207	12.7	26.7	1.1	22.5	21.6	0	228	0.27	1.02	7.3	2	1.82	710.5	264	54.9

续表

类别	食物名称	可食部分 %	能量 kcal	水分 g	蛋白质 g	脂肪 g	碳水化物 g	膳食纤维 g	胆固醇 mg	维生素A μg	维生素B₁ mg	维生素B₂ mg	烟酸 mg	维生素C mg	维生素E mg	钠 mg	钙 mg	铁 mg
鲜、干果类	芭蕉(甘蕉,板蕉,牙蕉)	68	109	68.9	1.2	0.1	25.8	3.1	0	0	0.02	0.02	0.6	0	0	1.3	6	0.3
	菠萝(凤梨,地菠萝)	68	41	88.4	0.5	0.1	9.5	1.3	0	33	0.04	0.02	0.2	18	0	0.8	12	0.6
	草莓	97	30	91.3	1	0.2	6	1.1	0	5	0.02	0.03	0.3	47	0.71	4.2	18	1.8
	橙	74	47	87.4	0.8	0.2	10.5	0.6	0	27	0.05	0.04	0.3	33	0.56	1.2	20	0.4
	柑	77	51	86.9	0.7	0.2	11.5	0.4	0	148	0.08	0.04	0.4	28	0.92	1.4	35	0.2
	桂圆(鲜)	50	70	81.4	1.2	0.1	16.2	0.4	0	3	0.01	0.14	1.3	43	0	3.9	6	0.2
	桂圆(干,龙眼,圆眼)	37	273	26.9	5	0.2	62.8	2	0	0	0	0.39	1.3	12	0	3.3	38	0.7
	桔(芦柑)	77	43	88.5	0.6	0.2	9.7	0.6	0	87	0.02	0.03	0.2	19	0	1.3	45	1.4
	桔(蜜桔)	76	42	88.2	0.8	0.4	8.9	1.4	0	277	0.05	0.04	0.2	19	0.45	1.3	19	0.2
	李(玉皇李)	91	36	90	0.7	0.2	7.8	0.9	0	25	0.03	0.02	0.4	5	0.74	3.8	8	0.6
	梨	75	32	90	0.4	0.1	7.3	2	0	0	0.01	0.04	0.1	1	0	3.9	11	0
	荔枝(鲜)	73	70	81.9	0.9	0.2	16.1	0.5	0	0	0.1	0.04	1.1	41	0	1.7	2	0.4
	芒果(抹猛果,望果)	60	32	90.6	0.6	0.2	7	1.3	0	1342	0.01	0.04	0.3	23	1.21	2.8	0	0.2
	苹果	76	52	85.9	0.2	0.2	12.3	1.2	0	3	0.06	0.02	0.2	4	2.12	1.6	4	0.6
	葡萄	86	43	88.7	0.5	0.2	9.9	0.4	0	8	0.04	0.02	0.2	25	0.7	1.3	5	0.4
	葡萄干	100	341	11.6	2.5	0.4	81.8	1.6	0	0	0.09	0.02	0	5	0	19.1	52	9.1
	柿	87	71	80.6	0.4	0.1	17.1	1.4	0	20	0.02	0.02	0.3	30	1.12	0.8	9	0.2
	桃	86	48	86.4	0.9	0.1	10.9	1.3	0	3	0.01	0.03	0.7	7	1.54	5.7	6	0.8

类别	食物名称	可食部分 %	能量 kcal	水分 g	蛋白质 g	脂肪 g	碳水化合物 g	膳食纤维 g	胆固醇 mg	维生素 A μg	维生素 B$_1$ mg	维生素 B$_2$ mg	烟酸 mg	维生素 C mg	维生素 E mg	钠 mg	钙 mg	铁 mg
鲜、干果类																		
	无花果	100	59	81.3	1.5	0.1	13	3	0	5	0.03	0.02	0.1	2	1.82	5.5	67	0.1
	香蕉	59	91	75.8	1.4	0.2	20.8	1.2	0	10	0.02	0.04	0.7	8	0.24	0.8	7	0.4
	杏	91	36	89.4	0.9	0.1	7.8	1.3	0	75	0.02	0.03	0.6	4	0.95	2.3	14	0.6
	杏（李子杏）	92	35	89.9	1	0.1	7.5	1.1	0	13	0.03	0.01	0.5	16	0	1.5	3	0.2
	杨梅（树梅,山杨梅）	82	28	92	0.8	0.2	5.7	1	0	7	0.01	0.05	0.3	9	0.81	0.7	14	1
	桃（杨桃）	88	29	91.4	0.6	0.2	6.2	1.2	0	3	0.02	0.03	0.7	7	0	1.4	4	0.4
	椰子	33	231	51.8	4	12.1	26.6	4.7	0	0	0.01	0.01	0.5	6	0	55.6	2	1.8
	樱桃	80	46	88	1.1	0.2	9.9	0.3	0	35	0.02	0.02	0.6	10	2.22	8	11	0.4
	柚（文旦）	69	41	89	0.8	0.2	9.1	0.4	0	2	0	0.03	0.3	23	0	3	4	0.3
	枣（鲜）	87	122	67.4	1.1	0.3	28.6	1.9	0	40	0.06	0.09	0.9	243	0.78	1.2	22	1.2
	枣（干）	80	264	26.9	3.2	0.5	61.6	6.2	0	2	0.04	0.16	0.9	14	3.04	6.2	64	2.3
	猕猴桃（中华猕猴桃,羊桃）	83	56	83.4	0.8	0.6	11.9	2.6	0	22	0.05	0.02	0.3	62	2.43	10	27	1.2
硬果类																		
	核桃（干,胡桃）	43	627	5.2	14.9	58.8	9.6	9.5	0	5	0.15	0.14	0.9	1	43.21	6.4	56	2.7
	花生（生,落花生,长生果）	53	298	48.3	12.1	25.4	5.2	7.7	0	2	0	0.04	14.1	14	2.93	3.7	8	3.4
	花生（炒）	71	589	4.1	21.9	48	17.3	6.3	0	10	0.13	0.12	18.9	0	12.94	34.8	47	1.5
瓜类																		
	菜瓜（生瓜,白瓜）	88	18	95	0.6	0.2	3.5	0.4	0	3	0.02	0.01	0.2	12	0.03	1.6	20	0.5
	冬瓜	80	11	96.6	0.4	0.2	1.9	0.7	0	13	0.01	0.01	0.3	18	0.08	1.8	19	0.2

续表

类别	食物名称	可食部分 %	能量 kcal	水分 g	蛋白质 g	脂肪 g	碳水化物 g	膳食纤维 g	胆固醇 mg	维生素A μg	维生素B₁ mg	维生素B₂ mg	烟酸 mg	维生素C mg	维生素E mg	钠 mg	钙 mg	铁 mg
瓜类	哈密瓜	71	34	91	0.5	0.1	7.7	0.2	0	153	0	0.01	0	12	0	26.7	4	0
	黄瓜（胡瓜）	92	15	95.8	0.8	0.2	2.4	0.5	0	15	0.02	0.03	0.2	9	0.46	4.9	24	0.5
	葫芦（长瓜，蒲瓜，瓠瓜）	87	14	95.3	0.7	0.1	2.7	0.8	0	7	0.02	0.01	0.4	11	0	0.6	16	0.4
	苦瓜（凉瓜，赖葡萄）	81	19	93.4	1	0.1	3.5	1.4	0	17	0.03	0.03	0.4	56	0.85	2.5	14	0.7
	南瓜（饭瓜番瓜，倭瓜）	85	22	93.5	0.7	0.1	4.5	0.8	0	148	0.03	0.04	0.4	8	0.36	0.8	16	0.4
	丝瓜	83	20	94.3	1	0.2	3.6	0.6	0	15	0.02	0.04	0.4	5	0.22	2.6	14	0.4
	笋瓜（生瓜）	91	12	96.1	0.5	0	2.4	0.7	0	17	0.04	0.02	0	5	0.29	0	14	0.6
	甜瓜（香瓜）	78	26	92.9	0.4	0.1	5.8	0.4	0	5	0.02	0.03	0.3	15	0.47	8.8	14	0.7
	西瓜（寒瓜）	56	25	93.3	0.6	0.1	5.5	0.3	0	75	0.02	0.03	0.2	6	0.1	3.2	8	0.3
	西葫芦	73	18	94.9	0.8	0.2	3.2	0.6	0	5	0.01	0.03	0.2	6	0.34	5	15	0.3
茄果类	茄子（长）	96	19	93.1	1	0.1	3.5	1.9	0	30	0.03	0.03	0.6	7	0.2	6.4	55	0.4
	青椒（灯笼椒，柿子椒，大椒）	82	22	93	1	0.2	4	1.4	0	57	0.03	0.03	0.9	72	0.59	3.3	14	0.8
	番茄（西红柿，番柿）	97	19	94.4	0.9	0.2	3.5	0.5	0	92	0.03	0.03	0.6	19	0.57	5	10	0.4
	茄子	93	21	93.4	1.1	0.2	3.6	1.3	0	8	0.02	0.04	0.6	5	1.13	5.4	24	0.5
硬果类	花生仁（生）	100	563	6.9	25	44.3	16	5.5	0	5	0.72	0.13	17.9	2	18.09	3.6	39	2.1
	花生仁（炒）	100	581	1.8	24.1	44.4	21.2	4.3	0	0	0.12	0.1	18.9	0	14.97	445.1	284	6.9
	葵花子（生）	50	597	2.4	23.9	49.9	13	6.1	0	5	0.36	0.2	4.8	0	34.53	5.5	72	5.7

类别	食物名称	可食部分 %	能量 kcal	水分 g	蛋白质 g	脂肪 g	碳水化合物 g	膳食纤维 g	胆固醇 mg	维生素A μg	维生素B₁ mg	维生素B₂ mg	烟酸 mg	维生素C mg	维生素E mg	钠 mg	钙 mg	铁 mg
硬果类	葵花子（炒）	52	616	2	22.6	52.8	12.5	4.8	0	5	0.43	0.26	4.8	0	26.46	1322	72	6.1
	葵花子仁	100	606	7.8	19.1	53.4	12.2	4.5	0	0	1.8	0.16	4.5	0	79.09	50	1	2.9
	莲子（干）	100	344	9.5	17.2	2	64.2	3	0	0	0.16	0.08	4.2	5	2.71	5.1	97	3.6
	栗子（鲜，板栗）	80	185	52	4.2	0.7	40.5	1.7	0	32	0.14	0.17	0.8	24	4.56	13.9	17	1.1
	南瓜子（炒，白瓜子）	68	574	4.1	36	46.1	3.8	4.1	0	0	0.08	0.16	3.3	0	27.28	15.8	37	6.5
	山核桃（熟，小核桃）	30	596	2.2	7.9	50.8	26.8	7.8	0	0	0.02	0.09	1	0	14.08	430.3	133	5.4
	山核桃（干）	24	601	2.2	18	50.4	18.8	7.4	0	5	0.16	0.09	0.5	0	65.55	250.7	57	6.8
	松子（炒）	31	619	3.6	14.1	58.5	9	12.4	0	5	0	0.11	3.8	0	25.2	3	161	5.2
兽肉类及制品	肠（火腿肠）	100	212	57.4	14	10.4	15.6	0	57	5	0.26	0.43	2.3	0	0.71	771.2	9	4.5
	肠（香肠）	100	508	19.2	24.1	40.7	11.2	0	82	0	0.48	0.11	4.4	0	1.05	2 309.2	14	5.8
	火腿（金华火腿）	100	318	48.7	16.4	28	0	0	98	20	0.51	0.18	4.8	0	0.18	233.4	9	2.1
	腊肉（培根）	100	181	63.1	22.3	9	2.6	0	46	0	0.9	0.11	4.5	0	0.11	51.2	2	2.4
	牛肉（肥瘦）	100	190	68.1	18.1	13.4	0	0	84	9	0.03	0.11	7.4	0	0.22	57.4	8	3.2
	牛肉（瘦）	100	106	75.2	20.2	2.3	1.2	0	58	6	0.07	0.13	6.3	0	0.35	53.6	9	2.8
	牛肉干	100	550	9.3	45.6	40	1.9	0	120	0	0.06	0.26	15.2	0	0	412.4	43	15.6
	兔肉	100	102	76.2	19.7	2.2	0.9	0	59	212	0.11	0.1	5.8	0	0.42	45.1	12	2
	午餐肉	100	229	59.9	9.4	15.9	12	0	56	0	0.24	0.05	11.1	0	0	981.9	57	0
	羊肉（肥，瘦）	90	198	66.9	19	14.1	0	0	92	22	0.05	0.14	4.5	0	0.26	80.6	6	2.3

续表

类别	食物名称	可食部分 %	能量 kcal	水分 g	蛋白质 g	脂肪 g	碳水化合物 g	膳食纤维 g	胆固醇 mg	维生素A μg	维生素B₁ mg	维生素B₂ mg	烟酸 mg	维生素C mg	维生素E mg	钠 mg	钙 mg	铁 mg
兽肉类及制品	羊肉(瘦)	90	118	74.2	20.5	3.9	0.2	0	60	11	0.15	0.16	5.2	0	0.31	69.4	9	3.9
	猪肝	99	129	70.7	19.3	3.5	5	0	288	4 972	0.21	2.08	15	0	0.86	68.6	6	22.6
	猪肉(肥)	100	816	8.8	2.4	90.4	0	0	109	29	0.08	0.05	0.9	0	0.24	19.5	3	1
	猪肉(肥,瘦)	100	395	46.8	13.2	37	2.4	0	80	0	0.22	0.16	3.5	0	0.49	59.4	6	1.6
	猪肉(瘦)	100	143	71	20.3	6.2	1.5	0	81	44	0.54	0.1	5.3	0	0.34	57.5	6	3
	猪肉松	100	396	9.4	23.4	11.5	49.7	0	111	44	0.04	0.13	3.3	0	10.02	469	41	6.4
	猪血	100	55	85.8	12.2	0.3	0.9	0	51	0	0.03	0.04	0.3	0	0.2	56	4	8.7
禽肉类及制品	鹌鹑	58	110	75.1	20.2	3.1	0.2	0	157	40	0.04	0.32	6.3	0	0.44	48.4	48	2.3
	北京烤鸭	80	436	38.2	16.6	38.4	6	0	91	36	0.04	0.32	4.5	0	0.97	83	35	2.4
	鹅	63	245	62.9	17.9	19.9	0	0	74	42	0.07	0.23	4.9	0	0.22	58.8	4	3.8
	鹅肝	100	129	70.7	15.2	3.4	9.3	0	285	6 100	0.27	0.25	0	0	5.29	70.2	2	7.8
	鸽	42	201	66.6	16.5	14.2	1.7	0	99	53	0.06	0.2	6.9	0	0.99	63.6	30	3.8
	鸡	66	167	69	19.3	9.4	1.3	0	106	48	0.05	0.09	5.6	0	0.67	63.3	9	1.4
	鸭	68	240	63.9	15.5	19.7	0.2	0	94	52	0.08	0.22	4.2	0	0.27	69	6	2.2
乳制品	白脱(食用,牛油黄油)	100	742	17.7	0	82.7	0		152	534	0.01	0.06	0.1	0	3.71	18	1	1
	黄油	100	892	0.5	1.4	98.8	0		296	0	0	0.02	0	0		40.3	35	0.8
	炼乳(罐头,甜)	100	332	26.2	8	8.7	55.4	0	36	41	0.03	0.16	0.3	0	0.28	211.9	242	0.4

续表

类别	食物名称	可食部分 %	能量 kcal	水分 g	蛋白质 g	脂肪 g	碳水化物 g	膳食纤维 g	胆固醇 mg	维生素A μg	维生素B₁ mg	维生素B₂ mg	烟酸 mg	维生素C mg	维生素E mg	钠 mg	钙 mg	铁 mg
乳制品	奶酪（干酪）	100	328	43.5	25.7	23.5	3.5	0	11	152	0.06	0.91	0.6	0	0.6	584.6	799	2.4
	奶片	100	472	3.7	13.3	20.2	59.3	0	65	75	0.05	0.2	1.6	0	0.05	179.7	269	1.6
	奶油	100	720	18	2.5	78.6	0.7	0	168	1042	0	0.05	0.1	0	66.01	29.6	1	0.7
	牛乳	100	54	89.8	3	3.2	3.4	0	15	24	0.03	0.14	0.1	0	0.21	37.2	104	0.3
	牛乳粉（全脂，速溶）	100	466	2.3	19.9	18.9	54	0	71	272	0.08	0.8	0.5	0	1.29	247.6	659	2.9
	牛乳粉（婴儿奶粉）	100	443	3.7	19.8	15.1	57	0	91	28	0.12	1.25	0.4	0	3.29	9.4	998	5.2
	酸奶	100	72	84.7	2.5	2.7	9.3	0	15	26	0.03	0.15	0.2	0	0.12	39.8	118	0.4
蛋制品	鹌鹑蛋	86	160	73	12.8	11.1	2.1	0	515	337	0.11	0.49	0.1	0	3.08	106.6	47	3.2
	鹅蛋	87	196	69.3	11.1	15.6	2.8	0	704	192	0.08	0.3	0.4	0	4.5	90.6	34	4.1
	鸡蛋（白皮）	87	138	75.8	12.7	9	1.5	0	585	310	0.09	0.31	0.2	0	1.23	94.7	48	2
	鸡蛋（红皮）	88	156	73.8	12.8	11.1	1.3	0	585	194	0.13	0.32	0.2	0	2.29	125.7	44	2.3
	松花蛋（鸡）	83	178	66.4	14.8	10.6	5.8	0	595	310	0.02	0.13	0.2	0	1.06	0	26	3.9
	松花蛋（鸭，皮蛋）	90	171	68.4	14.2	10.7	4.5	0	608	215	0.06	0.18	0.1	0	3.05	542.7	63	3.3
	鸭蛋	87	180	70.3	12.6	13	3.1	0	565	261	0.17	0.35	0.2	0	4.98	106	62	2.9
鱼虾蟹贝类	干贝	100	264	27.4	55.6	2.4	5.1	0	348	11	0	0.21	2.5	0	1.53	306.4	77	5.6
	海参	93	262	18.9	50.2	4.8	4.5	0	62	39	0.04	0.13	1.3	0	0	4 967.8	0	9
	海参（水浸）	100	24	93.5	6	0.1	0	0	51	11	0	0.03	0.3	0	0	80.9	240	0.6

续表

类别	食物名称	可食部分 %	能量 kcal	水分 g	蛋白质 g	脂肪 g	碳水化物 g	膳食纤维 g	胆固醇 mg	维生素 A μg	维生素 B₁ mg	维生素 B₂ mg	烟酸 mg	维生素 C mg	维生素 E mg	钠 mg	钙 mg	铁 mg
鱼虾蟹贝类																		
	海参（鲜）	100	71	77.1	16.5	0.2	0.9	0	51	0	0.03	0.04	0.1	0	3.14	502.9	285	13.2
	海蜇皮	100	33	76.5	3.7	0.3	3.8	0	8	0.	0.03	0.05	0.2	0	2.13	325	150	4.8
	海蜇头	100	74	69	6	0.3	11.8	0	10	14	0.07	0.04	0.3	0	2.82	467.7	120	5.1
	蛤蜊（花蛤）	46	45	87.2	7.7	0.6	2.2	0	63	23	0	0.13	1.9	0	0.51	309	59	6.1
	河蚌	23	36	89.8	6.8	0.6	0.8	0	57	202	0.01	0.13	1	0	1.36	28.7	306	3.1
	河蚬（蚬子）	35	47	88.5	7	1.4	1.7	0	257	37	0.08	0.13	1.4	0	0.38	18.4	39	11.4
	墨鱼（干,曼氏无针乌贼）	82	287	24.8	65.3	1.9	2.1	0	316	0	0.02	0.05	3.6	0	6.73	1744	82	23.9
	牡蛎	100	73	82	5.3	2.1	8.2	0	100	27	0.01	0.13	1.7	0	0.81	462.1	131	7.1
	白米虾（水虾米）	57	81	77.3	17.3	0.4	2	0	103	54	0.05	0.03	0	0	3.34	90.7	403	2.1
	对虾	61	93	76.5	18.6	0.8	2.8	0	193	15	0.01	0.07	1.7	0	0.62	165.2	62	1.5
	鳊鱼（鲂鱼,武昌鱼）	59	135	73.1	18.3	6.3	1.2	0	94	28	0.02	0.07	1.7	0	0.52	41.1	89	0.7
	餐条鱼	78	165	72.7	18.3	10.2	0	0	103	0	0.07	0	0	0	0	0	0	0
	草鱼（白鲩,草包鱼）	58	112	77.3	16.6	5.2	0	0	86	11	0.04	0.11	2.8	0	2.03	46	38	0.8
	鲳鱼（平鱼,银鲳,刺鲳）	70	142	72.8	18.5	7.8	0	0	77	24	0.04	0.07	2.1	0	1.26	62.5	46	1.1
	带鱼（白带鱼,刀鱼）	76	127	73.3	17.7	4.9	3.1	0	76	29	0.02	0.06	2.8	0	0.82	150.1	28	1.2
	鳜鱼（桂鱼）	61	117	74.5	19.9	4.2	0	0	124	12	0.02	0.07	5.9	0	0.87	68.6	63	1
	黄鳝（鳝鱼）	67	89	78	18	1.4	1.2	0	126	50	0.06	0.98	3.7	0	1.34	70.2	42	2.5
	鲫鱼（喜头鱼,海鲋鱼）	54	108	75.4	17.1	2.7	3.8	0	130	17	0.04	0.09	2.5	0	0.68	41:2	79	1.3

续表

类别	食物名称	可食部分 %	能量 kcal	水分 g	蛋白质 g	脂肪 g	碳水化合物 g	膳食纤维 g	胆固醇 mg	维生素A μg	维生素B₁ mg	维生素B₂ mg	烟酸 mg	维生素C mg	维生素E mg	钠 mg	钙 mg	铁 mg
鱼虾蟹贝类																		
	鲢鱼（白鲢，胖子，连子鱼）	61	102	77.8	17.8	3.6	0	0	99	20	0.03	0.07	2.5	0	1.23	57.5	53	1.4
	鲤鱼（鲤拐子）	54	109	76.7	17.6	4.1	0.5	0	84	25	0.03	0.09	2.7	0	1.27	53.7	50	1
	鲈鱼（鲈花）	58	100	77.7	18.6	3.4	0	0	86	19	0.03	0.17	3.1	0	0.75	144.1	138	2
	鲇鱼（胡子鲇，鲢胡，旺虾）	65	102	78	17.3	3.7	0	0	163	0	0.03	0.1	2.5	0	0.54	49.6	42	2.1
	泥鳅	60	96	76.6	17.9	2	1.7	0	136	14	0.1	0.33	6.2	0	0.79	74.8	299	2.9
	青鱼（青皮鱼，青鳞鱼，青混）	63	116	73.9	20.1	4.2	0.2	0	108	42	0.03	0.07	2.9	0	0.81	47.4	31	0.9
	鲐鱼（青鲐鱼，鲐巴鱼，青砖鱼）	66	155	69.1	19.9	7.4	2.2	0	77	38	0.08	0.12	8.8	0	0.55	87.7	50	1.5
	鳕鱼（鳕狭，明太鱼）	45	88	77.4	20.4	0.5	0.5	0	114	14	0.04	0.13	2.7	0	0	130.3	42	0.5
	银鱼（面条鱼）	100	119	76.2	17.2	5.6	0	0	361	0	0.03	0.05	0.2	0	1.86	8.6	46	0.9
	鳙鱼（胖头鱼，摆佳鱼，花鲢鱼）	61	100	76.5	15.3	2.2	4.7	0	112	34	0.04	0.11	2.8	0	2.65	60.6	82	0.8
	河虾	86	84	78.1	16.4	2.4	0	0	240	48	0.04	0.03	0	0	5.33	138.8	325	4
	基围虾	60	101	75.2	18.2	1.4	3.9	0	181	0	0.02	0.07	2.9	0	1.69	172	83	2
	龙虾	46	90	77.6	18.9	1.1	1	0	121	0	0.03	0.03	4.3	0	3.58	190	21	1.3
	虾米（海米）	100	195	37.4	43.7	2.6	0	0	525	21	0.01	0.12	5	0	1.46	4 891.9	555	11
	虾皮	100	153	42.4	30.7	2.2	2.5	0	428	19	0.02	0.14	3.1	0	0.92	5 057.7	991	6.7
	蟹（河蟹）	42	103	75.8	17.5	2.6	2.3	0	267	389	0.06	0.28	1.7	0	6.09	193.5	126	2.9
	蟹（梭子蟹）	49	95	77.5	15.9	3.1	0.9	0	142	121	0.03	0.3	1.9	0	4.56	481.4	280	2.5

类别	食物名称	可食部分 %	能量 kcal	水分 g	蛋白质 g	脂肪 g	碳水化物 g	膳食纤维 g	胆固醇 mg	维生素A μg	维生素B$_1$ mg	维生素B$_2$ mg	烟酸 mg	维生素C mg	维生素E mg	钠 mg	钙 mg	铁 mg
其他类																		
	春卷	100	463	23.5	6.1	33.7	33.8	1	0	0	0.01	0.01	3	0	3.89	485.8	10	1.9
	蛋糕	100	347	18.6	8.6	5.1	66.7	0.4	0	86	0.09	0.09	0.8	0	2.8	67.8	39	2.5
	江米条	100	439	4	5.7	11.7	77.7	0.4	0	0	0.18	0.03	2.5	0	14.32	46.5	33	2.5
	面包	100	312	27.4	8.3	5.1	58.1	0.5	0	0	0.03	0.06	1.7	0	1.66	230.4	49	2
	年糕	100	154	60.9	3.3	0.6	33.9	0.8	0	0	0.03		1.9	0	1.15	56.4	31	1.6
	烧饼	100	326	27.3	11.5	9.9	47.6	2.5	0	0	0.03	0.01	0	0	5.19	84.1	40	6.9
	饼干	100	433	5.7	9	12.7	70.6	1.1	81	37	0.08	0.04	4.7	0	4.57	204.1	73	1.9
	雪糕(双棒)	100	137	69.7	2.3	3.6	23.9	0	38	45	0.01	0.02	0.1	0	0.78	51.1	100	0.8
	冰棍	100	47	88.3	0.8	0.2	10.5	0	45	0	0.01	0.01	0.2	0	0.11	20.4	31	0.9
	冰淇淋	100	126	74.4	2.4	5.3	17.3	0	51	48	0.01	0.03	0.2	0	0.24	54.2	126	0.5
油脂类																		
	菜籽油	100	899	0.1	0	99.9	0	0	0	0	0	0	0	0	60.89	7	9	3.7
	茶油	100	899	0.1	0	99.9	0	0	0	0	0	0	0	0	27.9	0.7	5	1.1
	豆油	100	899	0.1	0	99.9	0	0	0	0	0	0	0	0	93.08	4.9	13	2
	花生油	100	899	0.1	0	99.9	0	0	0	0	0	0	0	0	42.06	3.5	12	2.9
	葵花籽油	100	899	0.1	0	99.9	0	0	0	0	0	0	0	0	54.6	2.8	2	1
	色拉油	100	898	0.2	0	99.8	0	0	0	0	0	0	0	0	24.01	5.1	18	1.7
	玉米油	100	895	0.2	0	99.2	0.5	0	0	0	0	0	0	0	51.94	1.4	1	1.4

类别	食物名称	可食部分 %	能量 kcal	水分 g	蛋白质 g	脂肪 g	碳水化合物 g	膳食纤维 g	胆固醇 mg	维生素 A μg	维生素 B₁ mg	维生素 B₂ mg	烟酸 mg	维生素 C mg	维生素 E mg	钠 mg	钙 mg	铁 mg
油脂类																		
	芝麻油（香油）	100	898	0.1	0	99.7	0.2	0	0	0	0	0	0	0	68.53	1.1	9	2.2
	猪油（炼，大油）	100	897	0.2	0	99.6	0.2	0	93	27	0.02	0.03	0	0	5.21	0	0	0
	棕榈油	100	900		0	100	0	0	0	0	0	0	0	0	15.24	1.3	0	3.1
调味品类																		
	榨菜	100	29	75	2.2	0.3	4.4	2.1	0	83	0.03	0.06	0.5	2	0	4 252.6	155	3.9
	雪里蕻（腌，腌雪里红）	100	25	77.1	2.4	0.2	3.3	2.1	0	8	0.05	0.07	0.7	4	0.24	3 304.2	294	5.5
	白砂糖	100	400	0	0	0	99.9	0	0	0	0	0	0	0	0	0.4	20	0.6
	白糖（绵白糖）	100	396	0.9	0.1	0	98.9	0	0	0	0	0	0.2	0	0	2	6	0.2
	冰糖	100	397	0.6	0	0	99.3	0	0	0	0	0.03	0	0	0	2.7	23	1.4
	蜂蜜	100	321	22	0.4	1.9	75.6	0	0	0	0	0.05	0.1	3	0	0.3	4	1
	红糖	100	389	1.9	0.7	0	96.6	0	0	0	0.01	0	0.3	0	0	18.3	157	2.2
	醋	100	31	90.6	2.1	0.3	4.9	0	0	0	0.03	0.05	1.4	0	0	262.1	17	6
	酱油	100	63	67.3	5.6	0.1	9.9	0.2	0	0	0.05	0.13	1.7	0	0	5 757	66	8.6
	味精	100	268	0.2	40.1	0.2	26.5	0	0	0	0.08	0	0.3	0	0	21 053	100	1.2
	盐	100	0	0.1	0	0	0	0	0	0	0	0	0	0	0	25 127.2	22	1
含酒精饮料																		
	二锅头（58度）	100	352	0	0	0	0	0	0	0	0.05	0	0	0	0	0.5	1	0.1
	曲酒（55度）	100	330	0	0	0	0	0	0	0	0	0	0	0	0	0	0	0
	白葡萄酒（11度）	100	62	0	0.1	0	0	0	0	0	0.01	0	0	0	0	2.8	23	0

续表

类别 食物名称	可食部分 %	能量 kcal	水分 g	蛋白质 g	脂肪 g	碳水化物 g	膳食纤维 g	胆固醇 mg	维生素 A μg	维生素 B₁ mg	维生素 B₂ mg	烟酸 mg	维生素 C mg	维生素 E mg	钠 mg	钙 mg	铁 mg
含酒精饮料																	
红葡萄酒（12度）		68	0	0.1	0	0	0	0	0	0.04	0	0	0	0	2.6	12	0.2
黄酒（5.5度）		31	0	0	0	0	0	0	0	0.03	0	0	0	0	5.5	0	0
黄酒（13度）		78	0	1.2	0	0	0	0	0	0.04	0.01	0	0	0	8.7	0	1.1
啤酒（5.5度）		31	0	0	0	0	0	0	0	0	0.05	1.2	0	0	8.3	4	0.1

主要参考文献

1. 李嗣生 . 营养与膳食 . 南京：东南大学出版社，2006

2. 李胜利 . 营养与膳食 . 北京：科学出版社，2007

3. 何志谦 . 人类营养学 . 3 版 . 北京：人民卫生出版社，2008

4. 吴坤 . 营养与食品卫生学 . 北京：人民卫生出版社，2009

5. 杨月欣，等 . 中国食物成分表第一册 . 2 版 . 北京：北京大学医学出版社，2009

6. 中国营养学会 . 中国居民膳食指南 . 拉萨：西藏人民出版社，2010

7. 李清亚 . 临床营养师指南 . 北京：人民军医出版社，2010

8. 杨胜刚 . 营养与膳食 . 北京：北京师范大学出版社，2010

9. 林杰 . 营养与膳食 . 北京：人民卫生出版社，2011

10. 江城梅，王丽梅 . 临床营养学 . 西安：第四军医大学出版社，2011

11. 林晓明，李勇 . 高级营养学 . 北京：北京大学医学出版社，2012

12. 李玮 . 营养护理 . 北京：北京出版社，2012

13. 蔡东联 . 实用营养学 . 2 版 . 北京：北京出版社，2012